U0200116

温长路 著

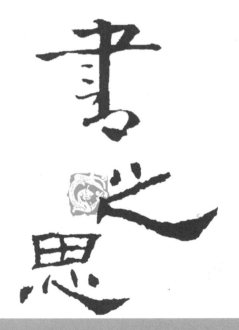

书之思

本书是继《书之情》后作者的第二部书评和书序的选集，凡79篇，涉及中医学教育、临床、科研、管理及学科发展方向、中医药文化与普及等领域的广泛内容。作品主题鲜明集中，表述清晰明了，评价客观精辟，建议亲和可行。读一文可知一书之长短，阅全卷能解多题之疑难，具有强烈的时代感、责任感和显著的个性特色，对中医药的传承、发展有积极的导向、引领、启迪、指导作用，受到业内专家学者乃至社会各界的热切关注和好评。

學苑出版社

图书在版编目（CIP）数据

书之思 / 温长路著 . —北京：学苑出版社，2013.5
ISBN 978-7-5077-4281-7

Ⅰ.①书… Ⅱ.①温… Ⅲ.①中医学－书评－选集
②中医学－序言－选集 Ⅳ.① R2

中国版本图书馆 CIP 数据核字 (2013) 第 094236 号

责任编辑：陈　辉　付国英
出版发行：学苑出版社
社　　址：北京市丰台区南方庄 2 号院 1 号楼
邮政编码：100079
网　　址：www.book001.com
电子信箱：xueyuan@public.bta.net.cn
销售电话：010-67675512、67678944、67601101（邮购）
经　　销：新华书店
印 刷 厂：北京博图彩色印刷有限公司
开本尺寸：890×1240　1/32
印　　张：11.625
字　　数：230 千字
印　　数：1 — 3000 册
版　　次：2013 年 5 月第 1 版
印　　次：2013 年 5 月第 1 次印刷
定　　价：38.00 元

卷 首 语

　　从《书之悟》面世到今天，已经有三年多的时间了，如果从那本书收入作品的截止时间推算，可能还要长些。因此，本次推出的这本《书之思》的内容，实际上也不全是近三年多时间内写出来的作品，有一些文章是与第一本集子的时间互相交叉着的。说来好笑，这本集子的出版，原本是我与陈辉编辑（原为学苑出版社医药编辑室主任，现为该社副社长）的一个玩笑而起的：《书之悟》出版后，他见我手头的这类约稿颇多，就邀我在他们社出个书评"三部曲"，并且定下了《书之悟》、《书之思》、《书之情》的名字。偌大的年纪，又有诸多杂事缠身，怎敢答应在有生之年去看那么多的书、写那么多的评啊！不过是朋友间的随意笑谈而已。谁知他却认了真，还不时问及这本集子何时交稿的问题。期间，也有不少与书评相关的单位或朋友谈到此事。于是，我不得不认真对待了。工作之余，一边撰写新作，一边整理旧作，不知不觉中竟有了20万字的分量，也就有了送给朋友们的这本书了。

　　我以为，作为文艺评论，书评不仅肩负着揭示作品思想内涵和真实价值的传播使命，而且具有探索写作方法和内在规律的引导作用，是对作品创作中文化思潮、文化现象的一种理性阐述和客观考量。因此，必须以专业的审美眼光和公正的判断力，给社会一个具有公信力的说法。评说作品之长，固然应当是书评的主流，但如果一味去拔高作品，用违心的官话、空话、客套话把作品抬到不适当的位置，良心也会时时感到不安的。正是出于这样一种理念，我才一直坚持"不了解其人品不写、不读其书不写、读不出味道不写、没有自己的观点不写"的信条，绝不是求者必得、来者不拒的。为此可能会伤害到与一些朋友间的感情，也时有心不落忍之感，希望能够得到他们的理解和原宥。有传说，我的书评要多少多少钱才能开笔，乍听到时虽然气愤，细想起来倒也好笑。扪心自问，良心无亏，相信大多数人心里自会有数的。其实，文艺评论，是一个审美的过程，是一种艺术鉴赏。早年我曾从事的以文艺类作品为主题的评论工作和后来又介入的以中医药文化和学术类作品为主题的评论工作，都是带着这种自发的轻松心态和浓厚的文学兴趣进入的。百花齐放，百家争鸣，激浊扬清，推陈出新是文艺评论的基本原则，在本质上是非功利的。如果因为金钱而丢弃了这个原则，失去文艺评论独立的品格和自由空间，就是无视和背离其自身发展规律的行为，既是其本质上的异化，也是当事者人品的扭曲（刘建林《警惕文艺评论沦为"商业广告"》）。

参照《书之悟》的体例，本书仍然按"吾说人书"、"吾说吾书"和"人说吾书"三个栏目分类：第一部分，是我为他人的著作撰写的评、序、跋之类的文章，分量在本书中是最大的；其中也有几篇是对相关影视、戏曲作品的评论，大抵也有"书"的性质，加之其数量有限，很难单独成书，故也一并收了进来。第二部分，是我为自己的著作撰写的序、跋之类的文章，有些书是我独撰的，有些书是我主编、策划和参与组织出版的，说"己"之中包含有共性的意义，也占有不小的分量。第三部分，是部分领导、专家、学者为我或我参与的著作写的序、评之类的文章，收入书中既有展示他们的才华、表达对他们谢意的想法，也有为读者提供一些高于笔者思想境界、学识水平、文学风采而可供效法的示范性作用。各栏目下文章的排列，均以在报刊发表的时间为序；未经发表的序、跋类文章，则以书出版的时间先后为序。每篇文章的文末，都附加了该文发表的报刊和刊发日期、卷次、页码及该书的出版单位、出版时间，乃至原作的获奖状况等注脚，一来为便于读者核查，二来也为新闻、出版界朋友们的辛勤付出留下个标记。部分文章在发表时曾被删改或改变了表述形式的，本书收录时也都恢复了原貌，以使读者更多地了解作者写作时的初衷。

　　有人以为，书评是应酬之作、应付之作，非也！"一切诗文，总须字立纸上，不可字卧纸上。人活则立，人死则卧。"（清·袁枚《随园诗话》）写出一篇好的书评，实非易事，要把文字写"活"，更不是一两天的功夫。这功夫，既要有临书的文字功，更要有平素的积累功。就事论事、就书说书，肯定是无法写出新意和高度的。读书也是功夫活，不仅要读懂书，而且要读懂人；不仅要心、眼入书，而且能心、脑出书。宋人陈善说得好："始当求所以入，终当求所以出。见得亲切，此是入书法；用得透脱，此是出书法。"（《扪虱新话》）我等读书无几、视物迟钝之辈，虽然愿意多读些书、多写点心得，愧功夫不到，对如此妙趣之境界自然是望尘莫及的。故每受邀于人，常有"战战兢兢，如履薄冰"（《诗经·小雅·小旻》）之心，即便挖空心思去表现，也少有令人满意之作，甚至连自己也不尽如意。可想，诸君若要看完这些文章，是必须要捏住鼻子、耐下性子、送足面子才有可能的，在这里先拱手致意了！若肯斧正赐教，乃在下三生之幸焉，当再次感谢！

陆书海

2013 年 3 月 13 日于北京

目　录

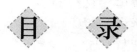

吾 说 吾 书

人 说 吾 书

（附 篇）

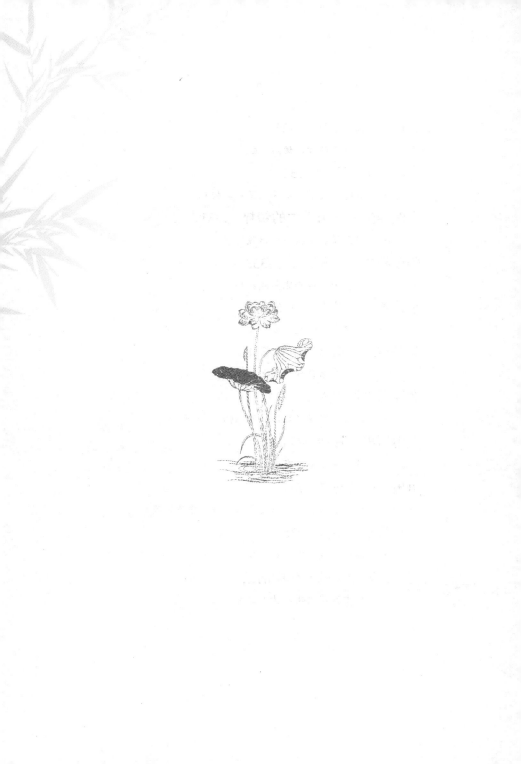

吾说人书

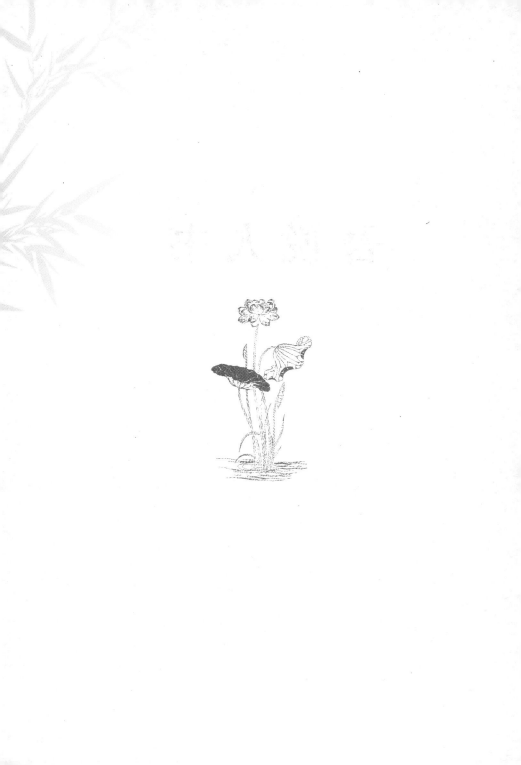

古砚微凹聚墨多

——《徐福松实用中医男科学》推介

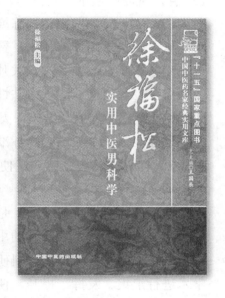

初次听说《徐福松实用中医男科学》这本书，是去年秋季在北京国际饭店会议厅召开的中国中医药出版社成立 20 周年庆祝大会上，王国辰社长把他作为总主编的一套精美的《中国中医药名家经典实用文库》推荐给了我。首批共有 20 本书，它们的主编，都是中医药界的泰斗、前辈，最年轻的算是 69 岁的南京中医药大学教授徐福松先生了，他主编的正是这部学科较小、学术较新的男科学专著《徐福松实用中医男科学》，它也因此引起了我的格外关注。或许是缘分，年末岁尾，我的学生皇甫予苏从南方打来电话，郑重向我介绍了徐福松教授及其这本书的情况，这无疑增加了我的读书欲和阅读兴趣。

《徐福松实用中医男科学》，洋洋洒洒百余万言，署名的参编人员有 40 人，参考书目 133 种，参考论文 345 篇，数字中透露出它投入、动作之大；全书分为男性生理功能概述、中医男科疾病病源探求、中医男科疾病四诊合参、中医男科疾病类证条辨、中医男科疾病治疗原则、中医男科疾病防护要点、中医男科疾病保健心法、中医男科疾病症状诊治、男科常见疾病诊治和男科常见综合征诊治十章，收载男性病证126种，规制中显示出它范围、内容之大；顾秀莲、孙隆椿、殷大奎、陈可冀、干祖望、陈焕友、吴勉华、郭兴华、项平等名家大腕纷纷题词或作序，赞颂声声，褒奖连连，阵势中可见它的影响、成就之大。大凡称"学"之书，都是以知识的大而全、容量的巨而细为共性特点的，而人们对于其学术成就的判断恰恰不在于这些，却在于其是否有与众不同的个性，这起码是我个人的判断标准。读了《徐福松实用中医男科学》，有心仪已久之感，这便成为我提起笔撰写这篇文章的原动力。

这部书的个性特点之一，是它的中医属性。中医讲男科的历史虽然悠久，几乎所有的史籍中都有过专门的论述，但真正把它作为一门系统的学科研究还是个空白点。把前人的学术进行汇集、发挥、提升，使它成为一门独立的学科，是近几十年才有的事，本书的主编徐福松教授就是重要的起事人之一。"信而好古"，是继承传统文化的前提，"好古"的实质，不是对古之实存性上的仰慕，而是出于对古今一道的领悟和文化生命连续性的契会。要创建中医的新学科，最基本的立足点就是如何传承原汁原味的中医，下真功夫把古人遗留下来的财富挖掘好、研究好、继承好。中医文化的连续性和渐变性特点，决定了它以继承为主旨的道路。在这一点上，徐福松教授的思路是非常清晰的。在他的这部书中，不仅每一章节的题目都明确冠以"中医"，反复强化它的属性，而且把这一思想贯穿于全书的章头句尾，无处不显示表现这一主题的实质性例证。以辨证立方论，其用方虽多，终是万变不离于古的，如用于治疗阳事不济类疾患的药物，始终以萆薢分清饮合菟丝子丸为基础；治疗睾丸类疾患的药物，做的就是外科名方枸橘汤化裁上的文章；治疗遗精之类的疾患，多是四妙丸合水陆二仙丹的加减活用等。先贤的智慧和理法方药，在这本男科学的教科书中得到了充分的体现。

这部书的个性特点之二，是它的创新精神。没有创新，社会就要停顿、人类就会窒息。中医学要发展进步，同样存在着如何与时俱进、如何创新的问题。"时代的轮子，在几百年，甚至几十年、几年、几个月中，可以碾出不少新的病种，以致当时的书本上说得周全的病种，竟远远不及现在的所见，势所必然不能不跟着现在疾病而产生新理论、新学说、新办法。"（干祖望《徐福松实用中医男科学·序》）面对刚刚兴起的男科学，需要解决的新问题更多，对传统的挖掘和梳理肯定是重要的一环，而对现实的应对和回答也不容回避。在中医的典籍中，涉及男科学的概念，有的是有名有实的，有的是无名有实的，这是其主导的一面；但也有的是有名无实的，甚至是无名无实或名实不符的，这是历史造成的缺憾。如果没有足够的创新精神和不懈的投入，这个新的学科就无法完善和独立于世。人们通常把创新的方式分为挖掘创新、改良创新和原始创新数种，按照中医学自身的模式，应该坚持以前两种创新方式为主，有的放矢地探索原始创新的问题，以实现对中医学历史复原、历史激活、历史推动的进程。本书的编者们，正是遵循这一规律、按照这一特点去努力的。大到疾病谱中"腺、性、精、育"四纲和九十目的创建，小到红白皂龙汤、乌梅甘草汤、二地鳖甲煎等新方的创立，无不体现出他们"继承不泥古，创新不离宗"的良苦用心。

这部书的个性特点之三，是它的实用价值，这不仅体现在其开宗明义的书名上，而且体现在全书的始末。"为医者，临床乃第一生命。""行医贵于悟心。"（《徐福松实用中医男科学·跋》）如此重视临证的编者，如何能给"为医者"提供一部可为的工具、给"悟心者"准备一架可悟的镜鉴，他们是用了心、出了彩的。书中特别注重对医案和验方的探索，既把主编本人的、主编弟子的、主编师友们的经验汇于一体，又广泛搜罗古人的、近现代名家的、在学科中有见地新人的经验，秦伯未、顾伯华、赵炳南、陆德铭、时振声、朱良春、周仲英、张琪、吉良晨、王琦、印会河等中医界巨擘大家们的精华之术都被大量引入。其奥妙在于，编者不是把它们机械搬来了事、装潢门面而已，而是根据内容所需，进行了合理拆析和再造，提供给读者的是立体可视的、临证可参的、学之可用的、验之可效的模板。试想，这种提纲挈领、驾重若轻、常中含变的思路，没有深厚的积淀、丰富的学识是断然不能完成的。由此不禁联想到徐福松教授的出身和经历：他一生中师承众家、法宗多门，不仅骨髓里带有孟河医派、吴中医派的基因，而且还习外科、通内科、攻儿科、勤针灸，对中医学的全面了解和多门类精华的融合，最终成就了他在中医男科学中的重量级学术地位和成功编纂这部受欢迎著作的人生辉煌。

"重帘不卷留香久，古砚微凹聚墨多。"（宋·陆游《书室明暖》）尽管《徐福松实用中医男科学》中还在中西医关系的表述、古今病名的磨合、文字构架的艺术诸方面存在有可推敲的空间，但徐福松教授及其由他率领的团队用睿智、辛勤、心血酿造出的芳香、汇聚起来的墨宝，已足以让人陶醉，期望它能为中医男科学的不断完善和进步发挥更大的效用！

（本文见《中国中医药报》2010年1月22日、《江苏中医药》2010，42（7）：59，《徐福松实用中医男科学》由中国中医药出版社2009年10月出版）

桑榆唱晚霞满天

——《国医大师谈养生》评介

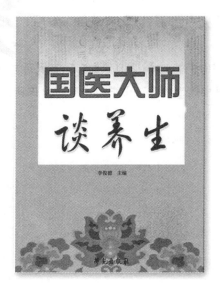

现代人如何养生？中医如何养生？是当今社会普遍关注的热门话题之一。广播、电视讲座，社区大讲堂，科普图书等比比皆是，大有让人雾里看花的缭乱乃至无所适从的意乱之感。新年伊始，学苑出版社推出的由李俊德教授主编的《国医大师谈养生》一书，使人眼前一亮：这些中医学养生方法的倡导和践行者们在身体力行中创造出来的养生智慧和方法，不正是人们所期盼和可供仿效的宝典吗？30 位国医大师中，已有 10 位是过了 90 大寿的，18 位过了 80 大寿，最年轻的两位也都是接近 80 岁的老人了，他们的平均年龄为 83.7 岁，真乃陆广莘教授所谓"70 多岁小弟弟，80 多岁多来兮，90 多岁不稀奇"啊！

《国医大师谈养生》一书，是 30 位国医大师养生经验的集成。通读该书，使人们又一次对中医的养生学理论和实践有了更亲近、更直观的认识，其凝聚着的健康财富，具有无法估量的价值。大师们的养生经验虽然各有高招、各具千秋，体现出中医学因人、因地、因时辨证养生的法则和他们自身的不同体验，但也具有他们心有灵犀的共同感受。在这些感受中，重视和强调心养、食养、体养、药养四条瑰宝，铸造出他们养生经中的核心灵魂，充分体现了中医学"以顺为养"的主流意识。

心养，包括"德养"在内，是大师们养生心得中被列为第一位的要务。"思无邪僻是一药，行宽心和是一药，心平气和是一药，心静意定是一药。"这几句话是《大藏经》中说的，强调的是心养的至上功能。中医经典《黄帝内经》中有形式不同而意义完全一致的表述："恬淡虚无，真气从之，精神内守，病安从来。"大师们熟谙经典，效仿先贤，打造出了可供人们学习的心养模板：邓铁涛教授提出的"养生必先养德，大德方得其寿；养生必重养心，心宽方能体健"的理念、王玉川教授倡导的"静以养神，淡泊名利，修德润身"的观点、李玉奇教授编写的"有若无，视不见，糊涂点，少为难；忌暴怒，戒狂笑，和为贵，忍为高"的三字经、周仲英教授总结的"敬业者寿，仁德者寿，包容达观，知足常乐"的经验、裘沛然教授推崇的"心存仁爱，与人为善，心安理得，心境泰然"的思想等，都是大师们在一生实践、一生历练中用心编织出的妙法锦囊。他如方和谦教授的"和谐处世，谦诚待人"、陆广莘教授的"量力而行，随遇而安"、徐景藩教授的"随缘随性，心境平和"、强巴赤列教授的"淡然名利，普济苍生"等至理名言，也无不闪烁着中医养生学中积极、向上、朴实、豁达、包容的耀眼光辉。

食养，是人类的生存基础，也是最基本的养生内容。人之健康与否，无非在于气血、津液、精血，而它们无不来源于机体对食物的受纳、生化、吸收、利用。"五谷为养，五果为助，五畜为益，五菜为充。"中医的食养原则，《黄帝内经》中说得再清楚不过了。大师们心领神会，他们在融化古人经验的基础上创造出了自己的食养套路。程莘农教授的"合五味，宜清淡，吃暖食"、路志正教授的"调养脾胃，注重三杯茶（上午绿茶，下午乌龙茶，晚上普洱茶）"、李振华教授的"饮食有节，定时、定量、定性"、颜正华教授的"七分饱，减肥胖，忌吸烟，慎饮酒"、王绵之教授的"做到细嚼慢咽，切忌暴饮暴食"等论述，都是取之有据、行之有效、仿之有验的食疗真经。颜德馨教授对粥养情有独钟，称粥"味美而益人，不失为养生良法。"这不禁使人联想起著名的长寿之乡——江苏如皋市，该市90岁以上的老人超过4000人，百岁以上者达172位。专家认为，这与当地独特的"两粥一饭"的饮食习惯有关。在30位国医大师中，属江苏籍的就占有8位，与江苏毗邻的浙、沪两地5位，还有多位有在江苏长期工作过的经历，这是否可作为生活环境、生活习惯与健康长寿之间存在重要联系的一条佐证呢？

体养，包含与身心健康有密切关系的体能锻炼和愉悦身心的多种文体活动，许多大师们都有乐此不疲的经历：任继学教授力倡"漫步四季，因时而动"的行为，苏荣扎布教授坚持"搓脸、转睛、叩齿、挺腹、太极拳"的综合程式，张琪教授重视清晨不间断的光浴、气浴、风浴的"三浴法"、贺普仁教授自创经络引导养生的"六步功"等，都是极具个性特点的体养妙诀；李济仁教授从"走遍天下"中追寻个中趣味，吴咸中教授从摄影、驯鸟中寻求健康密码，何任教授从凝神听曲中消解恩怨情仇，张灿玾教授从诗词、绘画中陶冶精神情操，张镜人教授从诗词酬唱中抒发人生情怀；唐由之教授强调工作时的坐姿、工作间的眺望、工作后保健操，他认为这是保护好眼睛的主要措施……。运则立，动则健，乐则喜，趣则寿，机体正气的强弱、血液循环状况的良否、新陈代谢质量的高低、抗病能力的大小、疾病治疗和恢复程度的快慢等，体现出的都有体养积淀出的无形能源。在既病之前，体养属于预防的层次；在既病之后，体养又具有治疗和康复的意义，"生命在于运动"的说法不是随意的胡诌。

药养，强调的是药物对于人体健康的重要意义。除了对相关疾病进行有效的治疗外，利用药物的特性，在自然养生中杂以药物的支持或辅助，以为人体的健康提供有力的促进和支撑。这些中医造诣非凡的大师们，自然都是药养的专家，在为他人提供各种药养良方的同时，也为自己量身定制出极具个性特色的药养方法：朱良春教授常服六味地黄丸，他认为该药有延缓衰老的作用；李辅仁教授长于在通利大便上做文章，他认为上下通畅是预防多种疾病发生的不二法门；张学文教授每天早晨上班前要喝一杯自制的菊花、麦冬、枸杞茶，他认为此茶能够养精提神、护卫正气；班秀文教授经常用艾条灸足三里，他认为该法可以后天补先天；郭子光教授坚持少服坎离丸、老服玉屏风散，他认为这是一剂预防疾病、强健机体的灵丹……如此丰富多彩的药养法，或据于对医理的拓展，或据于对药物的效用，或据于对时令的把握，或据于对地域的考虑，或据于对体质的辨识，点滴中折射出大师们的高深学问和审慎精神。

"烦恼场空，身住清凉世界；营求念绝，心归自在乾坤。"（明·陈继儒《小窗幽记》）世事轮回，人生沧桑，国医大师们在造福人类健康的征程中形成、积累和升华了的养生理念，无愧为启迪开蒙、超尘脱俗的中医养生范本，拜读《国医大师谈养生》一书，的确有一种"如入金谷之园，种色夺目；如登龙君之宫，宝藏悉陈；如对冰壶玉鉴，毛发可指数也"（明·王世充《本草纲目·序》）的享受感。

（本文见《光明日报》2010 年 2 月 1 日，《国医大师谈养生》由学苑出版社 2010 年 1 月出版）

意高乐民事　行厚为民声

——《农村中医临床顾问》读后杂议

庚寅年春节刚过，案头的新书已堆了十几本，大都是约我写评作序的。加上近几年陆续积下的"旧账"，恐怕三、两年都还不清楚。我愿意多读点书，但个人可控制的时间总是有限的；我喜欢写点读书心得，但总想有点出新并不是易事。况且，写出来的文章能否在报刊上发表也不是由自己说了算的。说实话，真有点见书发

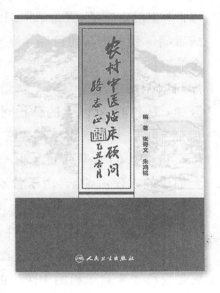

怵了！盛情难却，只好尽力为之，连春节也没敢消停过。这些书，哪本书都有不少可圈可点之处，翻来覆去不知先从何处下笔。最终决定从被称为"厅级郎中"、"平民大夫"的张奇文教授的《农村中医临床顾问》开评，是再三掂量之后才下了决心的。这本书，不仅有50多万字、600多个页码组成的厚重分量，更有张奇文、朱鸿铭两位75岁高龄老人用智慧和心血凝成的中医情结。

《农村中医临床顾问》，立足"农"字选题，其义深矣！

作为以农业为基础的大国，以农民、农业、农村问题为对象
的体裁，始终是关乎国计民生的头等重要大事。"意莫高于
爱民，行莫厚于乐民。"（《晏子春秋·内篇》）"民事不可缓
也。"（《孟子·滕文公》）我们所有工作的目的，无不是为了
"使民夏不宛暍，冬不冻寒，急不伤力，缓不后时，事成公
立，上下俱富"的（《荀子·富国》）。实现"老人老，孤人孤，
病者病，死者丧"的目标（汉·扬雄《法言·先知》），既是
全社会的责任，也包含着医生的特殊职责。目前，农民的医
疗问题相对还比较突出，以北京海淀区为例，2009 年对该
区 3.4 万名 18 岁以上的体检对象的检查结果是，95% 的人
都有一项以上的健康指标异常，其中 41.52% 的人患有高血
压，48.49% 的人患有高血脂，32.52% 的人患有脂肪肝，完
全健康的人仅占 5%。由于各地文化、经济状况的差异，其
他地区农民的疾病谱和发病率可能与北京海淀的情况不尽相
同，但问题的严重性、严肃性是不可低估的。"只有把广大
农民身体保障好，我们才能丰衣足食、国富民强、蒸蒸日上。"
这是自称"来自农村的中医"的国医大师路志正教授为这本
书题词中的话；"心系农民群众健康，弘扬中医中药验、便、
安、廉优势。"这是中国工程院院士、著名中医学家王永炎
教授为这本书的题签；本书"为农村中医药人员进一步提高
中医药业务水平提供了帮助，也为农村西医药人员在西医药
服务以外提供了多种选择，同时也为我们更好地解决农村中
医药人员少、中医药服务覆盖面不广等问题提供了一种思路
和方法。"这是卫生部副部长兼国家中医药管理局局长王国
强教授在前言中对这本书的评价。透过这些名家、大家们的

话，足见《农村中医临床顾问》一书立意之切、用意之深、选题之新、分量之重了！

《农村中医临床顾问》，把握"全"字表意，其义大矣！有资料说，在农村工作的医生中，有 2/3 以上是在家庭传承、短期培训、自学和实践中成长起来的，缺乏对中西医理论的系统学习，但他们又必须承担起"亲自诊病、亲自开方、亲自炮制、亲自配药、亲自辨认中药的真伪优劣，甚至亲自到病人家中指导病人煎药、服药"和护理病人康复的全科医生的职责。这种理论少实践多的现状决定，他们所需要的是一听就懂、一看就通、一学就会、一用就灵的知识，而能够满足他们需求的这类书，迄今还非常不够。《农村中医临床顾问》开篇于一张反映"三农"问题的专版报纸《农村大众》25 年间与乡村医生及农民朋友的一问一答，问题都是有针对性的；结集于这些问答的综合和对这群读者迫切要求和由衷呼声的回应，答案是有目的性的。全书既简明扼要揭秘中医的道理、中药的原理、疾病的机理，使农村医生和其服务对象都能身临其境，在读书中切入身边的医学；又大刀阔斧把农村常见的、多发的内科、妇科、儿科及急性疾患 178 种汇为一炉，详解细书，为他们打造了一部寻医问药的百科辞典。在这本书里，论病，有病因病机，明确易懂；论治，有辨证分型，明晰清楚；论方，有经方时方，明白简洁；论理，有剖析解说，明快练达。病变方变，方变药随，或增或减，皆有定数。因为这些治、这些法、这些药，都是作者实践过的、体验过的、琢磨过的，有过经验和教训的，不少方是从作者一生经验积累中提炼、升华出来的，弥足珍贵！

　　《农村中医临床顾问》，注重"偏"字开掘，其义广矣！"遍地野草遍地药，满脸沧桑满心方。"这虽然是形容知识与积累关系的俗语，但其中也折射出国人对中医药的信赖和中医药在民间尤其是农村的普及程度。不少农民"上坡种地、上山砍柴，早出晚归，顺手采些当地盛产的中草药回来，晒干、晾干，存在家里，甚至不用请医生看病，自己就能配个方子，加些姜、枣、大葱之类，出身汗就好了病。加上'扎针拔罐子，病好一半子'，自救互救，蔚然成风。不花钱或少花钱，应用偏方、单方治好病的事实，可说家喻户晓，妇孺皆知。"作者熟悉农民的生活状况和习惯，又把对中医药的普及上升到"有利于更好地满足农村居民医疗保健服务需求，有效缓解农民看病难、看病贵的问题"的高度来认识（王国强《农村中医临床顾问·序》）。在肯定"巧妙运用偏方治疗，疗效是很明显"这一优势的同时，还纠正了不分青红皂白"借单子吃药"的错误倾向。指出，"使用偏方，首先要懂得偏方治病的道理，也同样需要辨证论治。人有体质强弱，病有寒热虚实，治有温清补消。应用偏方，首先应该明确偏方的适应症"，"如果不讲辨证施治，一有某病，便用治疗某病的偏方，那是不妥当的，不但治不好病，有时甚至起相反作用"。书中除介绍使用药物治疗相关疾病的内容外，在许多病的预防、治疗、康复处方中，还大量介绍了使用针灸、刮痧、拔罐等简单、实用的治疗方法，这对中医药知识的广泛认知和普及无疑是有积极作用的。

　　"大人物、小人物，性命不分大小；有钱的、没钱的，治病不以钱量。"把张奇文教授诊室门前贴的这幅对联与作

者编纂《农村中医临床顾问》一书的初衷联系在一起，不难
看出作者对农民健康问题的关爱之心、关心之情，读他的书，
更要读懂他的人、他的心。

　　（本文见《中国中医药报》2010 年 3 月 17 日，《农村中医临床顾问》
由人民卫生出版社 2010 年 1 月出版）

浅言本自得道深

——漫议《开中药处方的经验》

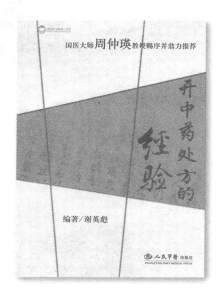

与谢英彪教授的第一次晤面是在 2006 年的十月，在北京召开的"全国首届百名中医科普专家"授奖会场，他把自己的几本著作送给了我。之后的几年中，他积极参加学会组织的全国性科普活动，加上我每年都要到南京讲学，互相间的接触和了解自然就多了起来。他是中医药科普创作的大户，仅在各种评选活动中获奖的作品就有 18 种之多。差不多每年都能看到他的新作，及至今年春节接到他的这本《开中药处方的经验》一书时，我觉得再不为这位一生热衷于中医药科学普及和传播的专家说几句话，真有点对人不起了。

《开中药处方的经验》，是谢英彪教授从医 45 年来"带教青年中医、实习医生开好中药处方的经验总结"，这在该书的"内容提要"中已说得明白。作为一名临床家，他带过的院校实习生、毕业生、进修生数以千计，还有不少是来自我国港、澳、台地区和亚洲、欧美十几个国家的研究生。他"传授给他们的第一堂带教课，也是最多的一门带教课"，就是如何开好中药处方。这些处方"不仅讲究书法美观、用药合理、配伍严谨、剂量得当、加减有度，而且寓医于方、寓医于药，反映出医者扎实的中医理论功底、深厚的辨证施治水平、巧妙的临床构思、灵活的选方遣药技巧。"（周仲英《开中药处方的经验·序》）换言之，这些中药处方的意义已超出了它自身的价值，折射出的是深藏于处方背后的作者的学术思想和学术成就。从这点出发去看待谢英彪教授的这本书，其意义就显得非常了。

《开中药处方的经验》，全书由九节组成，其实是理论教学与临床教学的两大部分。理论部分从中药处方的解读入题，讲授了中药处方的必备知识、中药处方的选药、药对应用的经验、掌握中医理论与开好中药处方的关系、用活治病原则的意义、学好经方时方的要领等，最后以介绍处方正确书写的技巧结题，把人与药、医与药、理与药、文与药、治与药、方与药、药与药之间错综复杂的关系说得透表透里、至精至细，通俗中隐喻深邃，可见作者用心之良苦、功夫之厚实了。有言："唯得道之深者，然后能浅言；凡深言者，得道之浅也。"（明·吕坤《呻吟语》）谢英彪氏，深者也！带学生也好，讲科普知识也罢，能否把要表达的问题说明白是要害所在。不少人"壶里有酒倒不出，肚里有货卖不出"，这不正是一些专家"看病是高手，讲课听着愁"的症结所在吗？"带"有带的窍门，"讲"有讲的学问，都是需要认真研究和对待的。千万不能用自己的长处去掩饰自己的短处，也不能以别人的短处去埋没人家的长处。普及中医药，需要一大批爱中医、懂中医，又善于深入浅出、生动有趣地把中医药信息传递给大众的高水平复合型人才。

临床教学，是《开中药处方的经验》一书的出彩处。50张经验方，浓缩了作者一生的用药精华，涉及心脑、脾胃、肝胆、肺卫、肾脏等五脏疾患和部分妇、儿科杂病，具有很强的示范性、实用性和启迪性。其中，以对消化系疾患治疗的经验方为多，是他临床的长项：治疗急性脘腹痛的行气拈痛汤、治疗呕吐的半夏止吐方、治疗湿热腹泻的清肠止泻汤、治疗肝郁气滞的柴芍二皮二花汤、治疗胃癌前病变的复方蛇舌草煎剂、治疗产后缺乳的柴胡归芍通草汤……有方有法，有案有例，每首处方中都包含着作者的智慧和对患者的大爱。在这些处方中，既能寻找到作者引古用典，继承经方、古方的足迹；又能体察出作者变通创造，拓展中医、中药的用意。作者说，他能毫无保留地把自己的经验传给青年中医，"目的是提高中医临床带教质量，培养出更多的人才，为振兴中医药尽一位老中医的责任"。以带教为使命，以育人为天职，以传承为责任，中医人有这样的精神、这样的志向、这样的抱负、这样的胸怀，何愁我国医不兴、国医不进、国医不蒸蒸日上！

中医带教，不同于普通意义上的实习指导，应该是传统中医带徒方式的发展和延伸。采取这种形式带教、带徒，"老师更费心，学生更刻苦，凡是建立了一整套管理制度，抓得紧、管得好的，教学质量是能够保证的"。这种"学习的方法并非一时的权宜之计和应急之策，应该从长计议，深入论证，纳入中医教育体系，反映出中国式的医学教育特色"。（崔月犁《抓好中医特色教育》）跳出书本读《开中药处方的经验》一书，就会发现书外的境界，如何加强对具有中医学特点的带教、带徒工作的研究，如何扶植学生做好从书生到医生角色的转变，特别是二者结合部关系的处理，不能再听之任之、麻木不仁了。

中医药普及，包括文化普及和知识普及两方面的内容。知识性普及，诸如对养生之道、保健常识之类的宣传，接受更直接、更实用，也更具经济效益，容易形成气候；文化性普及，诸如对中医机理、中药机制的揭示，相对属于层次较深的内容，其作用是在日积月累和潜移默化中体现的，是一时看不到效益的软工夫，因而有被忽视的倾向。通过文化性普及，增进人们对中医的了解、理解，增强大众与中医间的亲和力、凝聚力，扩大中医药的社会公信度和传播速度，是普及中医药工作的重心和支撑点，应当下大力气抓好。《开中药处方的经验》一书，是在这方面做出有益尝试的作品之一，读之使人有颇多的感慨和遐想。

（本文见《健康报》2010 年 3 月 24 日，《开中药处方的经验》由人民军医出版社 2010 年 1 月出版）

法到活时用即灵

——《经方活用心法》杂议

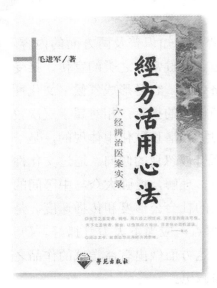

我有每天阅读报纸的习惯，间或出差几天，回来后也要把漏看的旧报再补看一遍。关注最多的自然是我们自己的行业报纸《中国中医药报》、《中国医药报》和《健康报》了。在通过报纸了解卫生政策走向、中医学科进展状况的同时，对作者队伍的变化也有一些了解，毛进军就是通过这种渠道进入我眼帘、记忆中的人物之一。他不断在这些报纸上发表文章，近3年来仅在《中国中医药报》上刊出的就有50篇左右，内容主要是对仲景伤寒学说的研究。在许多人懒于读书的今天，作为一名整日忙于临床、年均收治患者近8000人次的基层医生，能有如此勤奋的精神，是非常值得赞扬的。他的同事刘天骥主任多次向我介绍起他自强不息的精神和爱岗敬业的人品，使我对他有了一些立体的印象。天骥为人老实，我相信他的介绍不虚；及至读罢毛进军的大作《经方活用心法》之后，这种感觉就更强烈了。

　　《经方活用心法》一书，书名中的六个字已道明了它的内容：第一层次是说，该书表现的主题是对经方的研究；第二层次是说，该书表述的重点是对经方活用的认识；第三层次是说，该书表白的要义是作者应用心法的体会。

　　经方，乃仲景之方。学仲景之方者，世有光大；用仲景之方者，代有传人。因为它被视为中医学辨证论治体系中的黄金砝码，是中医学的"万世法"、"群方之祖"和"医门规矩准绳"。针对"古代没有西医，中医在治疗急慢性疾病及疑难危重症方面不也大显身手，为何几千年来行之卓有疗效的中医在当今却逐渐滑坡"的困惑，作者认为，对"继承经典，熟读经典，理解经典，实践经典"的弱化和缺失是造成这一问题的主要症结。纵观历史，历代名医成才的经验尽管各具特色，但有一点却是共同的，那就是熟读经典、勤于临证。不少名老中医都有自己的"看家书"，甚至能对一些经典名句倒背如流。一项调查结果表明，目前青年中医在工作之余每周阅读中医书籍的时间平均不到 3 小时，临床高级人才的平均阅读时间也不足 5 小时。读的书有限，读的原著就更少，背诵的内容也赶不上老一辈。痛定思痛，中医学传承中出现的褪色、失真、减效的难堪，不能不责之于子孙们离原典越来越远的教训。《经方活用心法》一书引用的典籍大抵有近50 种，可知作者是勤于读书的，这或许正是造就他善于临床、优于疗效，并成为受患者拥戴名医的重要原因之一。

　　《经方活用心法》一书，八个章节中有七章是倾诉作者活用经方心法的理论认识和体会的，隐约可见他对伤寒方证之学的钟爱心情、学习痴情、研讨深情和发凡豪情。用心去

学得真传，精心去悟出心法。其心法之一，术参多家。作者
"想方设法搜集学习古今一些伤寒大家的学术思想，力求帮
助理解经方应用的内涵"，尤其崇拜胡希恕"辨六经一析八
纲一再辨方证"的思想，赞之谓"是一种由博返约、大道至
简的辨治方法。"心法之二，方证为纲。作者提出"六经辨
证的精髓在于辨方证，而不在于具体的病名，应用经方的要
点实际上就是以病机统病，不拘病名，见病知源，方证对应。"
这一认识，有助于化解由于病名差异在中西医认知上可能造
成的一些纠葛，有利于医生在诊治上的实际操作和仲景思想
的普及应用。心法之三，疗效为准。"不论何种医学，疗效
是硬道理。中医要想振兴和发展，要想获得大多数人们的认
可，必须提升疗效。""中医疗效的源头在于经方。"并引用
清代名医陈修园"儒者不能舍圣贤之书而求道，医者岂能外
仲景之书以治疗"（《医学三字经》）的话，强调经方对提高
疗效的特殊意义。更多的心法，作者自己已有比较全面的总
结：即"明辨六经，顾及兼证，方证对应，重视（先天、后天）
两本，据机合方，药参神农"。

　　《经方活用心法》一书，第八章是作者"六经辨治医案
的实录"，是该书的生花处。"运用之妙，存乎一心。"（《宋
史·岳飞传》）这本是宋代军事家宗泽与岳飞谈兵论战的话，
说明打赢战争的奥妙，在于对兵法应用的灵活掌握；清代学
者傅山用它比喻治病之学，认为"医犹兵也，古兵法阵图无
一不当究，亦无不当变……妙于病者，即妙于医矣。病千变，
药亦千变。"（《霜红龛全集》），说明治病的疗效，关键也在"活
法"上。作者把这一思想引入对经方的应用中，提出"经方

的生命在于活用。所谓活用，即是圆通应用，灵活变通，融会贯通而不偏执"的积极主张，强调"经方要义在于授人以渔"，"执一方不能概万全"的理念。告诉人们，经方是针对"疾病的多变性和不确定性，以整体调控着手而对'证'的个性化处置，是临床治疗的最高境界"。其精在用，其妙在变。也就是说，经方不是"死方"，而是具有广泛性、多义性、可变性和重塑性特点，在对疾病的认识中动态发展、日新月异、与时俱进的"活方"。作者收入书中的 74 则医案，除涉及《伤寒》原义的主治外，还涉及到多种内伤杂病，以及急、慢性疑难病证和重症的治疗，乃至妇科、骨伤科、五官科等范畴。

"天下之至变者，病也，用六经之纲统病，穷其变则有法可依；天下之至精者，医也，以伤寒经方辨治，尽其精必圆机活法。"赫然显示在《经方活用心法》封面上的这两句话，既是该书的灵魂，也是作者对自己学术研究经验的概括。但愿他的书能够得到更多同道的喜欢，他的想法能够与更多的读者产生共鸣。

（本文见《中国中医药报》2010 年 6 月 3 日、《河南中医》2010, 30（8）：822,《经方活用心法》由学苑出版社 2010 年 1 月出版）

但愿相如不病渴

—— 《糖尿病肾病中西医结合研究基础与临床》读后

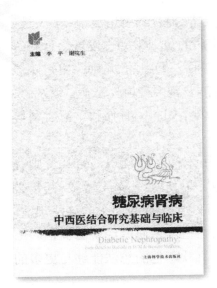

消渴，是我国古代对糖尿病一类疾病的认识，在有系统记录的中医学祖本《黄帝内经》中已有消瘅、肺消、膈消、消中等的记载。西汉司马迁的《史记》中记述有这样的故事，说大才子司马相如"常有消渴疾，与卓氏婚，饶于财。其进士宦，未尝肯与公卿国家之事，称病闲居"。看来，此病自古就害人不浅，以致使司马相如有官不能做而长期休息了。值得一提的是，"相如病渴"的典故中有两条是与中医学关系密切的：其一，反映了当时对消渴病的认识已有了相当高的水平；其二，提出了节欲是防治消渴病的有效措施之一。时过境迁，如今糖尿病已成为危害人类健康的主要病种之一。有资料称，目前该病在全球范围内的患者总数达 3 亿上下，我国的患者人数已超过 9000 万人。此病半数以上发生于人生的黄金年龄阶段 40～60 岁，困扰着人们的正常生活和生存。随着儿童肥胖问题的日趋突出，糖尿病发病低龄化的问题不能不引起人们的警觉。据德国《明镜》杂志报道，一名年仅 5 岁、体重达 40 公斤重的小胖孩，因患 2 型糖尿病于 2004 年春死亡。他是目前已知的年龄最小的糖尿病死亡病例，此前登记在案的是一名年龄为 9 岁的法国儿童。

面对糖尿病对人类健康的严重威胁，老百姓需要的是对它更全面、更系统的预防、保健、治疗、康复知识的普及，医务工作者需要的是对它更高位度、更深层次的历史回眸、现实评价和时代展望。由李平、谢院生教授担纲主编、国内 51 位专家共同完成的《糖尿病肾病中西医结合研究基础与临床》一书就是冲着这一目标而来的。该书定位于已故中西医结合肾病学主要创始人之一的叶任高先生提出的"源于中医，高于中医；源于西医，高于西医；在中医方面继承和发扬辨证论治的精髓，在西医方面与国际先进水平接轨"的目标，展现给世人的是一部既能为专业人士提供新思维、新知识、新技能的学术读本，又能为普通读者提供防治相关病痛的实用性智慧大餐，难怪久负盛名的上海科学技术出版社能够远距离抛出绣球，选中这本书并为它申请到了由上海市科学技术委员会和上海市新闻出版局为优秀科技著作出版专门设立的"上海科技专著出版资金资助"，给它增添了一束普通书籍不能享有的耀眼光环。

《糖尿病肾病中西医结合研究基础与临床》一书分为基础、临床和附篇三部分。从中医、西医、中西医结合的不同层面，系统论述了糖尿病肾病的基础、临床研究及诊断和治疗。在基础篇中，作者放眼国内外最新研究成果，从基因组学、蛋白质组学、代谢组学、细胞生物学以及动物模型等各个领域，详细叙述了糖尿病肾病的研究进展，所引资料多达835种，是以现代医学为主进行阐释的。在临床篇中，作者全面介绍了糖尿病肾病的临床研究与评价方法，从中西医学的不同的角度对糖尿病肾病的发生发展机制、诊断、鉴别诊断、治疗、合并症的处理、非药物疗法等诸多方面进行了详实的阐述，是中西医两个不同学科的方法在同一疾病中的集结和互补，充分反映了中西医结合临床诊治糖尿病肾病的精华和特色。附篇随置于书末，却不失压轴戏的分量。理由一，它是针对普通老百姓而写的，在前两部分学术味道比较浓厚的海洋里游弋之后，作者一跃而出，急转笔锋，紧密结合该病的表现和患者的生活实际，用生动普及的语言、切实可行的手段和简单易行的方法介绍了糖尿病肾病的生活和护理常识，给患者以手把手的贴心指导。这对医学科学知识的广泛普及，特别是中医"治未病"思想的倡行是非常有益的实践，是"大专家写大科普"理念的具体体现。理由二，书中介绍的我国著名中医肾病和内分泌专家诊治糖尿病肾病的学术思想和临证经验，既有利于对优秀中医药文化的滥觞，又是对老一代专家们学术经验的传承。书中涉及到的名家有祝谌予、时振声、吕仁和、王永钧、陈一平、林兰、罗仁等，他们在长期研究和临证中积累的经验都是弥足珍贵的财富。其中，时振声教授是主编李平的博士生导师，如时老九泉之下有灵，一定会对他的弟子的这种青出于蓝而胜于蓝的精神境界和显赫成果而倍感欣慰和骄傲的。

　　《糖尿病肾病中西医结合研究基础与临床》一书，是中西医结合的产物，对它的评价，势必会联系到对这一学科的认识问题。东方科学与西方科学、中医与西医，从不同的历史背景中走来，这是历史的自然。从本质上看，中西医之间不仅不是不可调和的对立体，而恰恰是可以互补的协作者。它们之间要解决的不是谁主谁次、谁能淘汰谁的问题，而是如何互相理解、互相学习、互相取长补短、互相支持、互相配合的问题。这种"互相"关系，就是建立和诠释"中西医结合"基本涵义的出发点与归宿点。医学的普适价值是复合性的，单是西医或中医就能单独实现普适价值，下这样的结论为时尚早。人的健康和疾病的无限性与医学认识活动的有限性，决定了医学的多元性。如果说全球化的文化样态必然是不同文化传统的沟通与对话，那么，全球时代的医疗保健体系，必然也是不同医疗文化体系的对话与互补；当代中国医疗保健体系的建立，必然是中西医两大医学体系优势互补、通力合作的成果（邹诗鹏《中医学的文化自觉》）。从这一基点出发来解读《糖尿病肾病中西医结合研究基础与临床》一书、去理解用中西医结合手段防治糖尿病肾病的意义，对提高国民健康素质和人类发展进步的价值就显得重要了。希望中西医能团结一致，把历史上"尽著千金买消渴"的悲剧逐渐演化成"但愿相如不病渴"的喜剧，这就是笔者要读这部书并为之写下这段评述的初衷。

（本文见《中国中医药报》2010 年 6 月 18 日，《糖尿病肾病中西医结合研究基础与临床》由上海科学技术出版社 2009 年 5 月出版，2010 年 12 月获中华中医药学会第五届优秀学术著作一等奖）

梦回缤纷五千年

——《图说中医学史》述评

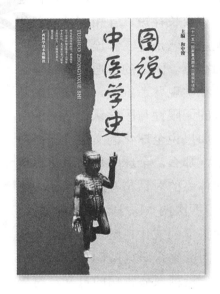

与和中浚教授的第一次握手，是 2004 年 6 月的事。那年，他的大作《中华医学文物图集》获得中医科学技术奖（著作奖）的二等奖，出于对那部著作的欣赏，我在颁奖点评中特别多说了几句话。之后，在与他几年的接触中，对他勤奋、执著、睿智、真诚的敬业精神和人品有了更多的了解，也较多地关注起他的学术研究和科研工作的进展情况来。几个月前，他告诉我说，《图说中医学史》即将面世，可我却迟迟未能看到这本书。及至接书一看，这才恍然大悟：一部如此美轮美奂的精品图书，制作起来的确是要花费大功夫的，其直观印象已足以让人陶醉了。为此，我不能不先为对这部书的出版耗费心血的广西科学技术出版社叫一声"好"了！近几年，他们出版了不少有影响的中医药书籍。为了方便联系专家，还专门在北京设立了工作室，其远见卓识和开拓精神令人钦佩。

《图说中医史》一书，从大约 5000 年前夏代奴隶制国家的建立，"中医学进入早期知识的积累阶段"开始，到新中国建立前的 19 世纪中叶中医学"走完了一轮以传统社会为背景的发展周期"止，运用断代阐释和交错表述相结合的手段，把中医学的形成、发展史进行了一番系统的梳理，以图文并茂的形式立体勾勒出了她在历史长河中曲折－艰辛－壮丽－辉煌的全方位坐标。

《图说中医史》以"史"为题，尊重历史事实当是其基本的准则。历史事实，就是对资料的占据。"资料，从量的方面看，要求丰备；从质的方面看，要求确实。所以资料之搜罗和别择，实占全工作十分之七八。"（梁启超《中国近三百年学术史》）为此，作者将历史上与中医学有关的记载几乎翻了个底朝天，引用的各类文献达数百种之多，史学的、哲学的，正史的、野史的，故事的、传说的，只要是与中医学有关联的内容，尽悉采撷、合理取舍，以有效地为所表达的内容服务。"全书从中国文化大视野的角度切入和展开，不仅注重中医学的人物、著作等学术史要素，而且也注重于哲学、文化、经济等社会史背景的紧密联系，使读者不仅可以明了中医学的发展轨迹，亦能从国家与社会的角度了解中医学的历史作用。"（邓铁涛《图说中医史·序》）这种广阔的立意，是与和中浚教授和他带领的学术团队的深厚文化积淀、扎实学术功底、认真治学态度、精彩文字功夫分不开的，正如山东中医药大学医史文献研究所所长王振国教授所言，他们或勤于查找文献、调研文物、拍摄图片，或长于沉潜史学、说文训诂、著述立论，或精于探病求源、临证诊察、参政议事，集体智慧"凝成了一道不变的风景"，化为了一部传世的玉函。

《图说中医史》以"史"为题，突出历史事件当是其关键的要素。如何面对几千年的中医史，如何选择难以计数的中医代表性人物、著作、事件，如何表现中医学博大精深的内涵和举世瞩目的影响，是非常不好把握的问题。作者确定了"以中医学的历史和发展成就为主线"的六大板块，分门别类地揭示了中医学的肇始端的，文明曙光；四部经典的学术精髓，千年垂范；医儒释道的难解之缘，千金之方；名家大医的仁德仁术，进取创举；前进道路的一波三折，普及推进；中外文化的交流争辩，承递嬗变，巧妙地把中医学"天人相应、平衡和谐的思想观念，以人为本、大医精诚的核心价值"溶化于数千年的历史激流中，给人以一叶知春秋、一书达古今的明快感受和知识获取。对于新中国建立以来"中医发展的方向、政策，中西医结合的形式与方法，中医科学研究的方法，中医教育的得失和中医学术变革的路径"等热点话题，作者虽然在"匆忙中还不敢下笔"，却采用了委婉的大事记写法，设立"结语"一章，提纲式地展现了这一时期中医学在"新一轮历史周期"里轰轰烈烈的发展状态、可歌可泣的辉煌成就、难逢难得的历史机遇和光辉绚丽的未来走向，弥补了正文中对这一重要时期表述上的缺憾。

《图说中医史》以"史"为题，传承历史精神当是其主要的宗旨。为了达到这一目的，作者在著述之始就围绕"怎样明白畅晓地向读者介绍中医学的光辉历史，而不仅仅是罗列一大堆漫无头绪的史实；怎样让读者提纲挈领地掌握中医学发展规律，而不再感到不得要领；怎样让读者真切地感受中医学发展的脉搏，而不是浅尝辄止、仅得皮毛；怎样让读者不再觉得此类著作枯燥乏味，而是在阅读过程中自然地产生一种亲切感，能与作者的思路和书中的史实产生共鸣"等问题进行了探讨、制订了方案，力图用"新的资料、新的思考和新的视角"向读者提供一套有滋有味的文化大餐。文字表述，是本书的主干，书中以论带述，以述证论，论述间作，述证汇通，一贯式统领，阶梯式推进。循循诱导，润物无声；环环相扣，掷地有音，"让枯燥的史实在作者笔下尽可能变得生动有趣而又富有哲理"。图片表达，是"深化文字内容或作为文字的典型例证，以激发读者阅读的兴趣，便于读者了解和掌握文字内容，达到以图释文、以图知文，使两者相辅相成、融为一体的目的"。全书配图数量达 500 张，有不少是在中医书籍中第一次亮相的，极具史料价值。传承形式决定传承的效应，传播方法关系传播的结果。实践证明，他们的路子是成功的，是得到读者认可和接纳的。

著名学者梁启超认为："著学术史有四个必要的条件：第一，叙一个时代的学术，须把那时代重要各学派全数网罗，不可以爱憎为去取；第二，叙某家学说，须将其特点提挈出来，令读者有很明晰的概念；第三，要忠实传写各家真相，勿以主观上下其手；第四，要把各人的时代和他一生经历大概叙述，看出那人的全人格。"（《中国近三百年学术史》）《图说中医史》一书，体现了上述四条标准的基本精髓，是一部可以信赖的高水平之作。

（本文发表于《健康报》2010 年 7 月 21 日、《江西中医学院学报》2010，22（3）：24，《图说中医学史》由广西科学技术出版社 2010 年 3 月出版）

一针一灸有奇功

——贺新编历史剧《皇甫谧》北京展演成功

仲秋既望（2010年9月24日），风清月朗。是晚，北京海淀剧院人头攒动、座无虚席，由甘肃省组织创作、排演的新编历史剧《皇甫谧》作为"中医中药中国行·文化科普宣传周"活动的压轴戏，在这里拉开了进京展演的序幕。铿锵的锣鼓，把人们的思绪带回到1800年前三国纷争的战乱场面；激情的乐曲，唤起了人们对我国

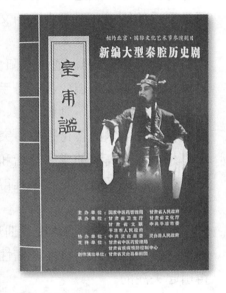

魏晋时期伟大的针灸学家皇甫谧及其著作《针灸甲乙经》的无限缅怀和思念！

针灸，作为我国劳动人民长期医疗实践中创造的法宝，是中医学的重要组成部分。在经历了旧石器时代的砭石雏形、青铜器时代的金属针具之后，又经历了两汉、三国、两晋、南北朝这一漫长时期的发展，逐渐进入了一个成熟阶段。它的标志，就是由皇甫谧编纂的系统总结针灸理论和实践的专著《针灸甲乙经》的问世。之后才有了公元7世纪形成的针

灸学科，有了宋代王惟一的针灸铜人，有了明代针灸学的新发展，有了以针灸为前导的中医学广泛走向世界的后世辉煌。因此，提起针灸，不能不念起皇甫谧；研究中医，不能不研究皇甫谧。用戏曲的手段诠释皇甫谧的事迹，是甘肃省中医药界与文艺界有识之士的有益之举，对于后人走近和挖掘中医学厚重的历史、对于中医药文化的传承和普及都具有积极的历史意义和现实意义。

秦剧《皇甫谧》，通过洛阳惊魂、故园沉疴、神针妙灸、灵姑重生、美人依旧、儒医圣手等6场戏，浓缩了皇甫谧安贫乐道、淡泊名利、勤勉不怠、耽玩典籍、倾心医术、服务民众、献身学术的传奇人生，突出表现了他独特的人格精神和思想境界、高深的学术造诣和卓越成就，给观众以莫大的启迪、鼓舞和教育，是一部难得的爱我中医、爱我中华的爱国主义好教材。

纵观全剧，在如何运用戏曲形式表现历史体裁的问题上，秦剧《皇甫谧》做了许多开拓性的探索，其中有两点是最值得引起关注的。

其一，反映历史事实，必须尊重历史，以史撑戏，理清错综的历史脉络。皇甫谧生活在公元215至282这68年的历史大动荡时代，魏晋的社会动态，既造就了他"居田里之中亦可以乐尧舜之道，何必崇接世利，事官鞅掌，然后为名"，"生为人所不知，死为人所不惜"，"朝闻道，夕死可矣"（《晋书·皇甫谧传》）的"通天地人"（林亿《针灸甲乙经·序》）的大儒；又造就了他"受先人之体，有八尺之躯，而不知医事，此所谓游魂耳。若不精通于医道，虽有忠孝之心，仁慈之性，君父危困，赤子涂地，无以济之"（《针灸甲乙经·自序》），身残志坚"犹手不辍卷"，"忘寝与食"（《晋书·皇甫谧传》），解救疾苦于水火的"有高尚之志"的大医。魏晋的文学风气，既造就了他"博综典籍百家之言"，"以著述为务"，"撰《帝王世纪》、《年历》、《告誓》、《逸士》、《列女》、《玄晏春秋》等书"（同前），"考晋时著书之富，无若皇甫谧者"（李巨来《书古文尚书冤词后》）的"书淫"；又造就了他才华横溢，一生"所著诗赋诔颂论难甚多"（同前），为《三都赋》所作之序广为传颂，与左思共创了"洛阳纸贵"的佳话。秦剧《皇甫谧》，紧扣这些重要历史事件耕耘，穿针引线，拆析综合、前铺后垫、深挖广掘，在复原历史的前提下激活历史，赋予了这一作品最基本、最核心的生命线，是其成功的主旋律。

其二，应用文艺形式，必须尊重艺术，以戏托史，塑造鲜活的人物形象。戏曲是被中国老百姓普遍接受的艺术形式，民众中的许多历史知识就是通过它的广泛传播而获得的。舞台上"三五人千军万马，六七步四海九州"，"可国可家可天下，能文能武能鬼神"的虚拟表达，使干涩的历史事件有了活龙活现的直面感觉，使平面的人物叙述成为精神与血肉一体的百变精灵，欣赏中增添了轻松娱乐和享受生活的成分，拉近了历史与现实生活间的距离。在戏曲中，定型的脸谱、灵活的塑造、适度的夸张，是长期以来形成的表现程式和艺术风格。秦剧《皇甫谧》，既不背离戏曲艺术的这些基本要素，又在剧本创作和舞台表演中有所创新，在演员的成功表演与道具、布景、灯光等多元素的有机协同下，把八尺舞台拓展为无限的历史空间，表现了历史、衍化了历史、趣话了历史，勾勒出了皇甫谧的高尚人格和宽阔情怀，强化了人们对这位千古哲人的认知，牢固地在人们心目中竖立起一面永不锈蚀的镜鉴。剧中，皇甫谧深夜在自己身上练针，"月落月升星满天，油灯明灭照不眠"的感人情景、在父亲灵牌前"不孝子向灵位泣血叩首，儿不该离高堂负笈远游"的悲切哭诉、误食寒食散造成的"五内如焚裂肝胆，一阵发热一阵寒"的痛楚号啕等情节，虽然属于虚构，件件都是在相应历史根据的支撑下产生的，戏剧家的智慧凝结成了可歌可泣的动人故事。

人的一生经历纷繁复杂，而留下的印痕却非常局限。要求现代人用两小时的演绎去完满复制一位历史人物的一生显然是办不到的。秦剧《皇甫谧》尽管在搜罗史料、刻画人物方面下了偌大的功夫，但其中可深化、细化、精化的空间还非常之大，有些问题甚至有重新构架的必要。譬如，主人公皇甫谧的内心世界和主题形象还不够丰满、高大，衬托红花的众多绿叶型人物大都独立个性不足，一些历史事件的关联还存在着不协调的漏洞等，需要做进一步的打磨、锤炼。

针灸之妙，后人有诗证之；针灸之效，后世有案记之。在皇甫谧离世后900年左右的宋王朝，理学家朱熹也患上了与他一样行动困难的足疾，靠竹杖扶助才能活动。建阳地区一位程姓道人针之而愈，为此他专门作诗谢之："几载相扶借瘦筇，一针还觉有奇功。出门放杖儿童笑，不是从前勃窣翁。"（宋·罗大经《鹤林玉露》）观戏品诗，钩古及今，更让人敬仰多才的皇甫谧、景仰伟大的中医学。

　　（本文见甘肃卫生网 2010 年 10 月 11 日、《平凉日报》2010 年 10 月 14 日、《中国中医药报》2010 年 10 月 15 日、《甘肃日报》2010 年 10 月 29 日、《甘肃卫生》2010，（10）：1、《甘肃中医》2010，23（11）：封三，《皇甫谧》由甘肃省卫生厅组织创作，灵台县秦剧团排练演出，甘肃省及多家地方电视台播出）

掌握认识自我的工具

——《中医思维方法》杂议

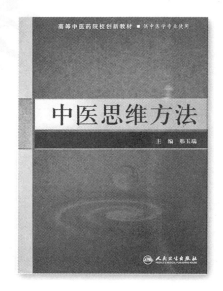

由陕西中医学院邢玉瑞教授担纲主编的《中医思维方法》一书放在我的案头差不多有半年之久了。去年年末在济南召开的全国中医医史文献学术会议上，作者向我发出了写评的约请，言之切切，我不忍拒绝。上个月在沈阳召开的图书馆长会议上，邢教授再次谈及此事时我还没有动笔。事不过三，回京后我就赶紧翻阅他的这本著作，并在读后写下了这篇或许并不沾边的议论。

《中医思维方法》一书，定位于"高等中医药院校创新教材"，显然是为高校学子们传授方法学的一本教科书。我的感觉是，它传授的不仅是一种思维方法，而且是意义更广泛的认识论、认知论，是解析中医学传统、神秘、困惑诸多基因的密码。中医是什么？为什么中医能够长荣不衰？一部流传了两千年的《黄帝内经》为何至今读之犹新？这是许多人都在探索着回答而又很难说得完全的问题，《中医思维方法》一书要表达的正是这个主题。

世界五大传统医学体系的形成，背后依托的都是他们文明古国的灿烂文化的深厚背景。历史的无情，让古希腊－罗马医药学、印度医药学、埃及医药学、亚述－巴比伦医药学渐次从人类的视野中遁出，只有中医学依然以其完整而独特的理论体系和可靠的防治效果，服务并影响着中国乃至地球上的大片地区，显示着它巨大的生命力。"传统文化内核的思维方式与方法，无疑就成为中医学的文化基因，决定着中医学的发展。它不仅为中医理论奠定了方法学基础，而且成功地为中医临床实践提供方法论的指导，同时也决定了中医学未来发展方向的基调。"这是《中医思维方法》一书给读者的答案之一，亦即独特的文化土壤、独特的文化思维、独特的方法学，是中医学根深叶茂、生生不息、前途无限的基石。

与西方哲学总是以一种体系否定前一种体系的方式不同，中国文化传承的主要方式是通过对经典的阐释以关涉现实、接续传统和未来的。孔子"信而好古"的实质，在于能"述其人之言，必得其人之心；述其人之心，必得其人之道"（清·焦循《述难》）；孟子"尚友"的实质，强调的也是论世知人，"颂其诗，读其书，不知其人，可乎？是以论其世也，是尚友也。"（《孟子·万章下》）他们所强调的，都是后人与古人在文化之生命精神上的沟通与契合，是历史之生命连续性的文化阐释原则。"中医学的成长，同样是一个文化过程。""一部经典，千年供奉，流派千家，不离其宗。"这种以不变应万变、不变中包含着万变的现象，是中医学得以在传承中固本、在尊古中演化的重要特征，是因袭"中华文化基因稳定性和深厚性"的结果,是一条东方文化所固有的隐性动态变化规律。这是《中医思维方法》一书给读者的又一个答案,亦即独特的文化土壤、独特的文化思维、独特的方法学,是中医学根深叶茂、生生不息、前途无限的法宝。

《中医思维方法》,全书五章,分别就思维的概念、特征、分类以及思维方式与方法的关系等进行了比较系统的论述,探讨了中国传统思维方式的特征及其与中医学的关系,重点介绍了中医的思维方法、特点及其在临床上的应用,讨论了中医思维能力的培养与学术创新问题。全书统一大纲,分工协作,在主编的统筹下,由若干中医药院校的多名专家分别撰写。他们之中,大都是在该领域内具有较深造诣的学者,不少还是学科的领军人物。如我所熟知的主编邢玉瑞,副主编吕志平、任秀玲、纪立金以及策划编辑张同君教授,都是在中医界颇具成就的佼佼者。由这样的团队、这种智慧者的组合来完成的这样一本著作,应该说是高质量、高水准的,是令人可信赖的。

当果盘摆上餐桌的时候,是选择传统的竹签还是现代的不锈钢叉子去取水果,既会从视觉的感受上对工具的选择产生差异,也会从工具的使用上对工具的绩效产生联想,二者间的形态、光泽、体积、力度、利度和效果是不可能完全相同的。"善其事"与"利其器","器"的这种特殊作用引发出的"事",正是不同思维作用的结果。在人类进步带来的地球距离不断拉近的今天,"中国传统思维表现出以'关系'为逻辑起点,以整体性为根本特征,以'经世致用'为目的,以'象'为主要的思维细胞,重视直觉体悟的朴素的辩证思维方式"，无疑会受到外来文化的冲击和影响，传统的文化维护，自觉不自觉、自愿不自愿地在新的文化冲动中发生震动或变故是无法规避的现实。不管其结果是闪亮的火花还是阵痛的伤痕，而在作用过程中出现亮点的机会起码是存在的，这或许能够成为事物进步和促成创新的切入点。因此，如何看待和判断多元文化渗透、融合背景下中医思维方法的态势和走向，作为反映中医思维方法的专著，应当有明确的态度，而书中的表现恰恰显得有些暧昧或含混，这是否也算得一点遗憾呢？请作者思考。

"心之官则思，思则得之，不思则不得也。"（《孟子·告子上》）作为人的本能，思维是认识自我、认识世界的基本手段。《中医思维方法》一书，把中医思维的问题提到了学科建设、学科发展战略研究的前台，值得更多的人去关注、去感悟、去品味。

（本文见《中国医药报》2011 年 6 月 23 日、《江西中医学院学报》2010，22（4）：67，《中医思维方法》由人民卫生出版社 2010 年 1月出版）

博得群书　得正一书

——《华佗遗书》序

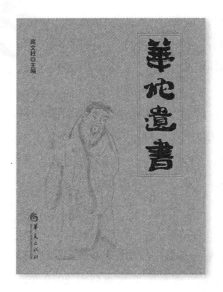

　　在中国，华佗的名字可谓是家喻户晓、人人皆知的，这也与有关华佗为曹操治头风、为关羽刮骨疗毒等的传说、故事通过小说、唱本、戏文、图画、影视等多种形式广为流传有一定关系。在医学界，华佗是医德高尚、医术高超大家的代表和楷模，"华佗再世"既是人们对后世行为端庄、医术精湛医家的赞誉之词，更是人们对造就理想道德和高超医术医家们的渴求和期盼。对华佗的崇拜，早已超出医学的围城，成为人们普遍关注的社会问题。

　　关于华佗的医学成就，人们普遍认知的莫过于他对麻醉术的发明和外科手术的创新，因此世有"麻醉先师"、"外科鼻祖"的称谓。其实，华佗的学术成就绝非如此，用这种凝固了的观点去认识他，无法排除带有局限性和欠全面的嫌疑。造成这一问题的症结，是缺乏对华佗学术思想的全面了解，而要全面了解华佗其人其术，就必须走进他的著作。

　　大多数学者认为，华佗一生著述丰富，"从生理、病理、本草、方剂到临床各科均有所阐发，并有独到之见解。"（牛正波《华佗研究》）遗憾的是，当时的战乱使"文籍焚靡，千不遗一"，华佗的著作也难免其害。加之《三国志·华佗传》中"佗临死，出一卷书与狱吏……吏畏法不受，佗亦不强，索火烧之"的记述，以至成为华佗之书于世无存的根据。至此，华佗著作存废之说并举，成为千年来众说纷纭的一桩疑案。

　　华佗学术的影响与其传世著作的不对称性，让历代无数文人智士辗转反思，百思不解，著名文献学家高文柱教授也是沉溺于此学的现代专家之一。他立志要破解古人留下的这道难题，为此他沉潜于古籍堆中寻经问道，游说于文献圈内探赜索隐。多少次发现令他兴奋不已，多少个疑虑让他寝食不安。1993 年，华夏出版社的约稿，使他数年的积累终于有了喷发的机会，几度的辛劳终于有了结果的喜悦。他带领中医药文献界的一班精英们，对世传华佗著作进行了一次系统的搜集、甄别，悉心的梳理、注释，成功地迈出了开拓性的一步，把一部比较完善的华佗学术思想、完满的华佗学术形象的大成之作《华佗遗书》捧到了读者面前。

　　为了明确方向、把握取舍原则，整理工作之始，他们首先对华佗著作的存废情况进行了分析、归纳，确定了收录内容的主题。他们认为，当今可以见到的冠以华佗的著作，一是其著有名无实或实而不全的，即历史文献记载有书名及其相关内容，但人们无法得见其全貌的；二是其著被人传承，零散可见的，即后世医家著述时有所引用，因此得以部分保存下来的；三是虽不能肯定是其原著却可以确定存有其意的，即在归属问题上缺乏根据充分的原始历史记录，但被后世相当多的学者认可并应用有效，也有相当多学者持否定意见的；四是名同实异，张冠李戴的，即虽冠以"华佗"之名，但被后世普遍公认为伪托之作的。这第四类著作自不必说，而前三类著作中或可确定为华佗之作，或虽有争议，但其反映出的学术思想与华佗及其整体中医学的主旨并不相违，甚至对中医学的传承发展起到过重要作用的，不能不进行认真的研究。这些著作，虽不能肯定为华佗遗著，但起码是包含有"华佗遗意"的。对著作归属问题上的争议，虽然可以百家争鸣、长期存疑，对其学术价值的应用和开发是一刻也不能搁置且无法搁置的。因此，在短期内无法判明其真伪、不能得出明确的答案之前，处理这类问题时不妨采取宽泛一些的原则，即站在中医学的大舞台上用历史的广角镜以"有益无害"的标准来界定并取舍它。"医籍传世与否，自当首重学术价值。若学伪术伪，则虽非伪托亦终不传；若学真术真，则虽伪托亦终不可不传。"（孙光荣《〈中藏经〉校注后记》）

《华佗遗书》，共分为三个部分：

上编包括《华氏中藏经》、《华佗先生内照图》和《华佗遗书集存》三书。《华氏中藏经》，又名《中藏经》，首见于郑樵《通志·艺文略》，此后多书都有著录。有学者从其论述脉证至详和书中的文字气象，判定其为华佗之作者；也有学者从前期典籍记载较晚和书中的引文情况，判定其为伪托之作者；还有学者折中前二者的看法，认为其为既有华佗真笔、又有后人写入的交杂之作者。中国中医科学院资深文献学家马继兴教授经过认真考证后认为，此书中一些内容见于晋唐医书中，去佗未远，当属华佗佚文，是后人在华佗遗书的基础上辑录整理而成的（马继兴《〈中藏经〉现存版本源流》）。马老的态度是值得称道的，对待有争议的古医籍，我们首先看重的应该是他的学术价值。在没有取得非常确切的证据之前，持轻率否定的态度是无益的和不可取的。《华佗先生内照图》，又名《内照图》、《内照法》、《华佗内照图》、《华佗先生玄门脉诀内照图》，首见于宋代官修书目《崇文总目》，是迄今已知的描绘人体内脏解剖内容最早的医学专著。关于它的真伪问题，在后世学者中同样存在着截然不同的看法。北京中医药大学已故著名文献学家任应秋教授考证后的结论是：《内照法》当为华佗之作（任应秋《中医各家学说》）。马继兴教授考证后的结论是：此书即便不是出自华佗手笔，也是其受业弟子传人根据华氏佚文缀辑而成的（马继兴《中医文献学》）。据此，应该把该书作为研究华佗学术思想的重要读本。《华佗遗书集存》，是近些年部分学者的搜集整理之作，比较有代表性的如高文柱氏根据"耳目所及（之文献），共辑录出'华佗遗书'佚文九种（《华佗方》、《华佗录帙》、《华佗危病方》、《华佗救卒病方》、《华佗观形察色并三部脉经》、《华佗脉诀》、《华佗枕中灸刺经》、《华佗食论》、《华佗九候》）"；尚启东氏"惜华佗遗书散佚，绝学无传，比岁潜心医籍，钩稽史乘，每于诸书所记有关华佗行谊与医术，及可考证确出华佗者，虽一鳞半爪，皆手录而比勘之。积时既久，粗有所获，于是益加董理，考辑成《观形察色并三部脉经》一卷、《枕中灸刺经》一卷、《华佗方》三卷。"（尚启东《华佗考》）以上两书，在整理方法上各具特色，在内容上互有交叉，应该说是近代同类著作中较好的版本。上篇的这些著作，或确为华佗真迹，或富含"华佗遗意"，是研究华佗学术的重要史料。

中编包括《华佗神医秘传》、《华佗授广陵吴普太上老君养生诀》两书。《华佗神医秘传》，又名《华佗神方》，1918年由沪西古书保存会负责人沈骧在安徽华佗老家亳州发现。原为手写本，1922年由上海大陆图书公司刊印。20世纪70年代，该书几经中国内地和香港学者译注出版后，其传播曾成风靡之势。关于其真伪问题，亦有仁智不同之见。认为其为伪托之作者居多，认为其为华佗之作者亦有。但有一点几乎是相同的，即该书具有较高的实用价值，是集医理、医论、医方为一体的一部重要参考书，书中的主要学术观点或与华佗的原意一致，或有华佗学术思想的整理和发挥（牛正波《华佗研究》）。《华佗授广陵吴普太上老君养生诀》，收于《道藏》，书中有"《太上老君养生诀》，华佗授广陵吴普"的题记。因书中所论五禽戏之内容与《后汉书·华佗传》所记之内容相近，故有学者认为其与华佗学术思想相关、相近是可以肯定的，亦有学者认为它是道家附会华佗的相关学说而成。不管怎么说，其对研究华佗养生健体学说的参考价值是确定无疑的。

附篇是世传的《华佗三传》和华佗弟子们的著作《李当之药录》、《吴普本草》。前书基本为世人认可的史料，收入本书当无异议；后两书的作者作为被公认的华佗学术的传人，在当时历史上的学术地位是显赫的和重要的。他们的著作不仅作为历史上重要的本草学典籍被广泛传承和应用，对本草学的传承和发展做出了贡献，而且对多侧面了解华佗的学术思想、研究华佗的学术流派有着重要的裨益作用，应该视为华佗学术思想的有机构成。

《华佗遗书》的贡献，不仅是比较全面地展示了华佗的学术思想，为读者打开一扇系统了解华佗的简便、快捷的窗口；而且是给人们一个有血有肉的华佗、完整的华佗，把人们对华佗的认识提高到了一个新的境界。除了人们熟知的定位之外，《华佗遗书》告诉我们的华佗的学术成就，起码可以归纳出以下五个方面的内容，极大地拓展了华佗学术思想丰富而广泛的内涵。这些内容包括：

一是华佗积极的健身学说。他"晓养性之术"，提倡"人体欲得劳动，但不当使极尔，动摇则谷气得消，血脉流通"（陈寿《三国志·华佗传》）的养生观，创造出五禽之戏，"体有不快，起作一禽之戏，怡而汗出，因以著粉，身体轻便而饮食。"（范晔《后汉书·华佗传》）他的这一运动学说，对我国健身运动的影响是非常深远的，至今还发挥着积极作用。

二是华佗科学的辨证思想。他重视五脏辨证，并把八纲、脏腑、六经、三焦等多种辨证方法揉为一体，把因人、因时、因地制宜的原则作为中医学活的灵魂。如诊县吏严世之病，谓"脏气已绝于内，当啼泣而绝"（陈寿《三国志·华佗传》），以脏腑决死生；诊府吏二李之疾，虽其"头痛身热，所苦正同"，华佗却采用了完全不同的治法："寻外实"，"当下之"；"延内实"，"当发汗"（同前），以辨证定治法。

三是华佗精辟的诊断方法。他对脉学的发微达到了出神入化的境地，"脉之候，其验若神"（《华佗别传》）。诊甘陵相夫人病，切脉即判知"胎已死矣"（陈寿《三国志·华佗传》）；诊广陵太守陈登病，切脉即确定"胃中有虫数升"（同前）。对望诊的娴熟运用也不能不令人叫绝，视监渎严昕面，即告知"有急病"（同前）；视军吏梅平病，即宣判"五日卒"（同前）。

四是华佗独到的特色疗法。他"精于方药，处剂不过数种……针灸不过数处"（范晔《后汉书·华佗传》），还把食疗、物理疗法、心理疗法、精神疗法应用得得心应手。治东阳陈叔山小男之下利羸困疾，"与四物女宛丸，十日即除"（陈寿《三国志·华佗传》）；治太祖头风，以"针鬲，随手而差"（同前）；治路人咽塞，用"蒜齑大酢"（同前）；治虿螫人手，"温汤近热，渍手其中"（同前）；治郡守心病，令瞋恚而吐血（同前）。

五是华佗精湛的手术技艺。这当然属人们熟知的外科了。他"刳破腹背，抽割积聚"（陈寿《三国志·华佗传》），"断肠湔洗，缝腹膏摩"（同前）。为一士大夫做腹部手术，"佗遂下手，所患寻差"（同前）；为一病人治脾疾，破腹施术，并"饮之以药，百日平复"（《华佗别传》）。

"旧书不厌百回读，熟读深思子自知。"（苏轼《从安敦秀才失解西归》）《华佗遗书》中大量的史料告诉我们的是，华佗所从事的实际上是一名全科医生的工作，他对疾病预防、治疗、康复的认识和应用水平是超前的、进步的、科学的，代表了当时中医学的最高水平。

高尚的医学道德，也是华佗被后世敬重和崇拜的主要原因之一。根据《华佗遗书》中相关史料的记载，可以把华佗的医德总结为以下六个方面：一、济世救厄，服务民众；二、尚仁贵德，不慕权势；三、刻苦进取，谦虚好学；四、钻研技艺，创新学术；五、坦诚待患，方便病人；六、授业解惑，无私奉献。这些思想所具有的流动和包容性品质，通过后人感悟中的尽情领受和不断发挥，在仁智各具中显现出途殊同归的价值，最终成为一种永恒的人格魅力，使华佗成为人们心目中的镜鉴和偶像。

华佗在中国医学史乃至整个历史上的影响都是很大的，在当时，作为一名社会地位低下的医生，名不见经传当属常事，连被人们尊为"医圣"的张仲景在史书上也未书一笔。而被公认为"正史"的《后汉书》、《三国志》中却均收有华佗的传记，且详载其事，备述其方，罗列病案，不厌述评，足见华佗在历史上的地位之高、影响之深远。六朝医家陈延之把华佗与神农、黄帝、扁鹊相提并论，说："观历代相绍医圣，虽异轨殊迹，治化同源，疗病之理，其教亦然。是以神农使于草石，黄帝施于针灸，扁鹊彻见脏腑，华佗刳割肠胃，所为各异，而治病则同，是以为异轨同源者也。"（陈延之《小品方·自序》）他学术思想的影响也波及到亚洲乃至整个世界范围，有史可考的最早可追溯到我国北宋初期的公元984年，日本国学者丹波康赖所撰的《医心方》中引录了《华佗脉诀》、《华佗枕中灸刺经》、《华佗方》、《华佗别传》等著述中的许多内容，可见华佗学术当时在日本已得到传播。后世的传播则更加广泛、普遍，以至使其成为世界华人医家和各国崇尚中医学思想学者共同研究的学说。

"博得一本，乃得正一书。"（清·章学诚《校雠通义》）《华佗遗书》成书至今已经历了16个年头，为华佗学术的研究和传播起到了积极的推动作用。该书在学术界产生的强烈反响，既是对高文柱教授及其学术团队对中医药事业高度责任感的褒奖，又是对他们聪明才智和博深学识的肯定。该书出版至今，我有幸 3 次披阅，受益颇多；付梓之际，又写了这些话，滥以充序。

（本文见《中医药学报》2010，25（6）：1064，《华佗遗书》由华夏出版社 1995 年 1 月出版，2010 年 12 月再版）

好古者的大智慧

——《段逸山举要医古文》的启示

"信而好古",是孔子在《论语·述而》中论述文化继承要义的话。他的意思是,要人们相信历史、相信古人、相信古籍,并下大力气把古人遗留下来的财富挖掘好、研究好、继承好。"好古"的实质,不是对古之实存性上的仰慕,而是出于对古今一道的领悟和文化生命连续性的契会。段逸山公是医古文界的元老之一,在中医药

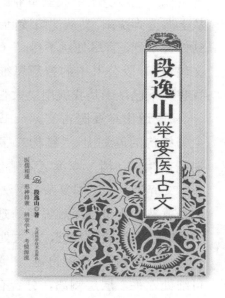

界是无人不知、无人不晓的人物,因为不少人都是听着他的医古文课、读着他的医古文书走过来的。他主编了5~8版的中医药院校的《医古文》教材、撰写了大量的古汉语研究论著。把他称为当代的"好古者",应该说是名实相符的。

余与段公是多年相交相知的朋友,准确点说应该是半师半友的特殊关系,因为我也是通过医古文学习、医古文工作与他结缘并不断加深友谊的。6月19日,在从厦门海峡两岸中医药论坛赶赴上海参加龙华医院骨伤科创建50周年庆祝

活动期间，段公到宾馆看望我，并送来他的新作《段逸山举要医古文》一书（天津科学技术出版社出版）。我深知这本看来只有30万字书的分量，他凝结着段公一生对医古文教学的殷殷亲情、记录着他一生对古汉语研究的累累硕果，饱含着他一生献身于中医药事业的拳拳忠心。捧着他的这本书，从上海读到沈阳，又从沈阳读回北京，几乎是一气读完的。"意到处言不到，言尽处意不尽。"（清•刘大魁《刘海峰文集•论文偶记》）段公书中的智慧思维、智慧方法、智慧表述都让我嗟叹不已，于是我就用"大智慧"来表达学习的心得。

《段逸山举要医古文》一书的智慧思维，表现在作者对全书结构的筹划上。"结构二字，则在引商刻羽之先，拈韵抽毫之始。"（清•李渔《闲情偶寄》）面对中医古籍文理庞杂、文辞错杂、字词复杂、语法繁杂的格局，没有统揽全局、驾轻就熟的本事是很难说得清楚的。作者以丰厚的理论积淀、丰富的教学经验为基础，从大处着眼，列纲别目，有条不紊，表现"医儒相通，形神得兼"，"千变万化，有章可循"的深奥；自细处入手，层层剥离，分合有度，体现"辨章学术，考镜源流"，"至小无内，至大无外"的学问。如此"先分独合，后辨有无"，漫谈汉字的象形、指事、会意、形声；"唯求达意，不讲'规矩'"，阐释语序变化的可循规律；"异中求同，同中辨异"，辨析词义异同的简明路径；"跳跃变化，曲尽其妙"，陈述交叉文句的前因后果……一书在握，作者"同医古文打了将近半个世纪的交道，伏在书案前看的，站在讲台上说的，坐在电脑前写的，甚至是躺在床上想的"那些"牵肠挂肚，梦想魂绕，何止星霜三度"的宝贵学识尽都展现在读者面前，俨然一道令人肃然起敬的"羹墙"。

《段逸山举要医古文》一书的智慧方法，表现在作者对全书章法的布局上。这本书的内容不仅涉及到医古文教学的全部范畴，而且涉及到中医文献研究的诸多领域，创制是很大的，书中设立的 52 个篇目就是明证。作者"从中医古籍文理丰富的原因说起，介绍中医书目，剖析文字通假，探讨词语现象，分析语法修辞，阐述句读今古，论说注释校勘，乃至文献的整理、校读方法，仲景的笔法，《纲目》的价值，写本的景象，讲课的心得等，举其要，钩其玄，既加以论述，又多例析"。"举要"是本书最具特色的亮点，全书的每一个篇目和所论证的所有问题，都是通过实例来加以澄清的，是作者智慧的具体流露。书中所引用的例证来自中国古代文化典籍的方方面面，医学之外，有文、史、哲学等多个学科的内容，仅列于书尾的参考文献中标示的就达 228 种，都是作者亲自从古书堆中扒出来的珍贵资料，其读书之多、读书之苦是可想而知的。这些内容的原创性、权威性是被广泛认可的，有不少内容"为历版医古文教材及其参考书籍、研究生教材所吸纳"，成为中医基础教育的重要标本。

《段逸山举要医古文》一书的智慧表述，表现在作者对全书文法的应用上。作者是被医界誉为"学富九车、才高八斗"的文化学者，善于驾驭资料、善于总结提炼、善于由博返约、善于化繁为简之外，语言诙谐、故事诱人、表述生动、文采飞扬更是本书的显著看点。王安石不谙"剥枣"即"扑枣"、宋人误将"穿井得一人之使"讹传为"得一人与井中"，鲁哀公将乐正"夔一，足"理解为"夔一足"等，皆是用轶闻趣事说明汉语语法难度的；列举出常用通假字 62 个、正反词语 27 条、连绵词 40 个、浑言与析言不同用法 24 则等实例，都是用数字告诉初学者渔猎之法的。作者应用了大量的统计学方法，让数字活起来说话。如说，"之"和"其"是《黄帝内经》中出现频繁最高的虚词，在《素问》和《灵枢》中，"'之'出现的频率分别高达 2510 次与 2447 次，'其'出现的频率也分别有 1783 次与 1225 次"。作者还借用《封神演义》中的故事，形象地把它们比喻为古籍中的"哼哈二将"。他如书中应用的并列排比之法、递进加强之法、形容比喻之法、歌诀图标之法等挥洒自如，品之令人叹服。

世人对段逸山公的称呼很多，诸如先生、老师、教授、主任、馆长等，虽然是出于不同的身份对他不同职务、职称的称谓，称呼中却折射出段公人生的艰辛和智慧之路。显然，他是成功者。6 月 24 日，正值全国中医药高校图书馆长会议在沈阳召开之际，上海方面传来佳音：现担任着上海中医药大学图书馆馆长的段逸山公荣膺该校"终身教授"之誉，这无论是对他成功人生还是成功做学问的褒奖都是当之无愧的。喜庆之中，我为他写下了"申浦穹碧添巨星，终身教授赋段公，好古尚德乐人事，紫薇花开一路红"的贺辞，算是我对他和代表他学术成就之一隅的《段逸山举要医古文》这本书的基本评价。

（本文见《中国医药报》2011 年 7 月 7 日、《中国中医药报》2011 年 9 月 26 日、《中医药文化》2010，5（5）：50，《段逸山举要医古文》由天津科学技术出版社 2010 年 4 月出版）

咬定专业不放松

——写在《口眼干燥不是小事——干燥综合征》出版之际

张剑勇博士的新作《口眼干燥不是小事——干燥综合征》出版的消息，几乎是由作者和出版社两个渠道同时传到我这里来的。一年前在长春召开的全国中医药科普高层论坛上，我作为"红娘"把他们二者拉在了一起，没想到在这么短的时间内就结了果，并且还是一套包括《悄悄来临的骨质疏松症》、《骨关节炎 166 问》、《挺起

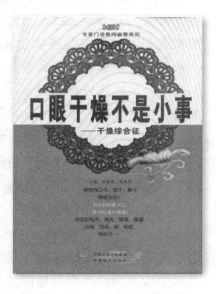

脊梁——强直性脊柱炎》、《痛风快乐生活一点通》等在内的系列书。

医学是专业性很强的职业，研究的是如何保障"贵于千金"的人的性命之学的学问。"素其位而行，不愿乎其外。"（明·王守仁《传习录》）对于这样责任至上、专业术工的学问，当然还是由知识丰厚、经验丰富的专业人员向大众传播才是负责任的态度。张剑勇博士长期从事风湿病学的医疗、教学、科研工作，对风湿性疾病，尤其是痛风、类风湿关节炎、干

燥综合征和系统性红斑狼疮的诊治有独到之处，且成果卓著，已在该领域发表学术论文50余篇，主编出版过《专家答疑解惑痛风》、《类风湿关节炎门诊百问百答》、《痛风居家疗法一本通》、《专家答疑解惑类风湿关节炎》等专门性著作12部，主持完成《护肾痛风泰冲剂治疗痛风肾机理的实验研究》等省、市级科研课题12项。作为深圳市中医院风湿病学科的带头人和深圳市中医药学会风湿病专业委员会的主任委员、广东省中医药学会风湿病专业委员会的副主任委员、中华中医药学会风湿病分会的常委，世界中医药学会联合会风湿病分会的常务理事，事业心、责任感、专业性无疑都能把他与这套书联系在一起，由他牵头编写这套风湿类疾病的《专家门诊有问必答》系列丛书，是可信的和妥贴的。

《口眼干燥不是小事——干燥综合征》一书，立意以专，一病一议。围绕干燥综合征这一主题，把中医的、西医的、国内的、国外的、药疗的、食疗的、体疗的、针疗的、理疗的、心疗的和其他民间疗法的、家庭护理的等知识汇于一炉，凡医疗中涉及到的、作者想得到的、患者关心到的问题，尽可能多地收入书中。按照认识危害、了解病因、诊断辨析、西医疗法、中医疗法、饮食疗法、预防措施等七个板块的设置，比较系统地诠释了这个被中医认为是由素体阴液不足，正气亏虚，或久病劳伤、术后产后阴精受损；或过食膏粱厚味，内热灼津，导致津伤液燥、诸窍失却濡养；或病久瘀血阻络，经络不通，累及皮肤黏膜、肌肉关节，深至脏腑而致的"燥痹"，西医认为的以口干、眼干等症状为主的累及全身外分泌腺的慢性免疫性疾病。小册子，大词典，一本书囊括了这个病的全科知识，花钱不多得健康，值得！

《口眼干燥不是小事——干燥综合征》一书，表述以精，一问一答。话不多在精，理不繁在明，读者关心什么问题，就能从书中得到专家的相应回答，针对性极强，适合于普通读者的阅读能力和阅读习惯。全书共设计问题 187 个，从"什么是干燥综合征"、"什么人易患干燥综合征"这些最基本的知识提问开始，到"干燥综合征如何合理饮食"、"如何实施中西医治疗"等深层次的医学问题结束，把患者对该病"是否遗传"的疑问、"会不会引起癌变"的担心、"长期服药毒副作用"的顾忌、"稳定后能不能正常生活"的忧虑说得明明白白，对如何建立健康的生活方式和预防、治疗、康复等生活和医疗保健中的相关问题交待得清清楚楚，就像给读者送来了一位随身的保健师、治疗师。作者还注意向读者传递最新、最权威的医学信息，国医大师路志正对燥痹的认识、朱良春对虫类药物应用的经验等，在书里都有论述。

《口眼干燥不是小事——干燥综合征》一书，落脚以用，一法一治。看得见，教的是方法；好操作，传的是窍门。除专业医生的责任外，大部分属于生活常识类的内容都是可以通过读者自己的理解或周围人的帮助得到解决的。说到疾病特征，书中总结出 9 种表现，给读者的觉悟和自查提供了清晰的思路；说到疾病治疗，书中罗列出西医西药、中医中药、刮痧拔罐、偏方验方等多种方法，给读者的认知和选择提供了有益的参考；说到预防保健，书中提出了 4 条生活原则、7 条饮食要求、21 种个性化食谱、65 种健康食物、15 种体能锻炼方法，给读者的养生和防病提供了实用的指导。作者还特别强调中医的辨证论治和因地制宜思想，对不同人群的保健、治疗方式和他所处的岭南地区广泛运用凉茶保健的习惯均进行了客观的分析，纠正了部分人对中医的一些模糊认识和养生保健方法上的一些误区。

好的科普书籍，给人的感觉应当是"即之若易，而仰之愈高；见之若粗，而探知愈精；就之若近，而造之愈无穷"（明·王守仁《传习录》）的。要达到这一目的，不仅要解决好认识论上的问题，而且要解决好方法学上的问题，医学科普作家没有过硬的表达本领而单凭热情是办不好这件事情的，需要在医学知识的口语化、专业学术的白描化、表述手法的直观化上不断做出探索和努力，以逐步解决科普读物艰涩有余、通俗不足的尴尬，在轻松中向读者传播他们最关心、临床上最常见、学科中最具代表性的知识。《口眼干燥不是小事——干燥综合征》一书的作者在这些方面是下了大功夫的，这本书值得一读。

最后还想说及的是积极为这套书的出版提供全方位支持的中原农民出版社，作为一个农业大国里唯一以"农民"命名的出版单位，他们坚持以"三农"问题为指向，把自己定位于服务基层的读者，动脑筋、花精力、多出书、出好书的路子是正确的、宽广的，也是大有作为的。如何为农民的生活和健康提供服务、为新农村的建设和医疗提供服务、为农业的发展和环境提供服务，是一篇永远做不完的大文章，需要医学界和出版界的共同参与。希望能与中原农民出版社有更多、更有效的合作，与全国其他出版社有更好、更积极的合作！

　　（本文见《中国医药报》2011 年 7 月 28 日、《中国中医药远程教育杂志》2010，8（23）：封三，《口眼干燥不是小事——干燥综合征》由中原农民出版社 2010 年 9 月出版，2011 年被评为第 25 届北方十省优秀科技图书二等奖）

唱得花好月儿圆

——秦剧《百合花开》对中医药文化传播与普及的启示

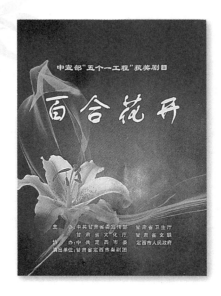

"百合花开出了冰骨骼雪肌肤，开出了月魂魄玉精神，你有清雅瑰丽的神韵，把馨香美好献给人们。"这是秦剧《百合花开》剧终的落幕曲。这场由国家防艾办和卫生部主办、甘肃省卫生厅等单位联合协办的第23个"世界艾滋病日"主题文艺演出活动，于2010年11月30日晚在北京梅兰芳大剧院拉开帷幕，首都各界600余位观众与甘肃省文艺、卫生工作者一起，在这里度过了一个不寻常的夜晚。

《百合花开》，是由甘肃省卫生和文化工作者共同创意、创作的一台以宣传艾滋病知识为体裁的大型现代戏。讲述的是刚刚沉浸在新婚大喜之日的女主人公百合在得知自己感染了艾滋病、经历了一场"一盆火眼正旺盛，陡然之间化寒冰"的痛苦考验之后，在家庭、邻里、社会"肩挨肩能挑千斤担，心贴心携手渡难关"的关爱下，通过寄情养花事业，感悟生命珍贵、体现人生价值，终于"沐浴在灿烂阳光下，心中的阴影化烟霞"，使"幼苗苗壮快快长，开出五彩艳丽花"的故事。剧本的新颖立意、演员的激情表演、音乐的铿锵跌宕、舞台的神奇多变和现代 MIDI 音乐、诗朗诵、多媒体声光技术等手段的巧妙融入，给人以耳目一新的享受，被誉为"让美学走进秦腔，让秦腔贴近时尚的典范"之作。2008 年 5 月 24 日，该剧在兰州首演成功，8 月即荣获第四届中国秦腔艺术节优秀剧目奖；次年 6 月捧回第三届全国地方戏优秀剧目奖杯，9 月荣膺第十一届全国精神文明"五个一工程"奖。在两年多的时间里，他们走遍甘肃 14 个市州，辐射西北 5 省的若干个地区，演出 150 多场次，受众达 120 多万人。

冷门戏爆出冷门，说病的戏被热卖。艾滋病正在走出医学家的视野，越来越成为社会广泛关注的焦点。截止 2010 年 10 月底，我国累计报告的艾滋病病毒感染者和病人数已达 37 万余例，死亡人数 6.8 万余例。艾滋病流行复杂化、普遍化的趋势和由此引发的向一般人群传播的风险越来越凸显出来，"保护普通人群、防控高危人群、救助患病人群"已成为社会的共识。在中西医共举的战斗中，中医药防治艾滋病的效果日趋受到肯定和重视，它阶段性地提高和稳定艾滋病患者的免疫功能、改善症状体征、提高生存质量的作用正被大量的临床实践所验证，并且成为我国独有的自主知识产权。解读《百合花开》，联想中医药，透过责任，还会发现该剧留给中医人的广阔创作和作为空间。

《百合花开》中表达出的社会"恐艾症"，是现实生活中普遍存在的。那种见了艾滋病人"掉头便走忙躲藏"、"就像防贼防瘟疫"的现象，是作者来自生活的感受和总结。如何让国人正确认识艾滋病、善待艾滋病人，仍是今后相当长时期内医学教育和科普宣传的迫切任务。由"恐艾症"到献爱心，这是对艾滋病认知上的趋势和必然，建议把戏中经历过"恐艾症"考验、具备有一定艾滋病预防知识的嫂子秀芝的定位从消极的排斥者改为积极的理解者，以真正体现"患难时更应手牵手，遇到沟坎齐加油"的亲情，使患者产生"家的感觉就是好，一股暖流入心中"的温暖。对艾滋病的治疗上，中医具有无以伦比的优势。在近期谁都没有把握使该病彻底治愈的情况下，中医"带毒生存"的原则不能不说是一种积极的、有效的、能够被患者和社会普遍接受的方法。如果把百合的哥哥（（哪怕是幕后的））设计成一位懂医善药的民间草医或药农，通过他的言行来放大中医药中的闪光元素，《百合花开》的主题构架是否还能多出些精彩呢？

　　《百合花开》中表现出的艾滋病人的"颓废感"，也是现实生活中普遍存在的。那种"进退两难意彷徨"、"结束生命倒干脆"的沉沦，是作者"靠近他们的生活，走进他们的生活，寻觅生活中爱的奇迹，寻觅能代表这个时代的做人的良知"（曹锐《心中有爱百花开》）之后发出的感慨和呐喊。对艾滋病患者给予充分的尊重关怀、实施科学的心理疗法、进行多方位的思想开导是非常重要和要紧的，而这一点正是中医学"以人为本"的道德观和治疗观的核心理念。建议把戏中欢喜婶的思想脉络重新缕一缕，她与百合的纠结从第一幕一直延续到剧终，似乎让这位本质善良朴实的农妇多少染上点人格缺陷的黯淡。让主人公百合离开火热的生活去寻求"世外桃源"的结尾，也多少让人有点凄怆，假若把经过精神、饮食、运动、药物等综合治疗后重新焕发青春的她置身于以纯洁的传统百合花为中心，以金黄、橙红、淡紫、彩斑、条纹等五彩缤纷花色的全新的"金百合"为依托的巨型花盘图案之中，无论对于丰富人物的思想内涵还是拓展光明美好的未来，或许都会有更佳的效果。

　　《百合花开》始终以花托戏，以情动人，反映了作者用笔的功力和思维的高明。而花对健康的作用除了思想意义上的象征外，也有直接的一面。中药中与花木类相关植物的数量大约占有 2/3 的比例，绝大部分的花都是防治疾病的良药：百合花、天竺花、茉莉花、丁香花的香味能使人镇静，催人入睡；牡丹花、橘子花、柠檬花的香味能使人振奋向上，以解除疲劳和精神抑郁；水仙花、荷花、紫罗兰的香味能使人温顺缠绵，给人以爽朗愉快和舒适……花卉的香味中，大都含有植物杀菌素，能对多种致病微生物起到抑制或杀灭作用。"方石斛栽香百合，小盆山养水黄杨。"（宋•陆游《龟堂杂兴》）种花与种药、养花与养病自古都有胶结难分的关系，是否在戏中也可以做点文章呢？百合痴情于花、献身于花，也感悟于花、受益于花，虚实结合，更能使人物显得外廓丰满、血肉有形：汗水洒，点点滴滴注花魂；云锄落，针针线线描花容。吮花精，阵阵暖流通丹田；傍花气，肌柔筋展一身轻；得花神，周身沸腾心明亮；用花药，阴霾消散露彩虹。百合生在百花里，百花助她好事成……

　　从《百合花开》到《皇甫谧》，几年中，甘肃省卫生厅联手文化工作者接二连三地推出了一大批像《医祖岐伯》、《黎

秀芳》、《王万青》等以医学背景为主题的历史和现代戏曲,
动作之巨、数量之多、规模之大,在中国戏曲和医学史上都
是不多见的。它对传播中医药文化、拓宽宣传教育方式、普
及健康知识和提高人民群众的健康素养所起到的作用无疑是
积极的,可谓中医药文化传播和普及中的亮点工程。国家有
关部门的一项专题调研表明,民众对健康文化和知识的摄取
渠道虽然是多种多样的,但立体、直观、形象、轻松、寓教
于乐的形式是最受欢迎的,戏曲自然是这种受到老百姓欢迎
的形式之一。这种以戏曲为推手,用较少的经费投入广泛传
播中医药文化的"甘肃现象",表现出的不仅是中医药管理
模式的创新,而且有使有限资源合理利用、产生综合社会效
益的功能,对推进文化体制改革、取得文化和医药事业双赢
不失为一种可供借鉴的经验。

　　戏曲的作用,除感染和启迪的社会学意义外,还能直接
带给人心情放松、耳目愉悦、疲劳缓解、体力恢复的益处,
其中大多是与医疗、健康有直接联系的。有些戏曲,看了后
使人心情平静,起到安神镇静的作用;有些则使人兴奋不已,
起到提神助兴的作用;有些使人怒发冲冠,起到激励鼓舞的
作用;有些使人茅塞顿开,起到舒心解郁的作用。难怪有人
把戏曲比喻为"可口的精神刺激药",把剧场比喻为"没有
疼痛的医院"。明代著名戏曲大师汤显祖说它,能使"瞽者
欲观,聋者欲听,哑者欲叹,跛者欲起"(《宜黄县戏神清源
师庙记》),甚至能钩魂摄魄,令人绝倒。《百合花开》有戏
之常功,流珠洒玉,扣人心弦;又与一般的戏曲有异,让人
有一种难以尽言的厚重、沉重之感,久久不散,时时萦绕在

心头。

"月映九微火，风吹百合香。"（南北朝·何逊《七夕诗》）秦剧《百合花开》从人类普遍关注的艾滋病切入，用戏曲的小舞台映射社会的大舞台，其立意是进步的、前瞻的、重大的。只要坚持唱下去，相信一定能够唱出人间真情、人间大爱，唱得百合花开、百花齐放、花好月圆的！

（本文见《中国中医药报》2010 年 12 月 8 日、甘肃卫生厅网 2010 年 12 月 17 日，《百合花开》由甘肃省卫生厅组织创作、定西市秦剧团演出、甘肃省及多家地方电视台播出，入选 2010～2011 年国家舞台艺术精品工程）

身心俱在庐山中

——李灿东《身在中医》平章

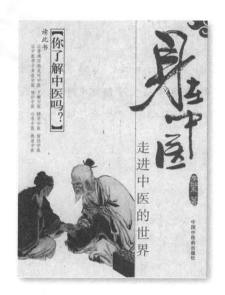

灿东教授的《身在中医》一书出版差不多一年了，我也陆陆续续看到过《中国中医药报》对书中一些篇章的选载。他说早就把书寄出了，而我却迟迟没有收到。及至他这次亲自把书送到我的手中，我便一刻不敢停留地拜读起来。因为承诺过要写一篇书评的，再拖下去真有点说不清楚了。

《身在中医》，是灿东教授的体验之作、体会之作，是他投身中医、热爱中医的心迹吐露。他在"后记"里说不敢用《心在中医》名之，是因为自己"现在还只够这一点水平"的话，显然是作者的谦辞。实际上，他是身、心俱在中医的，读了他的书都会有这样的看法。这不禁使我联想起苏轼《题西林壁》诗中"横看成岭侧成峰，远近高低各不同。不识庐山真面目，只缘身在此山中"的句子来，若反其意用之，不禁使我恍然大悟：深入庐山中，跳出庐山外，不正是本书作者巧妙使用的表现手法吗？

作为"身入"，作者从自己青年时期步入杏林起笔，一直写到他成为教授、博导、名家的全过程，有拼搏，有心得，有思考，也有彷徨，是在中医的大海中扬帆驾舟，滚了几滚的。身在其中，体味可谓深，隐含"一把辛酸泪"；作为"心入"，作者对自己几十年来所从事的教学、临床、科研、管理工作都有述及，医的艰、教的难、研的辛、管的苦尽在书中，有喜悦，有收获，有苦恼，也有忧虑，是在中医的波涛中乘风破浪，游了又游的。心在其中，感受可谓真，自问"谁解其中味"？作者说，他是"用非中医的语言去写一本父老乡亲们都能看得明白的有关中医的书"。试想，如果没有这种身入、心入的经历和磨难，是无论如何都难以把文章写得如此荡气回肠的。"轻者重之端，小者大之源。"（《后汉书·陈忠传》）作为传播、普及中医药文化和知识的作品，读者需要的正是这种驾重若轻、深入浅出的格调。

《身在中医》，既像是笔记、随笔，娓娓道来，由情所发；又像是讲稿、教案，循循善诱，顺势而生。他的书，平静里有微澜时起，松散中见叶茂根深，让人难以释卷、难以忘怀。"中医是什么"，该书要表现的主题始终是非常鲜明的。围绕这一主题，书中不仅弥漫着"医即仁术"的大德、"医者易也"的大理、"用药如兵"的大法、"水到渠成"的大手笔，而且彰显出中医"曲尽其妙"的长项、"返璞归真"的优势、"柳暗花明"的曲折、"继往开来"的大光明。作者虽然"告诉大家的不是中医的传奇故事，而希望展现给大家的是每个人都能感受到的身边的中医"——这个"把我们的生命和民族传统文化紧紧联系在一起的中医"，这个具有"超前性和有效性，含有丰富的人文科学和哲学思想的医学科学"（王国强《身在中医·序》）。"酒的成分很容易检验出来，但酒的品质却很难用化学的方法或其他现代方法来判断，更多时候是靠人的味觉，因而才有了'品酒师'这个职业。中医治病的道理是同样的，不能简单地用几个离体实验、几个实验室指标解释清楚。"这才是"迷之之迷，其觉也易；明人之迷，其觉也难"（明·吕坤《呻吟语》），一席话说出了中医学普通而又复杂、明了而又深奥的学科特点。在这本书中，这种用生动的比喻、故事、生活常识表达对中医深切感悟的例子，随处可见，以形象、通俗的手笔写出了许多在常人看似熟悉而实在未被看重、看破，未被揭示、说明的问题。

书为心意，言是心声。《身在中医》文里文外表达的都是作者对中医之爱、中医之忧、中医之情的滚烫意境。"只有了解中医，才能爱中医。医生如此，非医生也是如此。"作者大声疾呼！"在现代医学高度发展的今天，人们不得不重新思考医学模式的问题，从原来的生物医学模式发展到生物—心理—社会—环境医学模式。尽管我们不知道未来还会有什么'模式'，但是越往下走，我们就会惊讶地发现，现代医学不断完善的模式不过是逐步回归的几千年以前就已然存在的中医整体观念的正道上来。"作者感慨陈词！"随着现代科学技术的飞速发展，很多技术手段可以帮助我们提高中医诊断水平，我们没有理由也不应该拒绝使用。""核心的问题是应用现代科学技术不能简单地用西医的方法或思维模式取代中医思维，更不能用西医来验证中医，甚至否定中医。"作者坦然直言！"学必本于经，病必本于论，治必本于方，而能变通而无滞，斯能尽夫立医之意矣。"（明·刘纯《医经十学·序》）中医的继承与创新、守业与发展，是倍受关心而又时有争议的话题。作者以"比萨斜塔不管是正的还是斜的，它都以平衡的形式存在着，如是好心的人们要试图扶正它，抽出其中变形的砖块换上新砖，只怕刚刚抽出了一块砖，整座塔就可能轰然倒塌"的哲理，阐释二者的关系，表达处理好二者关系的科学规律，是非常耐人寻味的。

"文章最忌随人后。"（宋·黄庭坚《赠谢敬王博谕》）灿东教授的这本书是有独立风格的，书中提出的不少问题都有越嚼越有味道的感觉。尽管对某些问题他未能放开去写，让人有意犹未尽的遗憾；尽管一些插图与所表达的内容不相匹配，看起来有点蹩脚，但些须斑点都无法掩饰它雄健、激情、娟秀、细腻的主体美，值得一读。

（本文见《中国中医药报》2011 年 2 月 14 日、《福建中医药大学学报》2011，21（2）：58，《身在中医》由中国中医药出版社2010 年 1 月出版，2012 年 3 月获中华中医药学会科技进步一等奖）

经典·临床·名医

——《中医临床必读名著30种》评议

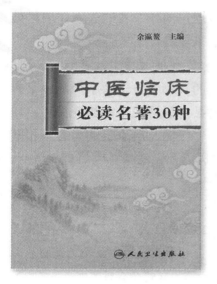

我与余瀛鳌研究员交往多年，他的人品、他的学识、他的经验都令人敬佩。他一生孜孜不倦地从事中医文献学研究，犹长于对临床文献的阐释，是将读经典——做临床紧密联系在一起的名医、名家。因此我想到了《经典·临床·名医》这个题目，以对他主编的新作《中医临床必读名著30种》（人民卫生出版社出版）发表点浅薄议论。

中医经典数量之多，令人咋舌。不要说目前可见到的1万多种古籍无法悉数去面对，就是把这些书的目录、提要能看上一遍也会让人望书兴叹的。这些古籍要不要读、如何读？读经典与做临床的关系怎样处理？做名医与读经典、做临床之间，哪个关系密切？一系列的问题都会摆在中医学者的面前，尤其是初入中医之门、主要从事临床工作的年轻医生面前，亟待前辈的名家们能给个指导性答案。《中医临床必读名著30种》一书，就是冲着这些疑问而来的，值得关注和研读。

中医为什么必须读经典？《中医临床必读名著30种》的"内容提要"开门见山回答了这个问题："展开中医历史发展的画卷，每一时期无不闪烁着中医医籍的辉煌，每一部医籍无不凝聚着前代医理的精华。总结每一位医籍作者的成就，无一例外地从中看到他们在研读前代医籍入门，在临证实践中成才，在撰著医书中成家"的事实。岐黄论道，发皇古义；医圣说经，博采众家；药王孙思邈，读破千卷书；大医李时珍，释典八百家。历史的经验证明，中医的成才之路，非经典名著滋养下的躬身实践，别无蹊径。"历代中医临床名著是我国传统医药文化中靓点突出、最具标志性和开发性的软实力平台"（《中医临床必读名著30种·序》），"必须读书多，经历久，战兢履薄，澄心玩索，而始得其宜也"（清·王三尊《医权初编·论医道执一之弊》）。书的作用和力量，孕育了中医的诞生、催化了中医的成熟、促进了中医的发展、记录了中医的成功。一句话，读书是临床的基础、成才的要素，是文化传承的最重要手段，是中医要练的基本功。如果连先贤们用心洗练、身体力行才获得的宝藏连看都不看就轻言什么创造，或虽看了几眼，"枣梨之花未尝，而臆度楚萍"（明·宋应星《天工开物·序》），那肯定是无法把中医学好的。

读书的目的在应用，攻读中医名著的目的在指导临床。"心上想过，口上讲过，书上见过，都不得力，临事依旧是所习者出。"（清·颜习斋《存学编·卷一》）"读书多尽信书，不如无书；诊病多不读书，治效难佳。"（《国医大师何任翰墨文化选集》）古今名家大儒们的精辟论述，把读书与临证的关系剖析得再透彻不过了，他们强调的都是学以致用的不变法则。中医学的精髓，是从实践中得来升华到书本，再从书本中走出验证于实践的。这一过程，不是简单的重复或复制，而是经过无数人反复、不断的改良、发挥，融入若干医家智慧、心血的诸多元素传承而成的。其中，所包含的悟性成分是非常独特和重要的。这个"悟"，往往是书本上写不清楚，也无法写清楚的。譬如同样是用出自中医古籍上的同一处方或技法去治疗同一种疾病，有经验的医生通过药味或药量的灵活化裁、施术手法或技巧上的微妙变化，治疗的效果就比临证经验欠缺的新手好，其奥妙就在于感悟、在于熟能生巧、在于实践出真知。"谚云：'看过王叔和，不如见证多。'言贵经历之多，屡获效验。"（清·陈修园《医学寻源三指禅·经验方》）

中医临床必须读哪些书？余老的这本书就是开给对这一问题存有困惑的中医学者们的辨证处方。这本书"在精选古代医籍版本的基础上进行研究提炼，学术上严格把关"，"从中医古代临床医籍的各个门类中精选出中医临证（出师）不可不读的30种名著"（《中医临床必读名著30种·内容提要》），内容涵盖自东汉张仲景的《伤寒杂病论》之后各个历史时期的主要代表性论著，以明清时期为多，基本可以体现出以《黄帝内经》为主线的中医传承节点上的主流思想。全书包括基础综合类名著6种、内科杂病类6种、骨伤外科类5种、妇产科2种、儿科2种、针灸推拿类3种、医案名著3种，通过作者简介、内容概要、背景回顾、传承导读、必读理由、前贤点评、延伸阅读等层层相扣的环节，不仅从不同角度、不同层面上对这些作品及其相关作者的全貌给以展示，而且把读书、认知的方法和窍门提纲挈领式地教给读者，因势利导把读者带进历代名著的宝库中。事实上，写好导读类著作是并不轻松的活，它既要求作者熟悉原著、熟读原著，能抓住原著的闪光点和着力点，又要求作者有很强的综合水平和分析能力，能抓住现代人的意愿和需求，以引人入胜的语言和笔法吸引住读者的眼球。纵观《中医临床必读名著 30 种》中介绍的每一本书，基本上都达到了上述的要求，不少章节还是出了新、出了彩的。这与余老的博学多识和在他统领下的高水平专家团队的不懈努力是密不可分的，应当感谢他们的创造性劳动。

"和氏之璧，不饰以五彩。"（韩非子《解老》）中医名著，很少有雕凿。从某种意义上说，读古籍名著就是从枯燥中寻乐，从深奥中解密，从审视中受益。但愿这本"内容上精简扼要，文字上通俗易懂"的引路之书能够达到余老所期望的"目至心灵，大有开悟"的目的，以为实现中医"读经典、做临床、当名医"的愿望起到较好的教化、强化和催化作用。

（本文见《中国中医药报》2011 年 3 月 17 日、《中医药临床杂志》2011，23（9）：835，《中医临床必读名著 30 种》由人民卫生出版社 2010 年 6 月出版）

满腹诗书气自华

——《国医大师何任翰墨文化选集》赏析

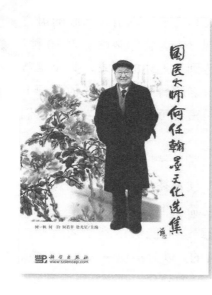

接到何任老惠寄的《国医大师何任翰墨文化选集》一书（科学出版社出版），喜不自禁，连夜便读了起来。这本凝结着一位儒医巨擘的岁月流墨、透发着一位丹青大家的心灵走笔，让人如痴如醉，把何任老的多姿风华一下子推到了读者面前。

"人名一艺者已不易"，何任老作为知名的中医教育家、理论家、临床家，成就卓著，德馨艺高，在全国是屈指可数的；而他"艺擅众长"，对书法、绘画、诗文、音乐也样样精通，可谓"品性高洁博大，气息清纯和穆，笔墨深厚浓郁，卓然一大家"（范汉光《格高境逸－淳厚渊深》）。殊不知，这些悄声隐掩于医学家光环之后的芬芳才华，正是成就何任老这位一代名医伟业的重要基石。

书画写人生，何任老的书画是有深厚家学渊源的。他出生于江南的书香门第，其祖父何秋泉在才华横溢的自悟中成医，其父亲何公旦在诗词书画之烘托中著名。何任老自幼受到良好的家庭教育和文化熏陶，读书习文，学字练画，多彩文化开拓了他丰厚的文化视野，也为他走进中医、认知中医、研读中医和成为名医插上了翅膀。"直觉与悟性，整体与辨证，比类与运筹"（本书《编者的话》），中医与哲学的思辨模式、中医与文化的表述理念，是一脉相承、一理相通的。何任老集诗、书、画、医于一身，把诗的意、书的智、画的魂寄之于医、汇之于医、用之于医，把医的精气神输之于诗、书之于书、树之于画，孜孜不倦地把自己修炼成一颗多元素文化璀璨的医界明星。

何任老书画作品的内容尽管是非常宽泛的，反映中医学内容是始终不变的主题：有言志的，如"此生再借三千日，容我调音试听筝"、"莫嫌海角天涯远，但肯摇鞭有到时"、"为成四化业，何惧鬓如霜"；有言德的，如"良医良相自应为，只缘人世有穷愁"、"为解哀鸿苦，矢志习岐黄"、"论人宜多恕，处世当贵宽"；有谈治学的，如"纸上得来终觉浅，绝知此事要躬行"、"但肯寻诗便有诗，灵犀一点是吾师"、"诗非易作须勤读，琴亦难精莫轻弹"；有谈医道的，如"继前贤真传仁心仁术，教后人正道惟德惟功"、"读书多尽信书不如无书，诊病多不读书治效难佳"、"名医是优秀临床人才中的佼佼者"等。言为心声，这些铿锵之词有采撷古人的，也有作者自创的，传达给人们的都是何任老倡导并力行的奋发拼搏、积极向上的精神和思想。最值得一提的是何任老工笔书写的医案医话，可谓书法之于中医学领域表达的范例，是中国书法艺术在中医学中独具特色的一帜。与那些把字写得歪歪扭扭、文写得磕磕巴巴，乃至在各种键盘的敲击声中连字都写不出来、逐渐把中国书写功夫丢掉的后来人来说，是否应当有所启发和触动呢！

"书画本一律，天工与清新。"（宋·苏轼《书鄢陵王主簿所画折枝二首》）何任老的作品"运笔着力，使转有度，既有法度森严的唐人风采，又有洒脱自如的宋明意趣。他正是在融会各家之长的基础上，形成了自己的清丽中含浑厚、韵秀中见锋棱的独特风格"。他的书法作品"横笔平直有力，主要横画较长，构成每个字乃至全篇的基调。有些捺笔写得特别粗重，在整个字乃至全篇目中也显得十分突出；有些字的右下竖笔亦较重长，这样就形成横右和右下重的节奏感；有些字结字错落跌宕，这就使整幅字既有统一的韵律感，又有丰富的局部变化，给人以一气呵成、痛快淋漓的感觉"；他的绘画作品"以花卉翎毛为主，擅写牡丹、月季、秋菊、松石等，尤以牡丹最为著名，墨牡丹高雅秀润，色牡丹艳而不俗"，画面的整体风格"笔墨丰腴，滋润饱满，无苦索衰槁之象，无寡薄僵化之形，生机勃勃，十分鲜艳"。艺术家范汉光先生的这些评价写得精彩，正好可以弥补在下对书画欣赏浅薄、无知、懵懂之缺和语言表达时不知所措的尴尬。

书画写健康，多彩文化为何任老的健康给力。他92岁高龄仍耳聪目明、精神矍铄、思维敏捷、言谈清晰，且宝刀不老、笔耕不辍、行医不歇，坚持中医临床、科研、教学、课徒，这不能说与他一生热爱诗词书画等文化艺术不无关系。作为一种软运动，书画写作不仅活动了四肢、全身，而且活动了头脑，是动与静的完美结合。运笔之势，有太极拳样的作用，通过外炼形、内炼气，调动全身的参与，好像对各组织、器官进行着按摩，使人的呼吸匀称、心境平静、血液循环加快、新陈代谢活跃、抗病能力提高。久而久之，健康、长寿自然就如影随形了。有人对明清两代书画家、高僧和帝王的寿命进行的比较结果是：书画家的平均寿命为79.7岁，高僧为66岁，帝王不足40岁。而历代帝王中仅有的超过80岁高龄的4个人（梁武帝、唐武则天皇后、宋高宗、清高宗）偏偏又都是书法爱好者，难怪有人把书画家称为"长寿团体冠军"。何任老也是这个团队中的一员，他用自己的亲历亲为给"寿从笔端来"的古说注释了新解。

几天来，我一直沉浸在对《国医大师何任翰墨文化选集》的欣赏中，觉得要说的话很多，怎奈生性迟钝，绞尽脑汁仍觉辞难达意，真所谓"此中有真意，欲辩已忘言"（晋·陶渊明《饮酒》）了！惊蛰之日，冒昧写上这些或许不沾边际的话以为学习之心得，同时作为对何任老及其大作《国医大师何任翰墨文化选集》面世的祝贺。

（本文见《中国中医药报》2011年3月25日、《中医药文化》2011，6（4）：52、《浙江中医杂志》2012，47（3）：163，《国医大师何任翰墨文化选集》由科学出版社2011年1月出版）

蕴含在掌故里的中医学宝藏

——许敬生教授《医林掌故》平议

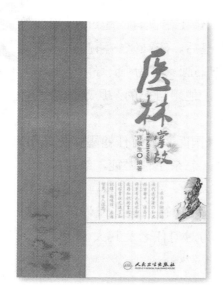

许敬生教授的《医林掌故》（人民卫生出版社出版）一书，在久久地期盼中终于与读者见面了。这才是"初种根时，只管栽培灌，勿作枝想，勿作花想，勿作实想。悬想何益？但不忘栽培之功，怕没有枝叶花实？"（王守仁《传习录》）点滴中终有厚积薄发；还有那"星霜几换，岁月悠悠，鸡声灯影，甘苦自知。"（《医林掌故·前言》）漫长中透露精工细作。这本酝酿了 30 年、集结了 30 年、写作了 30 年，在《河南中医》杂志和《大河健康报》连载了 9 年的集子，如今得以以一种集成的形式推出，作者严谨之学风从中可见一斑了。许先生科班于文，服务于医，一生为师，是在全国范围内知名的医古文大家之一。从文说医，以医补文，将文与医溶为一体是他的长项。《医林掌故》是这条长项上的串珠，每一颗都散发着作者的聪慧和汗香。

《医林掌故》，全书包罗与医学相关的掌故 385 则，每则均按白话讲解、原文列示、简明注释和作者评按四个层面表述。整体排列以文选年代为序，分为医史记闻、大医精诚、养生健身、名医轶事、名句箴言、医鉴医戒、辨证论治、奇方异案、情志之疾、杂说趣谈、本草荟萃、讽喻世情、成语幽默、传说故事、破除迷信等15个门类，条分缕析，纲举目张，题目就是引人入胜之饵，看得出是真书生的功夫。书中引经据典达179种之多，文史哲理、古今中外，广有涉猎，透泄出作者读书多、知识博、学问深的积淀。

小故事大体裁，文散意不散；小篇幅大文章，篇散体不散，这是《医林掌故》一书的显著特点。纵观全书，它的立意是明确的——让文化普世，为医学添彩；它的主题是集中的——传文化之道，播医学精神；它的爱憎是鲜明的——扬仁爱之情，鞭陈腐之气。

这些掌故，编织的是灿烂的中医历史。《礼记》中的"茹毛饮血"，说明原始生活方式的变化带来的医学行为的进步；《周礼》中的"医分四科"，表明医事管理制度的完善催化的临床分工的细化；《左传》中的"淫生六疾"，揭示了五行与病因学的关系；《吕氏春秋》中的"舞以导滞"，总结出运动对健康的益处；《史记》中的"相如病渴"，反映了对消渴病认识的深化；《搜神记》中的"同心连理"，标志着对生育现象认知水平的超前……一幅图，在飘动中展现中医历史的绚丽斑斓。

这些掌故，张扬的是高尚的医德精神。孙思邈的"大医之心"，让人们肃然起敬；钱钟阳的"孝亲之举"，令读者潸然泪下；朱丹溪的"习医故事"，催人奋进；何元长的"生死一言"，暖人肺腑；王仲光的"窃书学艺"，折射出学无止境的哲理；徐大椿的"用药如兵"，诠释了医与药的难解瓜葛……一面旗，在接力中呼唤大医大德的不朽精神。

这些掌故，传布的是科学的养生理念。"五福六极"，阔论贫富爱恨与寿夭的关系；"君子三戒"，细剖色斗贪婪在生命中的过失；"德全不危"，是《内经》宣扬的养生主旨；"卫生之经"，为老庄崇尚的却老信条；"以顺为养"，养生就是建立良好的生活习惯；"伤食伤饮"，健康就要从平常的一点一滴开始……一部经，在交谈间播撒中医养生的妙法要诀。

这些掌故，彰显的是典型的中医理念。"贵生之术"，医乃性命之学；"法于阴阳"，医以阴阳为则；"和于术数"，医在执中致和；"对症下药"，医要辨证论治；"病变药变"，医须圆机活法；"鬼由心生"，医忌魑魅魍魉……一座碑，在琢磨中雕塑中医学说的宏大构架。

这些掌故，蕴含的是丰富的中医疗法。"君臣佐使"，是为药物配伍路径；"华佗留书"，反映心理疗法奥秘；"击木愈惊"，五情亦是良药；"别类求因"，多法在于多变；"霜露之疾"，善言胜似良药；"鹅血止噎"，偏方不可偏废……一棵树，在茂生中刻下中医技艺的沧桑年轮。

这些掌故，介绍的是丰厚的中药知识。"远志小草"，药有益智强志之功；"米醋疗伤"，食具活血消肿之妙；"黄精轻体"，理在补气脏安；"白及补肺"，用在性涩收敛；"蒸饼止淋"，食疗药疗共补益；"野葛大毒"，药病药人双刃剑……一束花，在观赏中品味一本一草的人世情缘。

《医林掌故》就是这样如诗如画，从古说到今，力倡古为今用；就是这样如歌如诉，从事说到理，体现继往开来。

我与许先生是半师半友的至交，对于他，我是言必师、行必躬的。为他的这本精彩之作写评作议，发自我的由衷之情、敬仰之意，这些话几乎是在涌动心潮的促发下喷薄而出、一气呵成的。我喜爱他的这本书，我也希望能与更多的朋友一起来分享阅读的快乐！

（本文见《中国中医药报》2011 年 7 月 4 日、《河南中医》2011，31（12）：1449，《医林掌故》由人民卫生出版社 2011 年 4 月出版）

糖尿病与吃的不尽瓜葛

—— 《改变糖尿病患者一生的饮食计划》评述

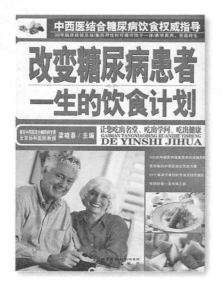

中国协和医科大学教授、博士生导师梁晓春教授主编的《改变糖尿病患者一生的饮食计划》（北京出版社出版）已出版 3 年、印刷两次，及至最近我才看完，实在算是慢速度了。编者评价说，这是作者"30 年临床经验总结"，是"集实用性和可操作性于一体"的"中西医结合饮食方案"，是"中西医结合糖尿病饮食权威指导"，"易学易用，受益终生"。读了这本书，觉得这段评价不是虚谈。

在众多慢性病中，糖尿病与吃的瓜葛相当直接、相对复杂：《黄帝内经》说它是"肥美之所发也，此人必数食甘美而多肥也"（《素问·奇病论》）；孙思邈说，与它相关之因有三，"一饮酒，二房室，三咸食及面"（《备急千金要方·消渴》）；刘完素说，其"因饮食服饵失宜，肠胃干涸而气液不得宣平"所致（《儒门事亲·刘河间先生三消论》）；李东垣说，其缘于"饮食不节，劳役所伤，以致脾胃虚弱，胃既虚不能滋养气血所生"（《奇效良方·消渴》）；朱丹溪说，其病因不离"酒面无节，酷嗜炙煿糟藏，咸酸酢醢，甘肥腥膻"（《丹溪心法·消渴》）；张景岳说，"其为病之肇端，皆膏粱肥甘之变"（《景岳全书·肿胀》）……古之医家言之凿凿，家家都说饮食难脱干系。普通老百姓也大多认同古人的意见，并且有了更直白、更夸张的说法：论起因，有人说"糖尿病十之八九是吃出来的"；论预后，有人言"糖尿病最后多数是被饿死的"……今之凡人出口无忌，大都与饮食钩挂起来。看来，要普及糖尿病防治知识，必须从饮食入手，把正确的吃法、糊涂的误区给患者说个明白。梁晓春教授带领的专家团队，正是从人们普遍关注的这一话题切入，用睿智的思维、灵巧的手笔，从"照顾到每一类特殊人群出发"，把"500 余种糖尿病健康菜单和保健药膳"推到人们面前，对"25 个最具代表性的饮食及治疗误区"逐一解析，给糖尿病患者打造出一份可参可试的"饮食计划"。

关于糖尿病患者的科学饮食法则，《改变糖尿病患者一生的饮食计划》一书中涉及的篇幅最大，也解说最详：从患者饮食治疗的目标与原则到营养素的合理分配，从对食物的理性选择到不同人群的辨证施膳，从食物的普适性到食物的配伍禁忌等都有叙述，几乎把患者遇到的、想到的问题都交代清楚了。作者的用心，是要让患者得到吃出愉悦、品味美食的享受。科学性之外，这些篇章成为本书实用性特色的显著闪光点。关于糖尿病患者的饮食误区，作者采用自问自答的方式，集生活中人们普遍关注的热点问题提纲挈领，循循善诱,最终给出明晰的答案,诸如糖尿病患者的主食不是"吃得越少越好"、味道不甜的食物不是"不含糖"、水果不是"绝对不能吃"、豆制品不是"多多益善"等。作者的苦心,是要让患者实现吃出滋味、消除隐患的心愿。可读性之外,这些篇章成为本书启发性特色的引人入胜处。针对糖尿病患者慢性并发症、合并症高发的严峻现实,书中不厌其烦地进行了个性化剖释,列出了糖尿病肾病、糖尿病周围神经病变、糖尿病视网膜病变、糖尿病足、糖尿病胃肠病、糖尿病性功能障碍、糖尿病高血压等18种疾患的饮食要点及药膳。作者的细心,是要让患者达到吃出自我、改善生活的目的。针对性之外,这些篇章体现出本书作者的恻隐之心和对患者的殷殷关爱情结。全书用一个"吃"字链接,说吃之要,道吃之法,陈吃之害,述吃之忌,层层析疑,环环解套,力图把糖尿病患者从"想吃不敢吃,不知怎么吃"的藩篱中解放出来。

需要澄清并说明的是,食疗作为中医的长项虽然被普遍应用,但对食疗认知上的偏颇和误解倾向也是不容忽视的。从"药食同源"的理念出发,中医的食疗实际上包含"食养"与"食(药)疗"两个方面。食物作药作食不能简单打等号,要有不同的理解:"空腹则为食,患病则为药。"(《黄帝内经·太素》)作为食养,中医提倡合理饮食、健康饮食、卫生饮食,是从食物的营养学角度认识的。"五谷为养,五果为助,五畜为益,五菜为充,气味合而服之,以补精益气"(《灵枢·本神》),从来不提倡特别饮食和偏食某种饮食。作为食(药)疗,食物就有了药物的标签,体现的是它的药效。也就是说,它的身份就不再是一般意义上的食物了。中医对它的表述和应用，就要按照药物的归经、性味、功能、宜忌等一套完整的程序来要求。这些具有"药食两用"性质的食物，在生活和医疗活动中既不具备"唯一"的角色（具有同类功能的很多，不是"舍我其谁"），也没有"最好"与"最差"之分（功能是相对而言的，不是"唯我独尊"），在食养、食（药）疗的应用中是结合人体的具体状况进行辨证使用的，谁都没有泛指性的意义。一些养生宣传中过分夸大某些可食可药性食物的某种效果和适应范围，把正常饮食（食养）与食（药）疗混为一谈，是对中医的曲解。正确对待和应用中医的食疗方法，是科学认识中医学的基本点，也是正确解读《改变糖尿病患者一生的饮食计划》一书的基本点。此外，对糖尿病的防治是一项多元化的综合工程，饮食之外，还包括精神、起居、运动、药物等诸多环节，都是需要认真研究和对待的。

民以食为天，病以食为养，吃与糖尿病关系多多、瓜葛多多，《改变糖尿病患者一生的饮食计划》一书对患有糖尿病、关注糖尿病的读者来说，是一本不错的参考教材，我已为晚读为憾，因此急切推荐给有兴趣的朋友们尽早一读。

（本文见《中国医药报》2011 年 7 月 21 日、《健康报》8 月 31 日、《环球中医药》2011，4（5）:400，《改变糖尿病患者一生的饮食计划》由北京出版社 2007 年 7 月出版，2012 年 3 月获中华中医药学会科技进步二等奖）

岁岁年年五岭间

—— 《广东地产药材研究》评析

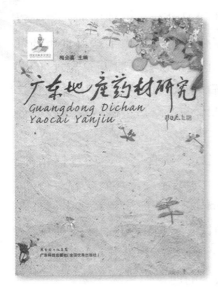

当广州中医药大学附属中山医院梅全喜教授把他主编的《广东地产药材研究》（广东科学技术出版社出版）一书寄达我的手中时，一种负疚感立刻在心头生起。这几年，他多次寄书给我，扉页上那"指正"一词虽然是客套话，也明显包含有希望听到反馈意见的意愿。我也曾产生过为他写篇评论的念头，但终因杂事缠身，未能落实。看到为他这本书助阵者的阵容之强、档次之高，我又一次被触动了：国医大师邓铁涛教授题写书名、中国工程院院士肖培根教授题词、中国中医科学院中药研究所黄璐琦教授和中国医学科学院药用植物研究所陈士林教授作序、国家出版基金资助，赫然入眼的这些文字，都从无形中标示出大家们对这本书的欣赏和评价。

《广东地产药材研究》一书，立足于地产，是传达广东地产药材信息的。"橘生淮南则为橘，生于淮北则为枳……

所以然者何？水土异也。"（《晏子春秋》）岭南充足的日照、炎热的气候、丰沛的雨量、湿润的土壤、多变的地貌、海陆具备的环境，造就了在这个特殊氛围中盛产特殊植物的条件，显示出大自然的无穷造化之力。在广东，一块几百亩的林地内能发现100多科三、四百种高等植物的现象并不罕见，热带湿润环境下的植被特征典型显现。资料表明，广东的维管植物达279科1590属6267种，约占全国野生维管植物总数27090种的23%，其中有500多种是中国特有和广东特有的，不少还是国家保护的珍稀物种。这些植物中，已被认识具有药用功能的颇多，被作者立论研究并取得成果的有170余种。"兵马未动，粮草先行"，中医要发展，中药必须先行。广东中医强省战略目标的实施，起决定性作用的因素之一是中药，得天独厚的优势之一为地产中药。医为药之本，药为医之使，中药是中医的脊梁。我国中医学的传承和发展，离不开中药的全程参与。除通用药材外，尤要重视和提升地产药材的地位，这是需要全国各地一起去完成的事业。地产的也是全国的，中国的也是世界的。强省不存，强国安在耶？广东和其他许多省、市、自治区的实践和经验证明，加强对地产药材的开发利用，是强国富民、振兴中医的可持续发展之路。

《广东地产药材研究》一书，重点在研究，是表现对广东地产药材研究的。它既保持有与地方本草、地方中药志相同的一般表述方法，亦有区别于这些书籍的研究性质的特征，具有更明确的指向和更多的灵活性。该书每味中药项下开辟的11个栏目中，突出了药用历史、化学成分、药理作用和临床应用的分量，特别是中医的文化学特征，包括中药与民俗文化关系的研究等。其中，有的是对产于广东、用于全国的道地药材"南药"的研究，如阳春砂、广陈皮、广佛手、广藿香、化橘红等；有的则是对产于广东、主要用于广东当地的地域性药材的研究，如土牛膝、三角草、广昆布、三丫苦、蛇鳞草、布渣叶、蛇泡筋、金纽扣、救必应等。这些研究，已先后获得国家发明专利4项，省、市科技进步奖10多项，还有多种被开发成新产品。在分享这些成果的喜悦时，梅全喜教授更多地把它归功于自己的团队，一个精干、团结、务实的科技联合体为研究抛洒的智慧和辛劳。其实，在这些成果背后呕心沥血、甘苦自知的还有他自己，一位运筹帷幄、身体力行、甘于奉献学者的的精明和心血。梅全喜热衷于中药事业，用他的执著创造了受人瞩目的业绩。他的《蕲州药志》，是对《本草纲目》的滥觞和续写；他的《艾叶》，是他献身中药事业的自白和宣言。据悉，在完成这些研究的进程中，有相当长一段时间内他是拖着病体、在与精神和疾病的顽强抗争中走过来的，闻之令人肃然起敬。

《广东地产药材研究》一书，启示为发展，是讴歌和力倡中药事业奋进、腾飞的。中药是我国国民经济发展中增长最快的产业之一，也是我国在自然科学领域最具发展潜力和后劲的产业。中药的产业化，还带动了农业、食品业、制药业、养殖业、环保业等相关产业的滚动式发展。近几年，我国的中药产业产值年平均增长20%以上，高于医药行业的平均水平，形成近千亿元的产业规模。中药材年用量从25年前的40万吨增加到了如今的120多万吨。随着人们对中医作用认识的加深，我国中药产业获得进一步发展是预料之中的事。与化学药新药开发相比，中药新药的研制不仅是我国取得独立知识产权的最佳途径，而且具有毒副作用小，产生耐药性及药源性疾病的几率低和成本廉、周期短、见效快等显著优势，可以更大限度地满足人类日益增长的健康需求。透过《广东地产药材研究》的窗口看广东、看全国、看世界，我们不仅看到了中药事业的光辉未来，也看到了面临的机遇和挑战，感受到了心头的压力和动力、肩头的重量和考量。

"岁岁年年五岭间，北人无路望朱颜。"（陈恭尹《木棉花歌》）这首被誉为"清初遗民诗的扛鼎之作"中提到的生长于五岭的木棉花，就是地地道道的广东地产药材之一，从民间煲汤泡茶的俗用途到成为进入国家药典的正规药品，反映了地产药材被逐渐认知和普及推广的光明前景。只要我们能像梅全喜教授和他的团队那样痴情于中药事业、致力于对包括地产药材在内的中药研究，中医药事业的前途就一定会像清末台湾志士丘逢甲赞誉的"天扶承运花应帝，人卧朱霞梦亦仙。绝世英雄儿女气，不嫌倚诸更缠绵"（《东山木棉花盛开坐对成咏》）的木棉花一样，独树一帜、应运而发、红遍中国、享誉世界的。

（本文见《中国医药报》2011 年 8 月 11 日，《广东地产药材研究》由广东科学技术出版社 2011 年 5 月出版）

妙在未雨绸缪中

——《中医治未病》简议

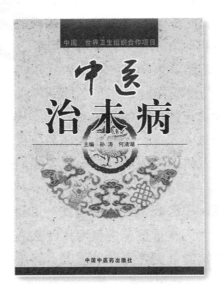

治未病，是中医学先进健康理念的标志之一，也是中国人格物致知的科学方法论写真。这一理念，与"未雨绸缪"、"有备无患"、"防患于未然"等诸多古训一脉相承，皆是中国文化肥土沃壤中孕育出的超前思维和智慧。作为"在中国传统文化里积累了成系统的、经历了五千年磨砺检验的、至今仍然沉淀在中国人生活中的经验与理论，只不过近一百多年来，在有意强化的西方文化的聚光灯下，中国人质朴的智慧的光芒显得暗淡了"（许嘉璐《"王道"的世界意义》）。治未病思想被重提、热议，是当今应运应时的产物。这个运，是以国运鼎祚、国富民强为基石的；这个时，是以国学蜚声、国医振兴为前提的。孙涛、何清湖先生主编的《中医治未病》（中国中医药出版社出版）一书，正是这个环节中的宠儿。该书问世的 9 个月间，竟连续重印了 3 次，可见读者之众、卖点之热，也不能不令我刮目相看了。

"治，理也。"(《广韵·至韵》)治未病，说的就是"理"的事，包含着预防、摄生、保健、治疗、康复等多重之理；《中医治未病》一书，做的也是"理"的文章，通过梳理、整理、调理的多彩手段，教给读者一个完整的治未病理念。全书设上、下两篇6章59节，洋洋洒洒60万言，有源流考据、原理陈述、方法解读，更有症状辨析、治则提示、药物介绍等，可谓广而大、多而全矣！

善梳理，是《中医治未病》一书的特点之一。梳理，不只是对历史文献的罗列汇集，还要体现理念转变。"为学须有本源，须从本源用力，渐渐'盈科而进'。"(王守仁《传习录》)该书首先做的就是本源上的文章：从中国文化的基点切入，曝出《黄帝内经》治未病思想的曙光，然后层层开掘，分段推出治未病学说萌芽阶段的火花、形成阶段的脉络、发展阶段的年轮、成熟阶段的光环，其运用历史资料之丰富、考据学术源流之广博，是同类著述中不多见的，隐含编著者所具之深邃底蕴、所下之偌大功夫了。书中体现出的当今卫生政策战略前移、健康认识理念转变的内容，是对治未病思想在新形势下的新阐释，对中医学相关学术的发展和延伸可能产生具有开创性意义的价值。

重整理，是《中医治未病》一书的特点之二。整理，不只是对中医概念的简单重复，还要表现与时俱进。该书不仅用大量的笔墨详细剖析了中医学固有的与治未病学说相关的病因学、症状学、诊断学、治疗学的精华，按照统一的体例进行了分类整理，最终纳入到作者编织的治未病体系之中，彰显出其光灿亮点；同时不惜笔墨把历史条件限制下中医典籍表述不明确的、社会发展中后来出现的概念也搜罗其中，如动脉硬化倾向、焦虑倾向、营养不良倾向、电脑空调手机耳机综合征、都市孤独综合征、离退休综合征等当今时髦的疾患，都纳入到作者的视野、推广至读者的面前。在这些表述中，作者坚持突出中医元素的主导作用，努力反映中医学能在不变中应万变的文化根基。

论调理，是《中医治未病》一书的特点之三。调理，不只是对传统方法的泥文逐句，还要坚持科学导向。谈到养生保健，该书突出了中医学天人相应、整体认知、辨证论治三大特点，从精神、饮食、起居、运动、药物等调理的综合方法，明确了以建立良好生活习惯为宗旨的中医全生观，既维护了中医学科学、庄严的本质，也是对近年来一些把养生问题讲乱了、讲杂了、讲繁了，讲得老百姓无所适从了的养生乱象的批判和回应。谈到疾病防治，该书突出了事关健康主题的慢病方略。在疾病谱迅速变化的今天，慢病仍然是威胁人类健康的主要敌手，心脑血管疾患、恶性肿瘤、呼吸道疾病、糖尿病等四大疾患占世界死亡人数 85% 左右的事实，不能不引起人们的深思。对付这些疾病，恰是中医的强项。

《中医治未病》一书对中医预防体系的表述，是基于对亚健康的干预作为重点的。面对这个在生物学模式下认识论的产物，如何有机融入具有以人本、人性、人文思想为核心的中医学主流意识，虽然经过人们几十年的探讨有了某些积极的进展，但仍与以心理、机体、社会适应状态、道德观等多元素构建的综合健康说有明显差距。作为一个范围很大、种类很多、表现很复杂、边界相对模糊的集合，对亚健康的研究，既要立足于中医治未病的优势，合理揭示它的动态性、可变性和人的能动参与性原理，充分体现中医特色；又要紧密结合当今社会环境、生活、经济状态下人们对健康问题的高标准需求，赋予它更加积极实用和更为广泛深刻的大健康学意义。该书的表达，尽管还有诸多可斟酌处，但在这一点上还是有较多突破的。书中对中医治未病学说中病象微而未显（隐而未现）、显而未成（有轻微表现）的前期阶段，疾病成而未发（有明显表现）、发而未传（有典型表现）的中期阶段和传而未变（有恶化表现）、变而未果（表现出愈或坏、生或死的紧急关头）的后期阶段关系的阐释，基本上还是准确的。

《中医治未病》一书"初步构建了中医治未病的学术体系，厘清了中医治未病的源流，丰富了中医治未病的内涵，提出了一些新的学术观点，具有一定的学术价值和实际应用价值"。作为中国／世界卫生组织合作项目的成果之一，专家们给予的评价是中肯的和准确的。笔者随意发出的这些议论，充其量是对专家们意见的白话。

（本文见《中国医药报》2011 年 8 月 25 日，《中医治未病》由中国中医药出版社 2010 年 5 月出版）

让金谷宝园芝麻开门

——《走进〈本草纲目〉之门》迟议

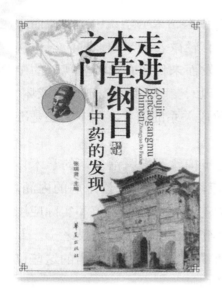

"如入金谷之园，种色夺目；如登龙君之宫，宝藏悉陈。"此话，是明代著名文人王世充对李时珍《本草纲目》的评价。金谷园是西晋大富豪石崇在洛阳依邙山、临谷水所建的一所规模宏大的花园式别墅，奇异无比，宝藏尽收，曾有"天下第一园"之称。将《本草纲目》与它相比，可见其中奥妙之多！如何走进这座令人眼花缭乱的宫殿，第一要解决的就是如何打开大门的问题，由中国中医科学院张瑞贤研究员主编的《走进〈本草纲目〉之门》一书（华夏出版社出版），做的就是这项工作。

该书把古人的书比为"一幢幢房子"，把《本草纲目》比作"一片灰瓦房当中的大厦"，作者自喻为守卫这幢大厦的门卫：迎着晨钟"全力推开那扇有 500 多年的沉重大门"，"带领想进入《本草纲目》大厦的人们去参观、去学习"。

看"外墙与建筑"，是该书的第一章，立足大门之外先把《本草纲目》的轮廓看个清楚：书中通过《李时珍其人》、《〈本草纲目〉其书》、《李时珍与中药的分类》等篇章，把这幢大厦的构架、材料、建筑特点等立体形象推到读者面前，让门外人首先产生迫切进门的欲望；接着便"升堂入室"，开始了大门之内的游览。在第二章里，作者通过《四气五味》、《神奇的配伍七情》、《〈本草纲目〉中特殊给药法》等篇章，把这幢大厦内的布局、装饰、摆设风格等仔细地介绍给读者，以强化他们进一步欣赏、了解个中内幕的兴趣；第三章"金谷之园"，是这幢大厦的核心部位、藏宝迷宫，书中通过《李时珍与三七》、《李时珍与白花蛇》、《李时珍见过番红花吗》等篇章，把读者带到瑰宝的面前，一件件去展示光彩，一层层去揭开谜团，以让人眼界大开、快意顿生，把《本草纲目》的美好形象一下子摄入脑海的快门。《走进〈本草纲目〉之门》一书，就是这样由表及里、由浅入深、步步深入、依次递进，在悠悠漫步中把读者带入一部惊世巨典的。这种纲目条理、层次分明、逻辑严密的巧妙构思，成为该书的亮点之一，是中医学术著作普及的一种成功尝试。

该书着眼于休闲阅读，"读者可以随意选读不同的章节，既可以直接进入大门，也可以只在门外徘徊，还可以先到花园游览"。鉴于此，全书既设有象征性的藩篱，把纷繁的事物进行必要的归拢，给大厦以浑然一体的概观；又允许有相对松散、自由的空间，把每个大纲下的问题疏散开来，给大厦以五彩斑斓的风格。如读《〈本草纲目〉的概说》一章，可以一气读来，详尽了解其始末；也可以选读其中的一节，或成书背景，或编写经过，或学术地位，或著作特点，知一而足，不必求尽知尽觉。读《中药知识与理论》一章，可以宏观了解中药基本知识结构，追寻其来龙去脉；也可以选取自己感兴趣的一二，或性味归经，或升降沉浮，或君臣佐使，或用法宜忌，只为欣赏感受而来，并不要专门深究的。读《中药实例》一章，可以瞄准书中罗列的全部药物，努力去当个半拉子"药先生"；也可以只看其中的某味某种，或补气的人参，或补血的当归，或滋阴的麦冬，或利水的车前，用得上的先学，用不上的缓看，也不失为一种学法。《走进〈本草纲目〉之门》一书，就是这样由味及类、由少积多、细品慢饮、轻弹个唱，在娓娓谈笑中把读者带入缤纷中药世界的。这种结构清晰、阐释明快、言语动情、表述灵活的自由意境，成为该书的亮点之二，是中医学术著作普及的一种有益探索。

"历史研究的基本目的，就是要在复原历史事实的基础上，探索人类社会发展变化的规律。"《走进〈本草纲目〉之门》一书，就是通过"充分的信息"和"足够支撑这些史实的知识结构、思维方法"，去寻找李时珍这位历史伟人及其所著《本草纲目》的足迹，"缅怀他，纪念他，用我们的心去感受他"。透过这本书，人们"仿佛看到他在晨曦中登上山岗采药的背影，仿佛看到他耐心而又渴望地和渔夫、樵夫询问交谈，仿佛看到他观察到穿山甲生活习性后的欣喜，仿佛看到他夜以继日苦读经卷被油灯熏暗的眼睛，仿佛看到他为患者诊脉的手指，仿佛看到他不为世俗所动、坚定不移的步伐……"这是作者在该书"引子"中的自白，也是他们编著本书的初衷。他们的目标实现了，目的达到了，这是该书最可喝彩的成功之处。与那些满篇语言艰涩难懂的教科书式的所谓科普作品相比，在这里感受到的是中医药文化和科学知识普及事业的光明希望和光辉前景。

"繁华事散逐香尘，流水无情草自春。日暮东风怨啼鸟，落花犹似坠楼人。"（杜牧《金谷园》）历史上的洛阳金谷园早已人去物非了，李时珍打造的《本草纲目》的金谷园，以其"同伽里略、维萨里的科学活动隔绝的任何人所能达到的最高水平"，坚不可摧，流芳千古万代，"至今，这部伟大的著作仍然是研究中国文化中的化学史和其他各门科学史的一个取之不尽的知识源泉"（李约瑟《中国科学技术史》）。2010 年 3 月，在中国澳门举行的世界记忆工程亚太地区委员会第四次会议上，《本草纲目》入选《世界记忆亚太地区名录》；2011 年 5 月，在英国曼彻斯特召开的联合国教科文组织世界记忆工程国际咨询委员会第十次会议上，又入选《世界记忆名录》，成为人们心目中的永远记忆。《走进〈本草纲目〉之门》一书，企图带领更多的人走近的、走进的，正是这座非常的殿堂。对于这样一本优秀的科普图书，我早有写篇评论的想法，但终究还是拖了 5 年才得以成文，可谓"迟议"了。5 年市场的的考验告诉人们的是：这是一本深受读者喜爱、具有较高学术价值的书，是一本值得继续向社会推荐的好书。

（本文见《中国医药报》2011 年 9 月 15 日、《中华医史杂志》2011，41（4）：255，《走进〈本草纲目〉之门》由华夏出版社 2006 年 1 月出版。2009 年 10 月获中华人民共和国成立 60 周年全国中医药科普著作一等奖、2010 年 12 月获中华中医药学会第五届优秀学术著作二等奖）

千年药事一卷书

——漫品《樟树中医药发展简史》

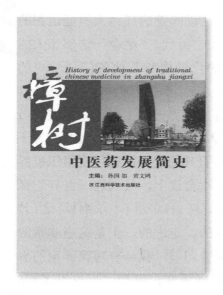

俗有"药不到樟树不齐，药不过樟树不灵"之说，是极言樟树中药材品种之全、生长环境之好、品质之优的。事实如何？笔者早有对这一问题弄个究竟的想法。说来也巧，十月中旬到樟树参加第42届药交会的第一餐晚宴上，就收到了该市中医医院院长孙国如教授送上的由他和另一位药学专家黄文鸿研究员主编的《樟树中医药发展简史》（江西科学技术出版社出版）一书。这部图文并茂的50万字的大作，不禁让人眼前一亮。书中不仅对我的问题给出了圆满的答复，而且还带来了许多闻所未闻的有关樟树中医药发展史中的新资料。

《樟树中医药发展简史》，一条线串历史，源远流长，绵延不断。这条线就是樟树的中医和中药，特别是樟药的特点。该书通过渊源、初创、形成、发展、鼎盛、衰落、振兴七个阶段，勾勒出自东晋至今的1800多年间樟树中医药事业有明确文字记录的历史：葛玄氏炼丹行医对樟树中药的启蒙、三国时期露形的原始交易性质的药摊、唐代肇端的初具规模的药墟、宋代兴起的规模盛大的药市、明代出现的辐射四方的药码头、清代形成的联络四海的樟帮、民国时期保持的独霸"江西全省药材总市场"，新中国成立之后培育成的国内知名的"南国药都"等，就像一颗颗明珠，构成了一条多彩的链条，完成了樟树中医药发展史上的无缝链接。不愧为"我国地方医药史料整理研究中的一项创举"（张世臣《樟树中医药发展简史·序》）。面对时空漫长、史料匮乏、缺少范例等问题，该书组织者、参与者经历的困难和考验是可想而知的。为争取内容的齐全，他们的手印留在了江西乃至全国多家图书馆的典籍里；为保证资料的翔实，他们的足迹印在了大江南北十几个省、市的地图上。20 年心血的凝集，无数人智慧的结晶，写史难、写实难、写好难，抱着对历史负责的使命感、对中医药事业的无限深情，《樟树中医药发展简史》得以破"难"而出了。

《樟树中医药发展简史》，一架山连文化，儒、释、道、医，积淀深厚。这架山就是樟树的阁皂山和围绕它而兴的樟树多元文化。中医学的形成，自始至终与儒、释、道家的关系胶结难分，特别是与中医学具有共同哲学基础的中国土生土长的道家文化，更是如影随形。从书中记载的张道陵、葛玄、葛洪、陶弘景等布道采药于阁皂山，朱熹、聂尚恒、王显达等讲学课徒于阁皂山的大量史料，到迄今可见到的保留在阁皂山系中的天师坛、磨剑池、丹井、洗药池、药师院、药王庙等文化古迹，大到明眼处、小至细微中，中医学与儒家、释家、道家在不少问题上的共同认识都或明或暗、或隐或现地表现出来。传道与医学知识的传播、采药与新药种的发现、炼丹与治疗方法的革新，都有直接关联性的实例。文化名人，说文论医，催化了一批医药著述的诞生；文化传播，亦文亦医，促成了樟树中医药的突出地位。以阁皂山为标志的宗教文化的品牌、民族文化的品格、医药文化的品质、民俗文化的品相，构架了樟树历史文化的总格调，成就了樟树南国药都的大名气。如果没有丰厚的文史哲知识和综合表述能力，要掌握如此繁杂的知识体系、驾驭如此复杂的学科关系、表现如此壮观的宏大场面，是无论如何都无法完成的。这本书，章头句尾都透发出作者的聪明思维和不懈努力。

《樟树中医药发展简史》，一群人显才艺，妙招绝技，异彩纷呈。这群人就是活跃在各个历史时期的樟树名医师、名药师、名药农、名药商。他们是樟树中医药的耕耘者、播种者、发明者、管理者、经营者，是樟树中医药独立风格的血和脉、精与神。该书中记录的这类人和事非常丰富，展卷即见，无须赘述。需要写一笔的是，该书对与樟树"药都"名声有血肉联系的历代身怀绝技的制药名匠们的记录。"为之树碑立传，这一点是很难能可贵的"（同前）。13岁起就当药工的余寿祥，一生练就了一身好刀工，能将一寸长的白芍细枝条均匀地切成356片，"抓起一把轻轻一吹，白芍片就像透明的花瓣，纷纷扬扬漫天飞舞"，被传为樟帮中药炮制史上"白芍飞上天"的神话。正是有像余寿祥这样绝技在身的一支品德淳朴、吃苦耐劳、功底扎实的薪火相传的队伍，才能最终打造出诚信无欺、品质道地、制备精良的樟药名片。樟树的中药炮制和鉴别方法自成体系，其"精湛的加工炮制技艺，在全国中药界享有较高的声誉，遐迩闻名"。为了塑造这组群像，该书的作者们激情满怀，精刻细雕，用如诗如画的笔，如歌如诉的情，将这些看似平凡实则伟大的普通人推向历史的前台，为樟树中医药的荣耀增添了闪光的元素。

"更喜仙山近，庭前药自生。"（《杭州官舍即事》）五代文人姚合这首诗的写作背景我没有认真考据，但把他的诗句用在对药都樟树内涵的阐释上着实贴切：那以"仙山"著称的阁皂山，雨露滋润，满目苍翠，承载着樟药的精华——中国中医药的精华，风尘仆仆，一路走来；那庭前屋后、漫山遍野的中药材，根深叶茂，含芳吐蕊，飘洒着樟药的神韵——中国中医药的神韵，流芳溢彩，巍然屹立。《樟树中医药发展简史》一书，告诉人们的不仅是樟树中医药厚重的过去、闪光的今世和光明的未来，也是我国中医药事业厚重的过去、闪光的今世和光明的未来。这本书，看了振奋，读了给力，些须感受，一吐为快。

（本文见《中国医药报》2011 年 10 月 27 日，《樟树中医药发展简史》由江西科学技术出版社 2011 年 8 月出版）

长风破浪会有时

——《中国医药报》新版赏析

　　说来与《中国医药报》也算是老朋友，从它 1983 年 10 月创刊之始就与它结缘了。这缘分起于我与广东一个厂家的合作，那时我的"中国国药浴浆"项目正通过他们走向市场。后来，这种合作还拓展到河南、河北的几家制药企业。《中国医药报》，是他们必订的报纸之一，我自然也就较多地关心起这张报纸来。说实话，当时觉得这张报纸的看点平平，除了医药政策之外，最扎眼就是广告和软广告了。随着与制药企业关系的疏远，这张报纸自然也就越看越少了。因时不时给他们发几篇稿件，故也偶尔从单位的报架上把这张报纸

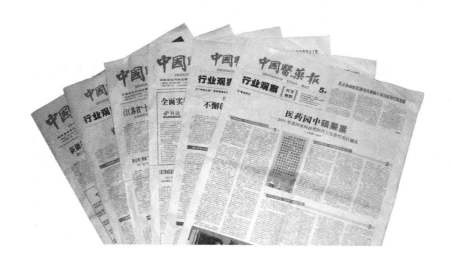

拿下来看一眼。2011年,《中国医药报》改为对开十六版的日报,专版部的杨六香主任送我一年的报纸阅读。于是,与《中国医药报》的前缘也因此续上并不断加强了。天天看报纸,陌路也生情。九个月读下来,在不知不觉中与这张报纸产生了感情,并对它刮目相看了。

宣传政策,导向潮流,是《中国医药报》的特色之一。作为全国药监系统具有权威性的报纸,其主体意识是清晰的:"以食品、药品监督管理为中心,宣传党和国家关于食品、药品监督管理的法律法规,传达医药经济信息,普及医药卫生知识。"办报宗旨是明确的:"为食品药品监督职能服务,为促进医药经济发展服务,为提高人民健康水平服务,为广大读者服务。"除了直面宣传政策之外,他们还把目光聚焦在国际医药市场的大视野上,通过对国外先进管理、经营模式和先进理念、技术的报道,让国人感知光明和责任,认识机遇和挑战。特别是对国际医药市场风云变幻中我国独具特色的中药发展趋势动向的关注,越来越成为中药企业准确为自己定位、为市场把脉的重要参谋和参考,具有明确的风向标作用。

贴近生活,引领时尚,是《中国医药报》的特色之二。作为一家全国性的报纸,读者群的大小是他们面临的关键性考验之一。如何立足医药界,面向大世界,引起更多读者的关注,是摆在报纸面前的一道必答题,而最佳的答案就是"贴近生活,引领时尚"。他们把报纸办在老百姓的心上,民众想知道什么,报纸就有可期待的内容;把内容定位于老百姓的用上,许多养生保健、防病治病知识,让普通读者一看就懂,一学就会，一用就灵。对于生活时尚的宣传，能把握快而准，新而优的原则，光大科学，不计篇幅；抨击时弊，不盲目随俗。为了达到上述目的，他们以高度的社会责任感力推专家队伍，培育可靠的作者群，通过为大众提供一流的健康精品赢得读者信任。即使在养生乱象横生之际，他们也能始终保持清醒头脑和理性思维，受到民众的信赖和欢迎，发挥可靠的引领者作用。

突出文化，彰显个性，是《中国医药报》的特色之三。报纸是文化的实体，更是文化传播的载体，以干巴巴的口号和说教为主导，是注定没有生命力的。历史经验和大量实践证明，无论什么性质的报纸，注重文化气息，办好文化副刊，都是它生命活力的主要标志。何况在医药中占有重要一席的中医药文化，本身就是中国优秀传统文化的有机构成。新版《中国医药报》推出的副刊，文化氛围浓厚，个性特征突出：有小说诗歌的文慧园，心意、心神、心声尽吐，可以听到医药人的倾诉，也可以听到界外人的感慨；有医药书籍的品鉴台，医籍、医案、医话皆有，可以感触先哲们的伟大，也可以感触现代人的睿智；有美术摄影的展示窗，美景、美色、美人全收，可以看到开拓者的皱纹，也可以看到试验者的笑脸……如此一幅绚丽的多彩图，硬是把一张纯学术的行业性报纸激活了，显示出吸引人的磁铁石作用。

"长风破浪会有时，直挂云帆济沧海。"（唐·李白《行路难》）新版《中国医药报》，已顺利走过了九个月的历程。路要继续走下去，报纸要继续办好，需要的是报人更多的投入、心血和奋进、探索，也需要大家更多的关心、理解和支持、推动。任重而道远,读者期待着!社会期待着!
人民期待着!

（本文见《中国医药报》2011 年 11 月 4 日,《中国医药报》是
由国家食品药品监督管理总局主管、中国医药报社主办的专业性报
纸）

花儿朵朵向阳开

——《谁搞垮了孩子的身体》序

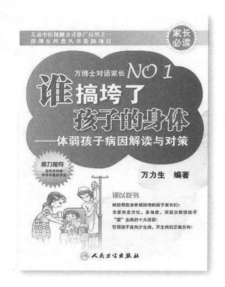

儿童是祖国的未来、民族的希望。我国现有儿童3.67亿，数量居世界首位。抓好儿童的早期教育、保障儿童的身心健康，把他们培养成对国家有用的人才，是一个关系国家前途、民族命运的带有战略意义的问题。因此，它不仅是父母和一个家庭的私事，而且是全社会的公事、大事。

儿童脏腑娇嫩、形气未充，为"稚阴稚阳"之体，正如古代儿科专家、宋代大医钱乙和明代大医万全在他们的著作中所述的：儿童"五脏六腑，成而未全……全而未壮"，"血气未充……肠胃脆薄，精神怯弱"。因此，儿童疾病治疗起来相对也比较复杂。"小儿之病，古人谓之哑科，以其言语不能通，病情不易测。故曰：'宁治十男子，莫治一妇人；宁治十妇人，莫治一小儿。'此甚言小儿之难也。"（明·张介宾《景岳全书》）随着社会进步、科学发展和人们生活水平的不断提高，人们对儿童问题关注的程度也越来越高，对儿童教育和疾病防治的问题成为所有家庭的第一要务。儿童为什么"爱"生病？这是家长最头痛的事。《谁搞垮了孩子的身体》一书（人民卫生出版社出版），回答了这一话题，从深层次揭示了个中奥秘：即滥用药物，护理不当，喂养不当，缺乏锻炼，随意进补，环境、食品污染，不良的生活习惯，学习压力，不懂得优生，意外伤害等"十大原因"。与此同时，书中还对家长提出了"十大忠告"，把儿童不生病、少生病和防患于未然的多种"妙招"教给大家，以期给孩子的生存、生活质量锦上添花。

《谁搞垮了孩子的身体》一书还告诉读者，对儿童的关心不仅是疾病的防治问题，而应当是全方位的。以人人都关心的儿童聪明问题而言，除了先天遗传因素而外，起决定性作用的当是对孩子的早期教育、科学管理。越来越多的事实说明，0～3岁是儿童的最佳培养期，也是人生发展的重要期。一个人的聪明程度和学习能力，有50%是在4岁前发展起来的；另外的38%，在8岁前发展起来。因此，从怀孕开始，就应当抓好胎教，开始这种不见面的教育。孩子出世后，面对面的教育就开始了，并且要逐渐强化。有研究说，如果这一阶段的教育培养抓好了，4岁前孩子的智力水平可相当于17岁时的50%。儿童专家呼吁，错过了0～3岁的培养期，是一个重大损失。按照美国斯坦福大学智力研究中心的建议，这个培养计划包括良好的环境，如安静舒适的住宅、团结和睦的家庭气氛和高素质的教育等；足够的营养，主要是蛋白质、脂肪和碳水化合物的补充，其中蛋白质具有决定性的作用。在脑细胞中，氨基酸的代谢和蛋白质的合成非常活跃，磷质、胆固醇、糖脂的不足也会影响脑组织的正常发育；科学的生活习惯，比如起床、睡觉、活动、学习等，都要有时有序、有条不紊，让孩子形成自觉性和规律性；坚持不懈的体能锻炼，如小哭小闹、游戏和运动等；必要的情绪和爱好培养，如劳动观念、吃苦观念、平等观念、友爱观念、自立观念和书法、绘画、音乐、舞蹈、球类等的爱好等。在《谁搞垮了孩子的身体》一书中，这些问题有更明晰、更通俗、更易操作的诠释，适宜于家长、老师的掌握和参考。

对于独生子女的教育，家长既有专心不二的好处，也有独子难管的苦衷。在家长的过分"关怀"下，许多"小皇帝"成为"小霸道"的教训已表现出来。不少儿童教育学家呼吁，家长要迅速从对孩子教育的误区中走出来，否则会影响到下一代人的素质。这个误区包括给予孩子过盛的营养、享受，过量的表扬、奖励，过多的提问、训斥，过高的要求、期望等。许多孩子到了上学的年龄还不会用筷子、不会穿鞋子、不会叠被子、不会走路子的事，在相当大的范围内都不同程度地存在着。那种抓紧了怕捏伤，抓松了怕摔伤，吃硬食怕噎住，吃软食怕饿着的管制性要求，严重阻碍了儿童自主能力和自我生存能力的形成。有心理学家指出，独生子女有自重和进取心强两个优势，但同时有过于依靠和缺乏忧患意识两个劣势。这里，他们提出了一个我们的祖先早已认识而被后人逐渐遗弃的"成于忧患"的问题。如何从儿童起就让他们认识生活的艰辛、培养他们独立自主的能力，是一个非常值得研究的紧要课题。一份报告说，近百年来儿童早熟的问题日益突出，尤其是女性早熟的年龄差不多每12年就提前4个月，这与不适当的教育、不适当的养护、不适当的环境等因素不无联系，不能不引起我们的重视。

《谁搞垮了孩子的身体》一书，是 2010 年深圳市科协重大课题成果之一，也是深圳市文明办、深圳市关爱办、深圳市卫生人口计生委、深圳市教育局、深圳市文体旅游局、深圳报业集团、深圳广电集团、深圳出版发行集团、中华中医药学会等共同主办的深圳"幸福人生大讲堂"的主讲内容，是家长普遍关注的话题。作为帮助孩子健康成长的良师益友，这本书是值得推荐的。它的作者万力生教授，是深圳市儿童医院中医学科的带头人。他经过十余年医学本科、硕士、博士的寒窗苦读，既有着深厚的理论积淀；又经过长期临床实践的磨砺，积累了丰富的儿科临床经验，是中医儿科的后起之秀。他的这本书，充满了爱心与责任，流淌着智慧和经验。部头不大，读来却别有洞天，具有"半亩方塘一鉴开，天光云影共徘徊"的意境（宋·朱熹《读书有感》）和知识的可靠性、文字的可读性、实践的可用性，适合于家长、教师和儿童工作者一读。

值该书付梓之际，有感而发，写上这些话，是为序。

（本文见《中国医药报》2011 年 12 月 8 日，《谁搞垮了孩子的身体》一书由人民卫生出版社 2010 年 8 月出版）

爱到深处情亦深

——喜读王斌的新诗作《爱与情》

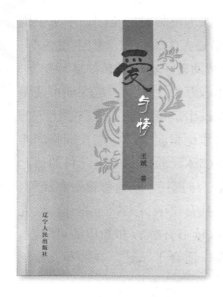

在辽宁省中医药文化与科普巡讲专家培训班上，遇到了王斌先生，并收到了他的新诗作《爱与情》（辽宁人民出版社出版）。在座的《中国中医药报》专版部主任海霞女士当场将了我一军，要我为作者写篇书评，我只好点头应允了。两个月过去了，诗集也看了，书评还是动不了笔，自觉还没有真正琢磨透作者诗作中"爱与情"的内里。

"人生之所以美好，那是因为有爱；生活之所以幸福，那是因为有情。感悟爱与情，珍惜爱与情，升华爱与情，创造爱与情，人生就有了不同的意义，生活就有了不同的感觉。就会将人生的大爱播撒人间，就会把人间的真情化作爱的奉献。"终于，从作者的一段"告白"中找到了他对爱与情的理解：由爱生情，由情生爱，爱与情是人类乃至自然界永恒的主题。

爱是广义的，大凡有喜爱、热爱、挚爱、酷爱、关爱之属，表达的是爱的方式、爱的程度、爱的层面、爱的意境、爱的影响。爱祖国，才能用"燃烧的岁月真情书写，留下抹不去的笔墨；燃烧的生命激情放歌，永远是年轻的感觉"。爱事业，才会以"燃烧的事业推动人生，燃烧的品格完美自我"，"用一生的时光，谱写无悔的乐章"。爱家人，才得有"不离不舍的情感，在人生的四季中相伴；这是一辈子的情怀，珍藏在一生的永远"。爱朋友，才甘愿"做一颗小小的铺路石，让后人踏着你坚实的脊梁走的更远"；"做一棵无名的小草，欢笑在万紫千红的春天"……在诗集的上篇《爱的旋律》中，作者就是这样如歌如诉，唱出了他发自心底的大爱歌。激昂处，令人气迫血涌；缠绵处，让人神醉智迷；悲愤处，使人握拳擦掌；动情处，催人泪流涕下。此时不禁想起陆游那"不用更求芎芷药，吾诗读罢能醒然"（《山村经行因施药之三》），"闲吟可是治愁药，一展吴笺万事忘"（《剑南诗稿·闲吟》）的诗句来，诗的魅力竟然如此沁心润肺、动魄销魂！

情是无限的，至少有感情、热情、激情、亲情、友情之论，诠释的是情的神圣、情的浓重、情的温馨、情的威力、情的分量。喧闹的城市中，飘洒着情："我们的周身依旧奔流着沸腾的热血，我们的心中依旧牢记着光荣的职责"，人们在"感慨失去的岁月，惊叹今天的飞跃"的同时，正阔步迈着继往开来的步伐；宁静的校园里，荡漾着情："每一个清晨的脚步，都在把成功的距离缩短；每一个黄昏的耕耘，都在把成熟的羽翼丰满"，几代为中医药事业笔耕墨耘者正不离不弃、奋发追求；医学志愿者的队伍里，传递着情："希望再一次点燃了岁月的激情，激情的岁月充满了新的希望"，"爱在传递，情在传递，爱心病房燃起生命之火"，有作为的年轻一代正在用他们炙热的心谱写着生命的灿烂篇章……"问世间情为何物，直教人生死相许。"（琼瑶《梅花三弄》）在诗集的下篇《情的讴歌》中，作者就是这样且诵且咏，抒发着他魂牵梦绕的不了情。"让爱与情的春风吹过我们的心灵，让人与人之间更加和谐、更加有爱、更加有情。"

爱与情，胶结难分；情与爱，结伴前行。只有"爱得纯洁、爱得高尚、爱得无私"，才能"真情无限、情真意切、情暖心怀"，"爱就会感天动地，情就会源远流长"。《爱与情》，一本小书，无限爱情！

《爱与情》，是王斌先生继《热恋集》、《小草之歌》之后的第三部诗集。此外，他还有300余首诗歌先后发表在《芒种》、《诗潮》和多家报刊上，许多作品还获得过荣耀的奖项。作为辽宁省作家协会的会员，显然他是成功的。我们感叹的是，他诗人背后的另一个称呼：中共辽宁中医药大学宣传统战部部长。他热爱中医、热爱中医教育，多年来不仅用自己的口、自己的声宣讲过社会主义荣辱观的真谛、阐释过中医药文化的厚重，而且用自己的手、自己的笔托付起一位大学管理者的责任、肩负起一位文化传播者的使命，体现着为中医事业的奉献精神。前不久，全国政协副主席张梅颖先生在一次会议上说，中医药文化是一本故事书，需要中医人把它说清楚、传出去。无疑，她的话是对的，也是耐人寻味的。中医药文化的传播、中医药事业的发展，需要有更多的像王斌这样的"讲故事者",需要有更自信、更自觉、更真切的爱与情。以上这些话,算是读王斌先生诗集的感受,希望朋友们能有同感。

（本文见《中国中医药报》2011 年 12 月 29 日,《爱与情》由辽宁人民出版社 2011 年 7 月出版）

养生热中注入的清新剂

——《中医首席健康科普专家谈养生》导言

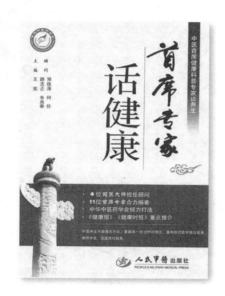

何谓"养生"？中医最早的典籍《黄帝内经·灵枢·本神》中有明晰的答案，指出："智者之养生也，必顺四时而适寒暑，和喜怒而安居处，节阴阳而调刚柔，如是则辟邪不至，长生久视。"很显然，"生"在这里是生命、生存、生长的意思，"养"即保养、调养、补养的意思。养生，就是根据生命的发展规律，通过精神、饮食、文化、体育、药物等手段或方法对机体进行积极的调整，实现人与环境、气候、社会的协调，达到精神愉悦、体格健壮、生存和谐、寿命延长的目的。养生，是中医"治未病"思想的体现，是提高人的生存、生活质量，预防疾病、减轻疾病对人体的伤害程度和加速病后修复的积极措施。

从人类学角度看，养生是与社会的前进、经济的发展、科技的进步同步的。生活水平的提高，文化的张扬，对生命的重视，促成了全民养生热的潮流。学术的繁荣和媒体的推动，反映了它热的程度。应当说，养生热为大众的健康和国民身体素质的提高起到了积极的促进作用，这是近年来医学科普宣传的主旋律。在这股热流中，电台、电视台天天都见专家讲养生，书店、书摊卖得最火的也是养生书。面对令人耳热心动的养生讲座、眼花缭乱的养生书籍，许多老百姓不知如何选择是好，养生市场一个"乱"字了得！在众多的养生讲堂和养生书籍中，打中医旗号的人不少，但真正能够正确反映中医理念的却有限，反映中医特色的精品更少。讲养生、写养生，外行比内行更胆大，部分不是医的人写医、不懂医的人论医，使一些宣传内容出现了以叶障"木"、以偏概全、以讹传讹、以假乱真的现象，对人民群众正确接受预防保健知识和健康养生指导产生了严重的误导。造成这些问题的原因是复杂的、多方面的，譬如在如何规范出版、发行、传播的问题上机制不健全，一些出版社既不具备出版医学书籍的资质，甚至连最基本的具有医学编辑的条件都没有，致使不少养生书籍成为文人帮衬一些医学知识残缺不全的作者臆造出的游戏；一些发行部门把卖点作为排行榜的唯一标准，不顾作品的思想性、人民性，单纯为经济利益去博弈，甚至不择手段的"打榜"；一些媒体的责任感和道德观出了问题，把事关人命关天的医学科学知识，当做一般意义上的娱乐节目炒作，片面追求噱头和所谓的收视率等。社会风气表现出的浮躁，也是造成养生市场混乱的原因之一。在接受养生宣传的受众中，起码有 50% 的人存在着不同程度的盲目仿效、攀比、追风因素。国家卫生部的一项调查说，我国居民健康素养的总水平只有 6.48%，可见民众受一些鼓舌弄噪、花言巧语的人忽悠是很容易的事。养生宣传中出现的偏差，自然也有医学家的责任。"在现代科学共同体中，那些撰写普及性读物的科学家很可能发现他在专业方面的声誉不是得到提高，而是受到伤害。"（托马斯·库恩《科学革命的结构》）库恩描写的这种现象虽然不是绝对的，却是带有普遍意义的，科普工作者地位的低下和被蔑视性，造成了部分专家不愿从事科普工作或视科普工作为可有可无的错觉，使医学界的正规军从很大程度上失去了本应属于自己主宰的养生市场。一些医学专家虽有热情，却因对需求对象的要求缺乏必要的了解、对科普表现的手法缺乏必要的研究，依然按照纯学术的艰涩语言、专业面孔来讲科普、写科普，使作品缺乏通俗性、实用性、可读性的表述，也使一些作品缺少了受大众欢迎的元素。养生作品是向人民群众宣传和推广科学知识的，是面向民众进行普及教育的，向他们传递什么和如何传递的话题既显得紧迫和重要，又显得严肃和沉重。

近一时期对养生问题的热议，引发了全社会对这一问题的理性思考，这对进一步健全科学的养生机制、校正养生宣传的导向、提高大众对养生问题的认知无疑是大有益处的。如何掌握方向、把握导向、纠正偏向、研究趋向，是需要长期认真对待的问题。中华中医药学会顺应大众健康和养生的需要，于2010年6月7日适时推出了尤昭玲、王琦、王新陆、仝小林、张伯礼、张国玺、唐旭东、晁恩祥、高学敏、温长路、樊正伦等11位首席健康科普专家，以倡导和推广科学养生，引领中医养生的方向，这是弘扬中医药文化和科普的的重要举措。人民军医出版社以敏感的嗅觉和高度的责任感，瞄准

了这一选题，组织精悍力量对这批位专家的养生经验进行了
整理、编辑，快速推出了《首席中医药健康科普专家谈养生》
一书，给大众的养生渴求送来了温润的精神食粮，给当前的
养生市场带进了清新的空气。对于具有 13 亿人口的泱泱大
国、芸芸众生来说，11 位专家、一本小书的力量和作用自然
是有限的，中国民众的养生需要一大批具有无私胸怀、真知
灼见的优秀专家，一大批具有科学实用、通俗宜人的优秀书
籍，一个具有科学理念、健康有序的养生氛围。《中医首席
健康科普专家谈养生》一书的意义，在于它代表着的积极符
号和信号，它要告诉读者的是：人生最宝贵的是生命，生命
最贵重的是健康，健康最可贵的是养生。养生是什么？养生
是一种健康的生活方式，是一种积极向上的人生态度，是对
自己、对家庭、对社会负责任的精神，是知识的积累和沉淀，
是文化的传承和拓展，是智慧的选择和延伸。

养生问题，涉及国计民生，是全社会的责任，需要用科
学的态度去积极应对。各级政府和业务主管部门必须对这一
工作高度重视，充分利用专家资源，通过组织、推荐、论证
等多种手段，为科普创作、传播铺路、搭桥、把关。要顺应
社会需求，推出一批权威性的讲家、写家、评论家，推出一
批为读者喜闻乐见的健康产品，逐步解决目前存在的养生书
籍多，不知读哪家；健康知识多，不知信哪家；专家讲座多，
不知听哪家的无序局面，解决群众"健康知识到底该信谁"
的疑惑。媒体、出版部门、文化市场、医药主管部门要主动
合作，联手建立协调机制，要对专家进行联合把关，并建立
必要的准入制度。科普专家必须具有较深的医学背景和丰富

的科普工作经验，能准确、形象、生动地传达、表述具有各自学科特点的医学知识，较好地体现医学的科学性和实用性，并在大众中具有一定的亲和力和影响力。医学专家要自重、自律，科普讲座、书籍所反映的内容，应是在自己研究和掌握领域之内的；引用学科之外的内容，要十分慎重，经得起推敲。凡涉及临床治疗及实际应用的内容，必须由获得国家主管部门颁发资质证书的专家主讲或主笔。能确保提供的宣讲和作品符合国家法规，有利于大众科学观点的认知和科学意识的建立。在任何场合都不进行脱离国情、民情、行情的盲目、夸大、过头宣传，不把一家之言当真理传播，正确引导大众生活。不仅自己要宣传科学观点、科学意识，对于社会上出现的违背科学知识的宣传，要勇于坚持真理，开展批评，以减少和避免对大众的危害。

"回看杏树宛如昨，东风处处蒸红霞。"（明·曹綮《董奉杏林》）中医永远是属于人民的，是以服务于大众健康为宗旨的。我们有理由相信，由王奕研究员担任主编的《中医首席健康科普专家谈养生》一书，能够成为受读者欢迎的中医养生知识书、智慧书、幸福书、健康书！

（人民军医出版社编辑　王久红整理）

（本文见《中国医药报》2012年2月10日，《中医首席健康科普专家谈养生》由人民军医出版社2010年7月出版。2012年6月，在国家新闻出版署、国家中医药管理局举办的首届全国优秀中医药文化科普图书推荐活动中，该书被定为15种优秀读物之一）

耐人品味的大家小书

——王新陆新书《养生固本 健康人生》小议

科学普及与科学创新，在推动社会进步和经济发展中具有同等重要的地位，是建设经济强国和文化强国中不可或缺的两大推手。科学普及中，医学科普，特别是有关养生文化和知识的普及问题尤其引起人们的广泛关注。科技进步和生活水平提高催化出的养生热潮，必将一浪高过一浪，追逐着人们不断升级的美好愿望和生活

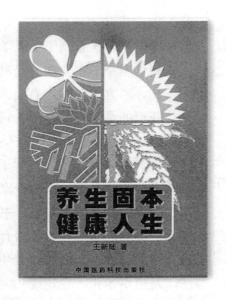

步伐。谁主这个热潮之沉浮？谁来引领养生宣传的主流？这是急需回答并亟待解决的问题，因为能否实现科学养生是事关国计民生、事关民族健康素质的大事、要事。2011年年底在北京举办的全国第六届高层中医药科普论坛上，国家中医药管理局的一位领导同志提出了"大家写小书"的倡议，希望中医专家们不仅要全心全意服务于医学临床，为医疗工作提供优质的服务；而且要站在医学科学普及的前沿，为做好疾病预防工作出谋划策。他提议，每位中医专家要把为大众

健康奉献一本科学、实用的书籍，列入到自己的工作日程中来。王新陆教授，身为山东省政协副主席，山东中医药大学名誉校长、博士生导师，中华中医药学会副会长、首席健康科普专家，可谓"大家"；《养生固本 健康人生》（中国医药科技出版社出版）一书，7.5万字的容量、小32K的开本、能装入衣服里的"口袋书"，可谓"小书"。"大家写小书"，人们在这里又一次看到了中医学传承中迸发出的火花。

拿到这本小书，直观的是精巧的设计、可意的插图、五彩的印制、考究的装帧，有引人入胜的开眼开窍之感；细读起来，获得的是流畅的言辞、通俗的表述、亲近的交流、实用的知识，有着人痴迷的入脑入心之觉。全书以访谈的形式，你问我答，将作者与读者共置于面对面的交谈之中，拉近了高深学术与平常生活、医学专家与普通民众的距离。

《养生固本 健康人生》一书，最显著的特点是对中医养生理念的诠释，直面告诉读者什么是中医养生和用什么样的心态养生的问题，一改不少养生书籍唯术是道、以术障目的写法，是道纲术张，在道统领之下用心融会出的道与术的有机结合之作。这一理念，不仅凝炼成八个字的书名赫然纸上；而且从四个方面娓娓道来，贯穿于一本书的章头句尾。

其一，是中医养生要回归社会的理念。"中医养生，一方面追求人体内在功能的提升，以达到内外相谐、身体健康的目的；另一方面，又追求人更好地适应自然、社会的发展，达到精神内守，与社会和谐相处的目的。"该书强调的是，养生活动不能违背自然和社会规律，不能背离社会现实和中华民族长期形成的生活基础。盲目、刻意地去追求养生，与秦始皇求仙、汉武帝炼丹的实质一样，必然会走向歧途，注定是不会有好结果的。

其二，是中医养生要回归生活的理念。"养生的目的很简单，就是用健康的生活、健康的信念，活出个精、气、神来"，"无视生活的客观规律，养生就变成了无本之木、无源之水"。每个人的生存、生活状况都不尽相同，不能用同一个公式要求所有的人都去吃什么、玩什么、乐什么，因人、因时、因地制宜是健康养生活的灵魂。说穿了，"养生就是管理健康、管理生活、管理生命的学问"，养生就是建立起适应自我的科学生活方式。

其三，是中医养生要回归科学的理念。中医如何养生？《黄帝内经》一语中的："其知道者，法于阴阳，和于术数。食饮有节，起居有常，不妄作劳，故能形与神俱，而尽终其天年，度百岁而去。"（《素问·上古天真论》）背离了这条基本原则去奢谈什么养生，是对中医科学的亵渎。那些"急于求成"、"忽视生活"、"盲目跟风"、"养生就是吃补药"、"吃素能治百病"的说法和做法，是养生中的误区，别把那些错误的东西强加给中医。

其四，是中医养生要回归自我的理念。俗话说："各人都有自己的活法。"换句话说，就是"各人都有自己的养生方法"。在养生问题上，"找到适合自己的方法，坚持不懈地做下去，养生就会变得很简单"。遗憾的是，"在很多人的观念中，把维护健康的任务交给了药物和医生，自己却袖手旁观。因此，平时不注意自己和家人的生活方式、生活习惯是否健康"，这实际是最笨拙、最无知、最错误的养生，其结果必定是养而难"生"、越养越坏。

"道不在烦，但能不思食，不思声，不思色，不思胜，不思负，不思失，不思得，不思荣，不思辱，心不劳，形不极，常导引、纳气、胎息耳。"（陶弘景《养性延命录》）养生之道，在于"养生固本"。这个本，就是"人体内在的生命力，正是这种生命力，让人类有能力抵御各种外邪的侵袭，有能力适应各种不同的环境，有能力自我康复"，有能力获得"健康人生"。

王新陆教授的这本书，告诉读者的就是这样容易理解、容易掌握、容易操作的道理。读读它，有益于对中医养生文化的理解；读懂它，有益于对每个人养生活动的指导。一本小书，能有如此耐人品味的效果，不能不令人生叹！读之思之，益处不敢独得，龙年春来之际，郑重地把它推荐给更多的朋友们！

（本文见《中国中医药报》2012 年 2 月 23 日，《养生固本 健康人生》由中国医药科技出版社 2012 年 1 月出版）

采出药香中的趣味

——段煦《采药去》述评

马勤编辑把她策划、编辑的《采药去》（中国中医药出版社出版）送到我手里已有些时日，只是一直抽不出手来写篇评论，以满足她不算过分的请求。期间，她的两篇书评先后见诸报端，看来对我的慢动作她有些等不及了。"我一直想做自己

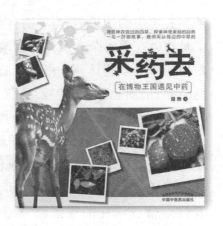

喜欢的书，这一本算是其中之一了。这样说，其实心里有点小忐忑，不知您会不会喜欢，希望您能喜欢！虽然知道您很忙，但私心还是希望能请自己敬爱的作家为这本书作评，总感觉这样才比较圆满。"一位编辑把对自己作品的挚爱看得如此之重，这或许是局外人无法完全弄得懂的。读了她给我信中的这段话，对她的心情多了一层理解：这不正是人们常说的敬业吗？我不敢再拖下去了，她的这片炽热之情既需要支持和呵护，我自己的思想压力也需要尽快解除：小丫头如此劲头写下去，把生花之笔都用得淋漓尽致了，我岂不更难下手？

从马勤的介绍中得知：《采药去》的作者段煦，是一位

从小生活于中国农业大学校园里的植物迷，后来就和药用植物打上了专业交道。在中国科学院主办、美国纽约发行的《侨报·中国科学周报》海外版，他连续3年发表过150多篇文章，还有个叫"俗话本草"的响当当专栏名。他的那些文章，从中药所承载的历史文化谈到动植物的生态属性及中医药防治相关疾病的知识，获得了海外侨胞的认可。这本《采药去》，就是作者在那本杂志及其他园地里练习、预热、耕作的产物，是他用青春年华体察、酝酿、打磨、创作，用对中医药的真情酷爱、清新思维、独特视角、优美文笔催生出来的健康产品。

我以为，《采药去》一书的特色，在于以下三点：

一是，在自然世界里寻乐趣。"人是大自然的孩子，只要细心些，这个整体世界奥秘无限，揭开万物是如何相互依存的奥秘，对改变我们的生活不是也有现实的意义吗？"作者就是带着这样的观点，"来到花园里、空地上、树林里、河边儿、山上，来到那些阳光、土壤、岩石、水和空气充足的地方"找药、识药、采药的。在华北地区，他遇上了一处难得的保存完好的阔叶林和生长在林子里的山杨、蒙古栎、棘皮桦，用镜头记录下个中的喜悦；在西双版纳，他看到了一大片长着龙血树、萝芙木等珍稀药用植物的人工繁育林基地，用文字表达了心中的激动；在岩石、沙子沉积的海岸，他拍下了常绿的野菠萝、鹧鸪麻、海南梧桐，对植物表现出的偌大适应能力思绪无限；在高山草甸上，他描述着温带环境下迎风盛开的岩菊、寒带气候下倔强茂长的极柳，对生命释放出的如此潜能感慨良多。作者以他的博物思维、博物胸怀、博物方法，去认知中药里的动物、植物、矿物与人的"身体、所处地域、环境和文化发生着的千丝万缕的联系"，去诠释生活的乐趣。

二是，在中药王国中长知识。有俗语说："睁开眼睛一看，满目中药一片。"人们的确生活于中药的王国里，仅在中药典籍中可以查到的中药就有 12800 种以上。每一味中药里都有一个故事，每一个故事中都包含有与人生命相关的密码。要找马兜铃吗？就与蝴蝶合作，软尾蝴蝶的幼虫最喜欢吃的食物就是马兜铃的嫩茎叶子。要找毒蛇、毒虫吗？在蚤休生长的深山里，一定有它们的身影。动物的食物链，与适宜环境下植物的生存有着不可分割的联系，书中披露出的这种信息，引人入胜。"穿山龙到底是穿山龙啊，它穿过山石缝隙，把自己最宝贝的块根扎到了几尺深的地下"；"夏枯草，顾名思义，一到夏天就枯萎的草。在北京地区，它每年四月份萌发，五月份开花，六月份结果，然后便枯萎了"。中药的命名，有厚重的生活基础和文化学意义，书中展示出的这些内容，发人深思。作者以他的中药情缘、中药情结、中药情分，去拥抱他心目中这位"很伟大、很宽宏，同时又能包容"的母亲——中医药，并循循善诱地把读者带入这位母亲的怀抱去汲取那营养丰富的乳汁。

三是，在文化境遇间写故事。中医药是中国优秀传统文化的重要构成，处处散发着文化的芬芳。作者从大量的文学名著、民间传说中选取与中医药相关的情节，既为所表现的主题增添了文化元素，又为中医与文化的关联找到了佐证：民间流传的猴子造酒故事，原来与皮薄肉厚的山杏有关；冯梦龙《广笑府》中的一则笑话，说出的竟是韭菜壮阳的原理；

林黛玉清虚庵中服用的香薷饮，用的是扁豆化湿解暑的功能；鲁迅先生《从百草园到三味书屋》中描述的那种又酸又甜的野果，就是中药悬钩子；白居易的《采地黄诗》，是直接写医写药的；老舍先生《四世同堂》中的茵陈酒和那位坏女人大赤包，是从中药中获得的素材。社会认同情况，实际是优秀传统文化内化程度的体现，也可以说是优秀传统文化生活化的反映，是自身文化强不强的最重要的反映（许嘉璐《漫谈文化强国战略》）。中医药自由出入于文人的视野之中，正是其潜移默化作用的纪实。作者以他的文化功底、文化功夫、文化功力，去诠释中医药故事、普及中医药知识的文化自信、文化自觉精神令人赞许。

"有了博物的认知观，又有了辨认药材的方法，还拥有了健康的身体、快乐的心情，还等什么，我们一起采药去吧"！"采药，其实相当于一种有意思的野外综合考察游戏"，作者如是说。希望他的《采药去》一书能把更多读者的兴趣带到色彩斑斓的野外，去亲身领略、感悟、体验自然的和谐之美。

（本文见《中国中医药报》2012 年 3 月 5 日，《采药去》由中国中医药出版社 2011 年 9 月出版）

得渔更觉鱼味香

——《医务工作者如何撰文立著》评介

中国有句古话，叫"授人以鱼，不如授人以渔"，是说传授方法重要性的。看了《医务工作者如何撰文立著》（中医古籍出版社出版）一书，自然联想起这句话来。作为《河南中医》杂志的资深编辑，作者魏群君长期致力于"替人作嫁衣裳"的工作，有不小一批人都曾在她那里受过益。如今，她又"借助自己多年在医学图书编写

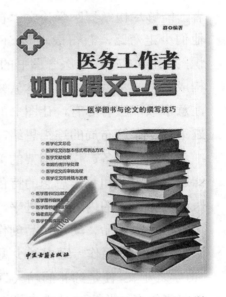

领域的实践和经验，来帮助读者熟悉、掌握医学论文和医学图书写作的一些编撰规律、方法和技巧"，写成这本系统的方法学新著，其作用比普通编辑所从事的工作自然又高出一筹，意义自然也就显得广大了。明代理学家王守仁说过的"人需在事上磨，方立得住，方能'静亦定，动亦定'"（《传习录》）的话，用于对她和她这本书的评价颇为合适。透过本书彰显出的"全、细、新"三个特点，仿佛可以窥见作者长期实践、勤奋创造的人生轨迹。

全，是指该书介绍的写作知识范围大而全。该书分为上、下两篇，上篇专门介绍医学论文写作知识，共六章25节，从医学论文的基本格式、表达方式说到医学文献的检索、数据的统计学处理，从医学论文的审校流程说到投稿、发表的程序。广收博集，让医学论文的撰写者，特别是涉世不深者，能够尽快掌握医学论文"自身的规律、方法和技巧，使他们少走弯路，获得成功"。下篇专门介绍医学图书编撰知识，共五章37节，从医学图书的出版方式谈至它的编撰要点、构成要素，从编著者的基本认知谈至医学书稿的撰写技巧和注意事项，应有尽有，让图书的编辑者在智慧之海中荡起选题策划、谋篇布局的连绵思绪，令书籍的撰写者在冥想之舟中获得知识储备、作品构架的美妙画图。该书特意把中医学深邃文化内涵和哲学思想的特色加以宣扬，恰如其分地将中医药文化建设的内容融入进来，医学专业知识之外，还扫描了医学影视作品、动漫作品创作思路的相关画面，这是其他专门介绍医学写作专著中较少见的镜头。"全"的源泉在博学，"博学之于文，便是约礼的功夫"（王守仁《传习录》）。一本书，架起了编者—作者—读者的桥，连起了编者—作者—读者的心，把艰涩的知识公开化了，把热敏的话题明朗化了，体现出作者的不凡功力。

细，是指该书介绍的写作知识内容精而细。许多事说来容易做来难，想把一篇科技论文写好、把一本医学著作写精，"不是一件容易的事情，不可能一蹴而就"。扎实的基本功之外，还必须掌握相应的技巧。"心有灵犀一点通"，行家们的点拨往往成为一件事成功的枢机。该书作者立足于从"点"

上去"拨",说了理不罢休,还要举出例证,可谓用心良苦了!如谈论著的伦理性问题,她不仅反复强调"严格遵守国家法令、遵守医学伦理道德,把握写作分寸"的重要性,而且一再从细节上加以深化,苦口婆心地叮嘱作者"要真心维护志愿者和病人的隐私权、肖像权,注意为病人保守秘密,特别是涉及到人工受精、人体药物试验、变性手术、性医学、某些特殊的误诊误治病例报告等"。在谈到对论著选题科学性、创新性、实用性、可行性的基本要求时,又刻意提出了在临床实践中选题、从文献资料中选题、在科研过程中选题和根据课题研究结论选题的多种途径。就连一个书名的产生,作者也不厌其烦地在列出直接式、象征式、合成式、并列式、复合式、隐喻式、纯外文式7种方法后,将一批具有内涵深刻、用词精练、朗朗上口、具创新意识、能抓住市场热点和读者心态的示范书名推介给读者。真是大到纲清,细到目晰,读来眼前一亮,深水也能清澈见底了。

　　新,是指该书介绍的写作知识层面多而新。"新"在时代感,此其一。电子出版物、网络出版物是新时期的产物,书中有较全面的介绍,肯定了这些新手段"为作者提供了更大的出版发行空间"的长处,指出了在新问题前"作者应提高写作技巧和水平,以面对网络出版带给大家的财富和机遇"的要求,表白了作者对其"著作权和知识产权保护问题,缺少网络出版技术人员,网络安全人员等"的担忧。"新"在内容表述,此其二。面对学术浮躁、行为不端的怪圈,作者直言专业著作要"突出'专'和'著'"的紧要性,表达了"'专'是指主题要专一,不能出现多个主题、多个领域。主题应是作者所从事的工作、所熟悉的领域。'著'是指学术领域或专业领域有较深造诣的权威人士单独完成或与同事合作完成的创造性著述"的观点。面对养生宣传中出现的乱象，作者呼吁科普著作"必须做到言之有物、言之有理、言之有序。言之有物，是指不要讲空话、废话，要有实际内容，要具有实际的指导作用；言之有理，就是要把医学科学的道理讲清楚，不能弄得云山雾罩；言之有序，就是行文时不但要注重科学性，还要提高趣味性，并深入浅出，简明扼要，要具有明确的逻辑性"。心路出新想，心声说新识，新心相印，针对性和导向性成为该书的新亮点。

一分为二看，该书也有一些可推可敲、可琢可磨之处。譬如对出版知识的介绍，虽然可以起到"帮助读者熟悉了解出版整个流程中要注意的一些问题"的作用，却不可避免地会与主题产生距离感；书中的不少例子虽然是作者的原创，读者还是难以找到相对客观的参照体。如何能更好地解决这些问题，留待作者去考虑。总体而论，《医务工作者如何撰文立著》一书，可品可读、可思可想！它的问世，使读者又多了一位可交可亲的朋友。

（本文见《中国医药报》2012 年 4 月 19 日、《中国中医基础医学杂志》2012，18（5）：内 1、《出版广角》2012，（6）：86，《医务工作者如何撰文立著》由中医古籍出版社 2012 年 1 月出版）

涓涓细流汇成河

——祝贺《中国近代中医药期刊汇编》出版

2012 年 5 月 23 日，当人们在用各种方式纪念毛泽东同志《在延安文艺座谈会上的讲话》发表 70 周年之际，一部大型中医文献学丛书——《中国近代中医药期刊汇编》（上海辞书出版社出版）的出版座谈会也在北京人民大会堂上海厅隆重举行，与会专家和领导对这一盛举纷纷表示祝贺！这部精装的 5 辑 212 册的巨著，由

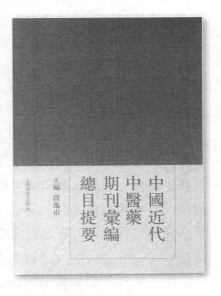

上海中医药大学终身教授段逸山教授主编、上海中医药大学和上海辞书出版社组织出版，庄重大气，靓丽耀眼，可谓近年来中医药文献整理出版中的一个大型文化工程。

中医认知的基本依据是历史回归

中医学有几千年的发展史，成为一门被公认的理论体系完备、实践经验丰富的医学科学。对它的认知和研究，主要的依据就是历史，特别是中医发展史。由于历史上的种种原因，对近代中医史料缺乏系统性的研究，是一个不容回避的

事实。《中国近代中医药期刊汇编》，汇集了自清末（1897 年）创刊的《利济学堂报》至 1949 年新中国成立之前在温州、上海、绍兴、苏州、无锡、北京、广州、天津、太原、南京、重庆、香港等地出版的具有重要影响的中医药期刊 49 种，原汁原味地把这一时期中医药专家展现才华、弘扬学术、济世救人、推进中医进步的多彩画面捧到了今人的面前，是对这段历史的真实性回放，是这段历史的缩影。不仅为这段历史资料的补充、完善提供了有说服力的证据，部分资料还填补了这一时期中医药文献研究的空白，同时具有显要的拓展历史空间的作用。

历史的回归，必将对中医的传承产生无法估量的作用。如果一种文化产品，只存在于博物馆中，一种文艺形式，只存在于舞台上，那么我们就可以说，它们已经死亡了。同样的道理，如果传统文化只存在于学者的书斋里或研讨会上，那么我们也可以说，它已经死亡了（许嘉璐《漫谈文化强国战略》）。《中国近代中医药期刊汇编》的编辑出版，把"藏在深闺人未知"的大量中医药史料从图书馆里解放了出来，对激活人们的历史记忆和以史为鉴，无疑是有积极作用的。

中医传承的基本手段是文献研究

文献是人类文明史上的符号，是民族兴衰史上的坐标，是社会进步史上的记录，是文化传承史上的载体。中医药文献，从功能上讲是中医学的母体，记录着中医学孕育、形成、发展的全部（主要）过程，使之光辉永葆、生生不息；从本质上讲是中医学传承的载体，承载着中医学数千年的文明史、成就史，使之薪火相传、与时俱进。近代中医文献研究乃至整个中医学科的弱化，既使我们背上了沉重的包袱，也让我们获得了深刻的教训，那就是必须重视文献的研究、重视中医历史的复原、集成工作，《中国近代中医药期刊汇编》所做的工作，正是围绕这一主题进行的。打开这部书，映入人们眼帘的是一幕幕流动着的鲜活的话剧：西学东渐的翻滚波涛拍打着中国的黄土地，现代科技的挑战、东西方文化的激烈碰撞，影响了整个中国，也影响了中医，创新思潮锐不可当。中医文化如何自尊、中医学术如何自立的问题，成为不少有识之士的话题；中医存废之争的飓风打破了医药领域的平静，中医面临生死之间、命悬一线的危机，能否生存、如何生存的问题，成为中医乃至更多周围人寝食难安的焦心大患。面对灾难，中医人万众一心，爆发出振聋发聩的呐喊，进行着不屈不挠的抗争……如此等等，这个特殊时期的许多特殊问题，在近代的中医药期刊中都或明或暗地蕴含有答案。

值得注意的是，医学之外，《中国近代中医药期刊汇编》中还涉及丰富的与医药相关的社会、教育等问题，用论文之外的逸闻、小说、诗词、书法等形式，透露出包含着中医小天地的大社会学信息。可以说，它的价值已超越了纯医学的范畴，无论是对于中医学还是社会人文学科研究都具有非常重要的意义，是中医近代文献研究的模板之一。

中医创新的基本思路是与时俱进

中医学整体观念和辨证施治的学科特色，既具有人类认识论历史上原始阶段的特点，又迎合了当今人类认识论发展阶段的主流意识，理所当然地使中医学显示出良好的发展机遇和前景。党和人民政府对中医药事业的关怀和支持，给中医药的发展创造了前所未有的氛围。中医药事业的全面振兴，使中医文献学的研究也迎来了又一个绚丽的春天。挑战与机遇并存，在认识中医文献学科所面临良好机遇的同时，也必须看到面临的严峻挑战，最为主要的是人才和学术两个方面的问题：人才的不足、断层，知识面的狭窄；学术的挖掘度不够、创新力不足、影响力不大等成为中医学快速发展的障碍。中医文献工作者必须正确处理继承与创新的关系、突出文献的专业性研究、把握文献的社会性取向，让它更好、更有效地服务于人民健康、服务于社会发展、服务于经济建设。

盛世兴文，"文化越来越成为民族凝聚力和创造力的重要源泉、越来越成为综合国力竞争的重要因素，丰富精神文化生活越来越成为我国人民的热切愿望。要坚持社会主义先进文化前进方向，兴起社会主义文化建设新高潮，激发全民族文化创造活力，提高国家文化软实力"（胡锦涛《在中国共产党第十七次全国代表大会上的报告》），代表了当今时代社会发展进步的主旋律，成为中华民族文化复兴的灯塔，指引着我国文化建设的方向。

《中国近代中医药期刊汇编》的出版，是落实文化大发展、大繁荣国家战略的一个具体体现，是中医人不断树立文化自信、文化自重、文化自觉、文化自律、文化自强观的具体体现。是激动人心、振奋精神的好事、善事、喜事，值得称道和祝贺！

（本文见《中医药文化》2012，7（4）：43，《中国近代中医药期刊汇编》由上海辞书出版社 2012 年 5 月出版）

传承一体道法新

—— 《中医师承心悟》感悟

与赵法新教授最近的一次见面大概也是十几年之前的事了，好像是我北上不久在河北承德召开的中医药文献学术会议上。两月前接到他的新作《中医师承心悟》（中原农民出版社出版）时，有一种突兀而来和喜不自禁的感觉，便赶紧读了起来。怎奈笔者脑钝手拙，要写出一篇文章来可就难了。

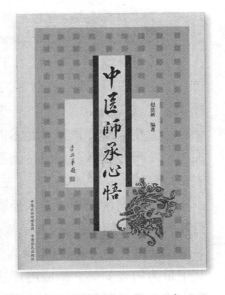

医乃性命之学，"必须读书多，经历久，战兢履薄，澄心玩索，而始得其宜也。"（清·王三尊《医权初编》）赵法新教授，就是在经历了这一漫长过程的洗礼才得以学验俱丰、炉火纯青的。他出身于豫西地区的中医世家，独享家族的熏陶和秘传；经过正规的学校教育，获得系统的知识和技巧；拜过名家为师，饱受实践的锤炼和磨难。因此，在河南他能很早成为知名的专家，以擅长脾胃病治疗而著称。他还是有名的笔杆子，在学术著作出版数量屈指可数的 20 世纪 80 年代之初，他的《儒门事亲校注》、《中医词释》等书已在业内外产生过不同凡响的作用，我也是崇拜者之一。作为第四批全国老中医药专家学术经验继承的带徒老师，他再次戴上了"全国名医"的桂冠，为河南中医人增添了一份骄傲。《中医师承心悟》一书，是他数十年为学为医、当徒当师、从教从研的心灵之语、心血之集、心得之作。全书"有论有法，有感有诲，内容丰富。启后学，发同道，益大矣"（夏祖昌《中医师承心悟》序）！

医乃艺术之道，"学必本于经，病必明于论，治必究于方，而能变通而无滞，斯能尽夫立医之意也。"（明·刘纯《医经小学》）《中医师承心悟》一书，正是作者在这一思想指导下，综合中医学丰富多彩艺术的高端产品。全书"从三个方面出发：一是教者，如何做到授业解惑、授之以渔；二是学者，如何继承、发展、创新；三是教学相长，收获如何"。书中把老师的治学思想、学术经验，学生的从医体验、跟师体会和教学中的师生感受、传承故事，反复琢之磨之，揉为一体，谱成了一曲拳拳为师心、谦谦为学情、辛辛传承路的高雅颂歌。其中最为闪光的如老师应用理法方药的思路新见、学习经典的方法新识、科学研究的路径新探等，语重心长，句句包含着一位老中医对中医事业的赤诚；最为动人的如学生从事跟师活动的进步心声、撰写论文的学术心论、精选医案的实践心法等，意诚情切，处处体现出中医后学者对祖国医学的挚爱。

医乃心意之术，"医者，理也；理者，意也。意其所未然，意其所将然也。察于四然，谨合于理，夫是之谓医。"（清·吴鞠通《增订医医病书》）心有多少思、思有多少意、意有多少理、理有多少行、行有多少果，是衡量一位医生是否合格乃至优秀的标准，也是中医学具有的典型东方思维特点的标志。赵法新教授是这种模式的践行者之一，青年时期他师从全国名医张海岑先生，"跟师五年，临证侍诊，聆听教诲，推求师意，深有感悟"，得师之益大矣！由徒到师，如今他也为国家肩负起"培养造就一批热爱祖国、热爱中医药事业，中医理论深厚、中医药技术精湛、品德优良、医德高尚的高层次中医药继承创新型人才"（国家中医药管理局《关于印发第四批全国老中医药专家学术经验继承工作实施方案的通知》）的重担，为师之任重矣！于是，他把家传之意、学校之理、跟师之悟、个人之思，横而梳之，纵而理之，成就了这本系统的师承演习教材，"虽非尽善尽美，颇亦启人心扉，相信对中医师承大有裨益。"（张鸣钟《中医传承心悟·序》）

"以一药治众病之谓道，以众药合治一病之谓医。"（清·纳兰性德《渌水亭杂识》）《中医师承心悟》一书，由道而医，以医达道；从病说药，以药及病，将至大之理化为叮咚流水潺湲而来，不时激溅在人的心田。试想，如果没有对传统文化的悉心修养、对古奥哲学的细心领会、对科学医药的洗心研究和长期临床实践的反复轮回，是无论如何都不能表达清晰，也无法表达清楚的。希望能有更多的读者，特别是青年中医用心去读他的这本书、悟他的这本书，以不辜负赵法新教授和所有老一代中医人的这份良苦用心。

（本文见《中国中医药报》2012 年 5 月 4 日、《中国医药报》2012 年 5 月 11 日、《中医研究》2012，25（3）:79，《中医师承心悟》由中原农民出版社 2011 年 9 月出版）

兔笔毫端写斗牛

——国医大师张灿玾《琴室书屋·杏园闲吟》赏析

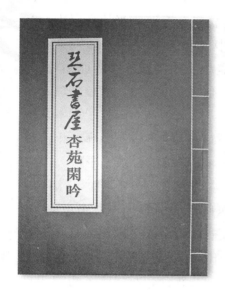

"盖诗词之体，不仅为文坛盛事，且在古医籍中亦多有以此体言医学者，而历代大医亦颇多此类佳作，以遣兴抒怀。故从业于杏林之人，研习此道，于医于艺，俱可有助也。"说此话者，就是国医大师张灿玾先生。他的话，既是他自己一生的心灵感悟，也是对中医后学者的深情寄语。医学成就之外，张灿玾先生在琴棋书画方面的高深造诣是被医界公认的。六年前，当接到先生馈赠的《琴室书屋·医余吟草》（上海中医药大学出版社出版）诗词集时，就打算写一篇读后感言的，怎奈杂事缠身，一直未能成文。及至今年8月在南京召开的医史文献学术年会上，接到由他的孙子张鹤鸣小朋友转送的这本新作时，愈发觉得不尽快把这篇文章写出来就对不起先生两番赠书的美意了。

细读先生的这本《琴室书屋·杏园闲吟》诗词集（中国国际文化出版社出版）发现，与前书相比，不仅从内容上增加了篇幅，显出耳目一新，而且采用古香古色的线装书形式出版，犹显出庄严、大气、豪华、厚重，让人爱不释手。这本诗词集，吟山吟水吟风物，咏人咏事咏江山，写医写药写病案，抒怀抒意抒豪情，"兔笔毫端写斗牛"，"回首沧桑天尽头"（《寒冬夜读》），诗头词尾透露出先生踌躇满志、搏击长空、如日中天、老骥伏枥的不平凡一生。先生的诗品，功夫在诗外，或诗或词，以意定格，运用自如；寓意在文中，且吟且歌，以情取胜，耐人寻味。诗体博众家之长，诗风显活跃练达。嵌入古诗、民俗，顺手拈来；应用掌故、名言，出神入化。笔者生性迟钝，面对知识覆盖面如此之广、文学功底如此之厚的大家之作，即便通读了一遍，揣摩过多次，也未必能把先生寄予其中的那些深邃内涵、意境、情操、思想说得清楚。窃以为，有三个特点是明确的，即其诗词中反映出的爱国家的主旋律、爱江山的总格调和爱中医的大背景，不妨试着谈谈。

爱国家的主旋律，是先生一生坚定不移的信念。这个信念，是从他幼年时代目睹和感受了日本侵略者的的烧杀蹂躏、立志学医救人就开始萌动的。几十年的爱恨情仇，铸就了他热爱新国家、热爱新生活的人生信仰。围绕这一崇高信仰，他的诗集里处处飘洒着深切的爱意、无限的激情和不尽的感慨：《登解放阁》，回顾那段为国家新生浴血奋战的历程："烽烟回念日，犹忆鼓笳声"；《登二七纪念塔》，缅怀那些为祖国解放舍生忘死的先烈："英魂凌碧落，豪气扫残云"。不忘国难，挥毫写出《1942年冬胶东大劫难祭》；继往开来，引吭高歌《八一南昌起义颂》。渴望"钢铁长城浩气存，春风万里度乾坤"，立志"忠于国家忠于党，誓为江山万代红"（《沉痛悼念敬爱的周恩来总理》）。香港回归，他喜不自禁，抒发"百载争还归故土，兴邦雪耻勒新铭"（《迎香港回归》）的胸臆；飞船上天，他激情吟唱，发出"仙风轻拂凌秋月，欲计蟾宫路几程"（《祝首次载人飞船发射成功》）的祝福。他爱看《恰同学少年》、《太行山上》、《秋收起义》、《八路军》、《解放》等这样的电视剧，每剧都有精彩诗记；他喜写《神府红军团颂》、《叶挺将军颂》、《国庆六十周年纪念》、《中国共产党成立九十周年》等这样的体裁，始终不忘国家大事。"诗言志，歌咏言"，《琴室书屋·杏园闲吟》爱国家的主旋律再明晰不过了！

爱江山的总格调，是先生一生乐此不疲的追求。这个追求，是伴随着他的生活历程、工作经历和情趣爱好自然展开的。"数十年来，忆世事之沉浮，念江山之多娇，随笔所书，信口吟诵"，把对祖国大好河山的爱和赞颂倾注于诗词之中。那长城，"横亘千峰断塞云，长行万里锁关门"（《登长城》）；那泰山，"景物无边骚客醉，瞻岩古道日观台"（《泰山游》）；那长江，"云影辉辉燃夕照，波涛滚滚拍长堤"（《自武汉乘舟下金陵》）；那黄河，"烟波来陇石，长岸接云天"（《黄河渡》）。怀古思文，有《谒昭君墓》、《杨妃墓》、《史公衣冠冢》、《禹庙》、《谒杜甫草堂》、《谒武侯祠》、《兰亭》、《滕王阁故址》等，直发唏嘘和鸣之声；谈佛说寺，有《灵岩寺》、《正定兴隆寺》、《五台禅寺》、《少林寺》、《开元禅寺》、《六榕禅寺》、《蓬莱阁》、《乐山大佛》等，隐见香烟缭绕之象；观花看鸟，有《菊颂》、《庭竹颂》、《牡丹》、《玉兰花》、《令箭荷花》、《红梅》、《海燕》、《天鹅》、《秋蝉》等，再现花香鸟语世界；写景话趣，篇章居多，其中以"百石赋"最为感人，诗人通过对各种无声石头绘声绘色的勾勒，把它们塑造成坚硬中也有柔弱、多彩中也有暗淡、随遇而安中也有无奈、随波逐流中也有抗争的具有复杂个性的有声精灵，对人不无启迪。"仁者乐山，智者乐水"，《琴室书屋·杏园闲吟》爱江山的总格调再透彻不过了！

　　爱中医的大背景，是先生一生孜孜不倦的坚守。他"少承庭训，继先大父士洲公及先父树乾公旧业，寄身杏林，应诊于乡里。自而立之年，离家西走，至灵岩，去金陵，后乃驻足历下，执教于杏坛"，把一生献给了中医的发展、振兴，尤其是以教育为主的医、教、研事业，成为山东中医药大学的终生教授和我国历史上首批获得"国医大师"称号的30位顶尖专家之一。传承授业是先生的重要贡献之一，在他的诗集中有踪迹可寻："三坟五典校订，岐黄术，承继恢宏"（《满庭芳·从医六十周年纪念会答谢》），自己致力于经典研究；"经典不明难入道，天人未解怎通神"（《再读"奇文"有感》），呼吁学者要熟读经典。传道课徒是先生的重要贡献之二，在他诗集中也有显示："东风吹送普天春，红紫万千一色新"（《赠提高班同学》），乐见桃李芬芳天下；"欲传薪火人何在，独守清斋怎歇身"（《愧受"国医大师"称号》），担忧事业后继乏人。救死扶伤是先生的重要贡献之三，在他诗集中小有述录："犹记山林寒暮，诊罢不知归路。带月晚风摧，误入溪塘深处。惊怖，惊怖，遥望一天沉幕"（《如梦令·出诊夜归》），出诊夜归迷路了，有惊无险；"掘来百药纵情欢。制金丸，炼膏丹。奔走乡村，父老尽开颜"（《江城子·采药》），上山采药收获了，兴高采烈。读中医书，做中医人，《琴室书屋·杏园闲吟》爱中医的大背景再坚实不过了！

先生以为，诗词"既可以增添雅兴，犹可以颐养余生"。他以自己的实践和经验，为中医学的养生篇写下了新的诠释，85岁高龄的他，仍思维清晰，谈吐风雅，"身伴琴石箫笛，犹当满座高朋"；写作、诊病、带教，享受不老人生。我突然想起2006年8月在山东威海召开的全国第九届医史文献学术会议上，先生当场填写的那首《鹧鸪天》贺词来："赤日炎炎出海滨，天涯地角会高朋。迎来岱北江南客，锦绣文章笔砚耕。文献继，杏坛承，岐黄大业好经营。合当共偿天人愿，折桂提名待后生。"当时，我也曾冒昧和了先生一首："赤日不及心气高，友情越海过地角，岱北江南文客聚，只缘齐鲁多英豪。文献先，杏林娇，赖有先贤搭金桥。老中青辈共一体，岐黄显威看今朝。"（《诗苑趋步》）时隔5年后的今天，当我拜读了先生的新诗作《琴室书屋·杏园闲吟》后，又斗胆写下这篇评论，足见与先生缘分之深啊！

（本文见《中国中医药报》2012年9月21日、《中医研究》2012，25（3）：79，《琴室书屋·杏园闲吟》由中国国际文化出版社2012年8月出版）

解析国医大师的心灵世界

——《走近中医大家路志正》读后

国医大师，是我国中医现代史上荣誉最高、成就最大的一批巨擘、国手的代表，他们每个人都有自己的特色特长、绝技绝活，都有自己的一本奋斗史、成才史。要了解他们，不仅需要读他们的书、听他们的课，更需要在与他们面对面的促膝谈心中走近他们的身旁、走进他们的心灵世界，感悟他们的人生、学习他们的人品、体

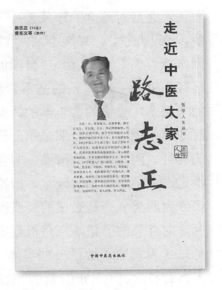

会他们的经验、挖掘他们的财富、传承他们的学术。由中国中医药出版社策划、出版的《医学人生》丛书，就是以这样的方式记录下来的一套值得一读的好书。《走近中医大家路志正》（路志正口述，曹东义整理），是这套丛书中的一本，笔者试图通过对这本书的阅读，对主人公路志正教授"平凡而又靓丽的人生"给点粗浅的解析。

"路志正先生，字子端，号行健。志正，所以厚德载物；子端，端直以长；行健，因此自强不息。"《走近中医大家路

志正》一书的解题，是从对路老名字的解读开始的。"人随其名"，路老用自己点点滴滴的行动和一生的坚守诠释了他名字的含义，"在时代赋予的特殊舞台上，把中华大医的风采尽情地展现给了当代，也留给了历史"。

孜孜不倦，为兢兢业业的学者，是读《走近中医大家路志正》之后对路老的印象之一。路老一生与书结缘，嗜书成癖，年过九秩，仍兴趣不减，"以致晨间不读书，晚间不看报，则怅然若失"。他认为："自学能力和读书习惯，是成为中医高级人才所必须具备的基本素质和重要手段。"他一生读过的书很多，史学的、哲学的、文学的、农学的等诸多门类都有涉猎，中医的书自然是第一位的。正是这些书，开阔了他的视野、陶冶了他的情操、丰富了他的知识，伴随着他一步步走进了中医大家的殿堂。根据学习体会，路老把中医的书籍分为四类：一是必读的经典医籍，二是要精读的与自己研究方向有关的书籍，三是根据实际需要作为选读的书籍，四是只作为一般了解的一些参考书籍。"为学须得个头脑，功夫方有着落。"（王守仁《传习录》）书如何读才好？路老以为，一看而过的读法不行，必须"要带着问题读书，目的性强，印象深，记得牢"。重要的章节要默记，关键的段落要背诵，"没有记忆，就谈不上应用"。"若有所得，要作读书笔记，提要钩玄"。他尤其重视对古汉语基础的学习，"文是基础医是楼，古文学好了，再读医籍就容易了"。最紧要的是，他把读书与励志联系在一起，他说："只有那些勤奋好学、善于思考、持之以恒、严谨认真，同时勇于实践、苦苦探索的人，才有成功的可能"。"中医人不能妄自菲薄，重走民族虚无主义的道路，跟在别人后边爬行。而应该将中医学发扬光大，使之造福于全人类"。在中医界，路老是被大家公认的表述逻辑清晰、著作文笔清新、书法文字清秀的学者，追根寻源，我们终于找到了答案。

鞠躬尽瘁，当踏踏实实的公仆，是读《走近中医大家路志正》之后对路老的印象之二。路老曾经在中国最高端的卫生行政管理机构——卫生部做过 20 多年的工作，为新中国的医药卫生事业，特别是中医药事业的发展贡献出了他的青春年华。关于这一点，我们不妨把他的履历表简要翻看一下：1953 年，他参加了《中医杂志》（原名《北京中医》）的创办，并担任过编辑；也是这一年，他参加了抗美援朝医疗队，用草药和针灸为众多的伤员们解除了痛苦；1954 年，他参与了中国中医研究院（现名"中国中医科学院"）的筹建，并出过点子；还是这一年，他多次往返于北京至石家庄乙脑防治的现场，多处可见到他奔波的身影；1955 年，他到过南方血吸虫病流行的区域，寻求中医介入防治的路径，两次留下过调研的足迹；1960 年，他奔赴包钢建设一线从事医疗工作，创造出用中西医结合方法治疗大面积烧伤的奇迹；1964 年，他走进陕西永寿县大骨节病流行的村庄，激情撰写了用中西医手段防治该病的报告；1966 年，他深入到东北三省进行基层卫生状况调查，慷慨提出过关于加强水源卫生治理的意见。为改善民间中医的生存状况，他多次鼓与呼，保护和推出过一批人才；为基层医生的培训，他热情帮与带，整理和总结了不少经验。在机关，他既是办事员，又是领导的参谋；走基层，他既是"钦差"，更是医生。走到哪里，就把病看到那里；走到哪里，就把中医药知识传播到那里。之后的岁月里，他还连任过三届全国政协委员，参政议政，为国计民生，特别是中医的发展建言献策，忠实担当着联系政府与人民群众间关系的桥梁角色。

诲人不倦，是认认真真的导师，是读《走近中医大家路志正》之后对路老的印象之三。路老的学生很多，有在校的学生，有临床的医生，有入室的弟子，有私淑的学者，有家传的子女，有接纳的高徒。这些学子，既有从全国各地来的，也有来自海外的"洋学生"，说他"桃李满天下"绝不为过。古人云："世之讲学者有二，有讲之以身心者，有讲之以口耳者。讲之以口耳，揣摸测度，求之影响者也；讲之以身心，行着习察，实有诸己者也。"（王守仁《传习录》）路老履行的是前者，是用心来带教的。他用自己的举动、才华，心贴心、手把手地把那些经得起检验的绝招毫无保留地传授给学生。他说，"中医的学术传承很重要，不能学了医术忘了师傅"。"从礼节上讲，学生要尊重老师；但在学术上，老师与学生要相互学习、相互切磋，共同提高"，要教学相长。对于在校学生，他建议"早临床对一个优秀中医的成长至关重要，学校要多安排有临床经验的老师讲课"。对于师带徒，他赞赏是一种行之有效的好办法，"中医是实践性很强的一门生命科学，要发展中医学术，离不开临床实践。通过临床实践，着重培养学生的中医思维能力、中医理论与实践相结合的能力。让他们用中医的思维和方法能看病，看好病"。"指导老师通过口传面授、临床应诊和实际操作向继承人传授他们的经验和专长"，有利于青年学者对中医的理解。实践证明，路老的带教方法是成功的，由他培养出的学生，大都成为中医的有用之才，不少还走上了研究生导师、各级医院的学术骨干和领导者、国外访问学者等重要岗位，不少人还获得了有一定分量的科研成果。

谦诚仁和，做实实在在的专家，是读《走近中医大家路志正》之后对路老的印象之四。路老以中医内科为主要研究对象，又善用针灸，旁通妇、儿诸科，对眩晕、胸痹、不寐、风湿病、胃炎、胆结石及妇科经带胎产、不孕等疑难病症均有独到见解。这些成就，可在他的《中医内科急症》、《痹病论治学》、《路志正医林集腋》、《医论医话荟要》、《中医症状鉴别诊断学》等书以及在《中医杂志》等学术刊物上发表的数十篇论文中窥见一斑。他以为，中医各科相通，其理一也；主次有别，功夫异也。做学问要"始于约，近于博，博而通"，如此境界，才能自由驾驭、出神入化。他反复强调疗效的重要性，说"疗效是中医的生命力，没有疗效，一切无从谈起！而良好疗效的取得，则是源于扎实的中医基础理论知识和中医临证的基本功"。他重视经方与古方的结合，说"读经方，重在领悟；用经方，贵在灵活。古法今用，活法在人"。"不能一味苛求古人，或拘泥古方而不加思索变化"。他强调医与药的协同作用，说"医药一家，密不可分。医不识药为无米之炊，药离医理必失其宗"。"用药如用兵，运筹帷幄，排兵布阵，大有学问。中医疗效的不解之谜，就是选药和剂量的变化"。他提倡学习包括西医在内的现代科学知识，说"中华文化虽然博大精深，但向来是善于吸收外来文化中最优秀的部分，以丰富壮大自己"。"中西医结合的关键，是要看中医临床的疗效如何。没有高水平的中医，就不会有高水平的中西医结合"。他视病人如亲人，坚持出诊时间雷打不动，望闻问切一丝不苟。其病人遍及国内外，高超的医术和疗效为无数患者诚服，被誉为值得景仰的"一流专家"。

"和氏之璧，不饰以五彩。"（韩非子《解老》）路老学富五车，活人无数，德高望重，却能"高调做事，低调做人"，从不炫耀自己。我无法找到恰当的语言对他进行评价，觉得借用"中国历史上可以称为三大圣人"之一的明代哲学家王阳明的话颇为妥当："先生之道，即之若易，而仰之愈高；见之若粗，而探之愈精；就之若近，而造之愈益无穷。"

（本文见《中国中医药报》2012 年 10 月 21 日、《世界中西医结合杂志》2013，8（1）：109，《走近中医大家路志正》由中国中医药出版社 2009 年 8 月出版）

巍巍昆仑下的五彩光环

——中医药文化巨著《中华中医昆仑》丛书概析

　　昆仑，被认为是中华民族的发源地，在中华民族文化史上具有"万山之祖"、"龙脉之祖"的显赫地位。"昆仑魄力何伟大，不以丘壑博盛名。"（陈毅《昆仑山颂》）实质上，昆仑在人们心目中的位置早已超出它的本意，成为一种精神的象征：其高大，化为"高山仰止，景行行止"（《诗经·小雅·车辖》）的道德标尺；其宽阔，凝成"浩然之气"，"至大至刚"（《孟子·公孙丑章句上》）的操守准绳；其厚重，铸就"青史标名，流芳千古"（方汝浩《禅真逸史》）的不朽丰碑；其圣洁，炼作"颙颙昂昂，如圭如璋"（《诗经·大雅·卷阿》）的历史镜鉴。谁敢比昆仑者？作为"凝聚着深邃的哲学智慧和中华民族几千年的健康养生理念及其实践经验"的"中国古代科学的瑰宝"和"打开中华文明宝库的钥匙"地位的中医学（习近平《在

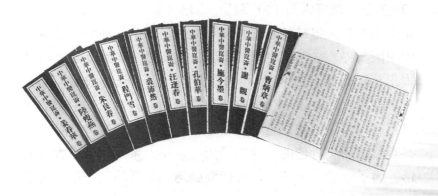

墨尔本理工大学中医孔子学院授牌仪式上的讲话》），是当之无愧的！

摆在人们面前的一套"寓意中医药学历史悠久、博大精深和永不衰竭；彪炳一代中医药学家的丰功伟绩、杰出贡献和不朽勋业"（《中华中医昆仑·前言》）的以近现代中医史上一批巨擘大家的成就为素材的中医药文化巨著，以《中华中医昆仑》（中国中医药出版社出版）为名，体现出的是不变的昆仑，多彩的昆仑效应；不朽的中医，永远的中医丰碑！

一、立意于大制作

《中华中医昆仑》丛书的"大制作"，一是表现在构架上，这套繁体竖排、宣纸印刷、线装古雅、装帧精美的丛书，共15函150卷，总字数达500余万，摆在书架上有近2米长，堂堂皇皇，可谓丹楹细捅。二是表现在规模上，在几十个省、市范围内组织个体操作下的兵团会战，为150位大师写史立传，每一卷书稿的背后平均要有30~50万字资料的支持，从草成到成书要经过十遍、二十遍的修改和审读，洋洋洒洒，堪称广厦细旒。三是表现在队伍上，参与这套丛书的作者有170多位，编审人员100多位，志愿者和其他人员200多位，是由500多人组成的富含智慧和力量的团队。他们都是从全国中医药界、文学界的精英中遴选出来的，年龄最轻者才20岁出头，最高者为81岁，浩浩荡荡，真乃众志成城。四是表现在难度上，入选传主有的驾鹤西去，资料缺如；有的年事已高，采访困难；有的居住遥远，联系不便。特别是一些具有珍贵历史价值的，他们亲历、亲见、亲闻的资料大多散落。为了寻找一个证据，可能要翻遍几个省的图书馆；为了核实一个事件，有时要花费几天的功夫；为了体例的基本统一，不少稿子都会反复多次，甚至推翻重写，篇篇章章，都是心织笔耕。五是表现在投入上，这套丛书的总预算过千万元，在政府没有经费投入的情况下，全靠动员社会力量的资助来完成。为此，组织者打爆了电话、磨破了嘴皮、跑断了双腿，先后与54位有远见卓识的企业家携起互助之手，圆满实现了这一计划，风风雨雨，饱含万苦千辛。大制作离不开优秀的指挥员，这套丛书的成功不能不提起主编张镜源先生。这位年过八十、任过高官而学术上与中医不沾边的的老人，却酷爱中医、自寻苦吃，率领他的团队——当代中医药发展研究中心的同事们，遵照"精心组织，严格要求，打造精品，经得起历史检验"的宗旨，同心同德，历尽磨难，历时3年，完成了这项利国利民、传承国学国医的壮举，其感人之精神，惊天动地！

二、着眼于大场景

《中华中医昆仑》丛书的"大场景"，一是表现在入选传主的范围上，他们时跨百年，有的人是经朝历代的；遍及全国，不少人是走南闯北的。其专业囊括中医、民族医、中西医结合、中药等遍及临床、理论、教育、科研的各个领域。二是表现在入选传主的学术结构上，他们中既有家传嫡授的世医、名师亲授的高足，也有自学成才的方家、院校毕业的强手；既有师徒并驾、父子齐名者，也有伉俪联袂、青出于蓝者。不同的师承、不同的流派、不同的经历，形成了不同的学术特点。面对这样的群体，没有超长的镜头、超宽的银幕、超多的色调是无法表现的。三是表现在具体手法上，如

何将恢弘的大场景，化解为精细的分镜头，用每卷 3 万字的
文字表现出一位特色传主的独立世界，浓缩出不同传主的传
奇人生，传递出一个时代的医家精神，展示出中医大家的独
特魅力，成为这套丛书能否出彩的一个关键。衷中参西张锡
纯，法古不拘，志行高洁；全科巨匠孔伯华，参透病机，出
神入化；一代宗师时逸人，育人立本，时病立论；经方大师
岳美中，传道解惑，屡起沉疴；革故鼎新章次公，博采众方，
奇人奇药；誉满龙江韩百灵，融汇古今，学贵精专；达儒明
医关幼波，辨证出奇，养生有道；沪上儒医裘沛然，立言立行，
百法活人；皖中奇才尚志钧，淡泊简处，本草人生；公仆大
医路志正，心系中医，情满杏林；妙手回春焦树德，创新痹证，
善救危急；名噪中州李振华，育英课徒，勤行为医；崇尚岐
黄陆广莘，尊生贵命，授业传道；吴中名家徐景藩，疗效为
先，脾胃为本；正骨圣手郭维淮，内外兼治，术精德馨……
150 本传记，美轮美奂，每传都有醉人故事，每记都有夺目
光华；150 位人物，乃金乃玉，每人都是技压群芳，每物都
是掷地有声。在有限的篇幅里，编撰者抓住传主医德医风高
尚、学术造诣深厚、医疗技术精湛、临床经验丰富、学术地
位崇高、科研成果丰硕、社会口碑良好的共同特点，用妙笔
生花之手塑造出了一副活生生的致力于中医药传承和发展的
杰出代们的百年群雕图。

三、收功于大影响

《中华中医昆仑》丛书的"大影响"，一是表现在书的本
身，这套丛书"开创了我国为著名中医药学家大规模撰写传
记的先河，弥补了百余年来中医药学史的空白，更为中医药

能够绵延不断地造福人类、在继承创新基础上继续发扬光大、将中华民族优秀的医学财富传承下去起到了重要的作用。该书是宣传老一辈中医药大师们医德医风很好的教材，是一项开创性的、抢救性的、承前启后的工作。"这是卫生部副部长、国家中医药管理局局长、中华中医药学会会长王国强先生在《中华中医昆仑》发布及赠书仪式上的一段讲话，想必它足以说明这套丛书编纂、出版的意义和影响了。二是表现于书之外，"以古为鉴，可知兴替；以人为鉴，可明得失。"（《新唐书·魏徵传》）中医兴，国家幸；中医强，国民福。国家社会主义文化大发展、大繁荣的战略决策，文化体制的改革，医药卫生体制的改革，无一不与中医药的兴衰有密切关系，无一不需要中医药的参与和其作用的充分发挥。作为优秀中华文化的重要构成，要建设文化强国、文化富国，中医人就必须要拥有高度的文化自信、自觉，满腔热情、用心用意地热爱和保护自己的优秀文化；又要保持坚定的文化自强、自立，开拓进取、积极努力地追求和进行文化的创造和重建；还要树立足够的文化自谦、自律，开放胸怀、谦诚虚心地汲取和接纳可为我所用的进步文化。

"昆仑进琪树，飞舞下瑶池。"（李益《秋晚溪中寄怀大理齐司直》）《中华中医昆仑》这部医文结合，富蕴历史性、学术性、文学性和实用性著作的出版，是践行文化兴国、文化富国战略的可喜行动，对国人乃至全世界人民进一步了解中医药、关注中医药、热爱中医药、推行中医药的促进作用是功不可没的。可以相信，随着它在传播中影响的不断扩大，在中医药发展史上留下的痕迹也将会逐渐加深、加重，并将成为中医人引以为荣、激励前进步伐的一面旗帜，成为中华民族优秀文化中的宝贵财富。

（本文见《北京商报》2012 年 11 月 21 日、《中国中医药报》2012 年 11 月 22 日、《商务时报》2013 年 4 月 30 日，《中华中医昆仑》由中国中医药出版社 2010 年 6 月出版珍藏版，2012 年 11 月推出简体本）

学到后来益觉深

——《中医藏象辨证论治学》读后

辨证论治，是中医学的主要法则之一，八纲辨证、脏腑辨证、六经辨证、卫气营血辨证、三焦辨证、经络辨证、气血津液辨证、病因辨证等，不一而论。"这些辨证方法，在一定程度上反映了疾病的内在联系，现今仍是中医临床认识和揭示疾病本质的主要手段。"面对如此庞大的辨证体系和历朝历代医家们的多种诠释，后

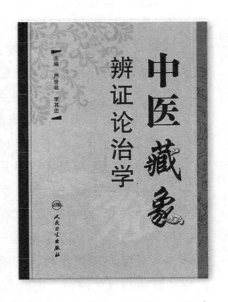

世学者几乎是在眼花缭乱中去学习认知、选择应用的。当看到上海中医药大学严世芸、李其忠两位教授领衔的研究团队经过 16 年的努力，在国家立了专项的研究成果《中医藏象辨证治疗学》（人民卫生出版社出版）一书时，嘴上虽没有表示，心里却犯起了嘀咕：中医辨证论治方法已如此之多，还有必要再另提新论吗？及至读了这本书，才疑虑顿释、疑云散去。原来他们所要解决的，正是我所担心的这些辨证方法"既各有特点，各有所用，但也不够全面，不够完善，交

叉重叠，异同交织，而未能形成统一体系，不免有头绪繁杂、无所适从之嫌"的问题，并力图"将这些辨证方法统一起来，取长补短，有机融合，充实精华，使之成为一个完整的、统一的辨证论治体系"。"学贵真修实悟，不外虚实两机：病实者救之以虚，病虚者救之以实。古人因病立方，原无定局，通其变，使人不倦，故教法日新。"（黄宗羲《明儒学案》）《中医藏象辨证治疗学》一书，对于中医辨证论治学说的研究，确实具有积极的开拓和创新性意义。

藏象立论，是本书的着眼点。藏之于内，是构成机体的实质与灵魂；象之于外，是测知机体内存的客观标示。"象思维乃是中国思维方式的本质内涵、基本特征，我们古代的科学、文化、思想都是在这种思维方式下产生出来的。直到现在，这种思维方式在世界上仍然是不可忽视的，而且还闪闪发光。""象思维的伟大，就在于它是原创性的源泉、原始性的母体。"（王树仁《象思维——文化创新的原动力》）藏象学说，就是在象思维指导下的"以脏腑为中心，把脏腑与经络、脏腑与气血津液、脏腑与精神情志、脏腑与形体官窍，乃至脏腑与自然、社会环境等有机联系起来"的"中医辨证论治最具特色、最为系统的理论基础"。如果要在诸多辨证论治方法中确立一个核心的话，当然非它莫属。特别是在近代"中医学的藏象概念、内涵日益淡化，尤其在临床上，中医所称的脏腑病证往往与同名的西医脏器疾病相混淆，甚至被取代"的状况下，确立"藏象辨证论治体系"就更显得重要、必要、可行、紧迫和具有现实意义了，"它不仅有助于解除当前中医界所存在的彷徨、困惑，而且更有利于中医理论研究和临床工作的提高和发展"。《中医藏象辨证治疗学》一书立论于此,可谓高屋建瓴、把握先机、抓住要害、说道痛处了。

回归原典,是本书的着力点。中医经典浩如烟海,可知的有3万多种,迄今可见到的有1万多种,是历代医家在和谐观、整体观、天人合一论、藏象中心论指导下见仁见智合力继承、传播,睿智发挥、创造的结晶。近代出现的中医系统教育,荟萃了这些无法读完的经典中的主要思想和精髓,经过几代人不断地探索、实验、修订、完善,把他们条理成可供学习、传承的教材,对中医学的快速普及和广泛传播功不可没,这是毫不夸张的事实。但后世一些学者也因此而省事偷懒,开始在学习问题上舍本逐末或本末倒置地走"捷径",企图通过速成之路来传承和发展中医,结果使中医的轨迹逐渐发生偏离。加之一些著作误解、曲解、错解中医原创思想的现象不时发生,中医人对原典越来越陌生的倾向,已经直接或间接地成为中医学发生变味或变相的病因。不少有识之士频频发出呼吁,希望尽快整治学术环境、端正学习态度,通过读经典、循规律、勤实践、善总结等一系列有效途径,促成中医向本位回归。"开阔中又著细密,宽缓中又著谨严。愈细密,愈广大;愈谨确,愈高明。"(朱熹《朱子语类》)《中医藏象辨证治疗学》一书,站在对历史负责的高度上,从策论、医理、医方、医技、医案等多侧面用广角镜扫描了中医典籍,并有针对性地进行了筛选和回放。其数量之多、涉猎面之广,令人称叹,对今人学习医典的启迪、引导和帮助作用是非常之大的。

构架体系,是本书的着重点。中医的创新,不能照搬西方的标准，而是要建立在东西方文化差异基础之上的。正如钱穆先生所论：西方文化是以转换为特点的线性更替，总是后浪覆盖前浪；东方文化是以扩延为特点的非线性平行进步，保持绵延不绝。创新，不是背叛，不是剥离，也不能再造（《国史大纲》）。《中医藏象辨证治疗学》一书，在构架上是做足了文章的。这不仅表现在书的篇幅安排和文字论述的浓墨重彩分量上，而且表现在书的内容布局和表述手法的多种多样套路上。本书的"藏象辨证论治"一章，设有辨证与论治两大部分："辨证部分，按肝、心、脾、肺、肾五大系统病证及三焦病证、脏腑相兼病证分别论述。论治部分，首论重要论治法则及用药，包括六淫犯脏用药、脏腑虚实标本用药、五脏五味补泻用药、引经报使用药诸法则，以及脏腑补泻温凉药物举要。次述脏腑病论治，也按肝、心、脾、肺、肾五大系统病证及三焦辨证、脏腑相关病证分述，其内容包括脏腑病治法、适应证、常用方药、医方必备及医案辑要"。按照"以中医藏象学说和历来辨证方法为基础，梳理文献，结合临床"的原则，最终"提出藏象辨证论治新概念，构建藏象辨证论治新体系，以冀实现中医辨证论治的规范化、统一化。"尽管本书可能会因"文献如海，或有遗珠；体系庞大，或有失衡；内容繁复，或有不当，文字表述，或有欠妥"等因素而存在一些不尽如人意处，但它毕竟迈出了重要的一步，让人们看到了一种具有中医学自身特色的新的科研思路。

"君子莫进于学，莫止于画，莫病于自足，莫罪于自弃。"（《性理大全》）这是北宋理学家程颐说的；"中医学的继承发扬任重道远，还有很多事情必须花苦功夫、下大力气去做。"

这是《中医藏象辨证治疗学》作者在"后记"中说的。这既是"中医藏象辨证治疗学"研究者今后的奋斗目标，也是寄语于所有中医人的真情呐喊。理解了这些话，就读懂了这本书；读懂了这本书，也理解了这些话。不知可否这样认为，我如是想。

（本文见《中国中医药报》2012 年 12 月 3 日、《中医药文化》2012，7（6）：39，《中医藏象辨证论治学》由人民卫生出版社 2011 年 10 月出版）

熏出人生健康美

——《中药熏蒸疗法》序

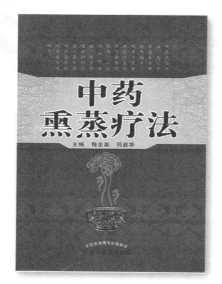

中医外治法，是祖国医学宝库中的一颗璀璨明珠，在养生保健及疾病防治领域一直发挥着重要的作用。在人类对疾病的防治史上，继药物口服、注射方法成为主导给药途径的大气候之后，外治法渐次成为人们认知的新宠，甚至被称为新时期"药物使用史上的第三次革命"。

中药熏蒸疗法，作为中医外治法的重要组成部分，是中医学最具特色的疗法之一。它历史悠久，是古代文明中沐浴活动的延续和深化，是先贤们在综合水浴、药浴、熏浴、蒸汽浴特点的基础上对人类健康的又一杰出创造和贡献。长期的实践应用和研究升华，使中药熏蒸疗法逐渐形成了一套完整的理论体系和操作规程，成为人类奔向健康征途中不可或缺的法宝。

有人把人生的意义总结为"享受生活，创造价值，品位人生，留下美好"四条标准，而"享受生活"是首当其冲的。

作为人生经历的生－老－病－死四个阶段，"享受生活"的主题自然要体现到每一个环节中去。因此，社会的进步不仅要把"快活的生"、"安乐的死"的理念推到历史的前台，而且要把链接生与死之间的"无痛苦（减少痛苦）和带有享受性治疗"的理念推向时代的前沿。传统意义上把对疾病的治疗与治疗的痛苦、恐惧混为一谈的概念，不是人类真实意愿的反映，越来越多的人期盼着防治疾病的手段如何能体现出容易被接受的愉悦化和人性味的问题。中药熏蒸疗法，适应了人们的这一需求，与新的健康观有了更强的针对性、更多的选择性和更大的优越性。用水气和药气熏洗身体，不仅具有清热解毒、活血化瘀、祛风除湿、益肾壮腰、减肥降脂、养生美容等多种养生、预防、医疗、康复的功效，而且还显示出途径便捷、取效快、无痛苦和安全实用、毒副作用小等优势。

"善养病者，不如善慎疾；善治病者，不如善治食。"（陈直《养老寿亲书》）在当今，药物的毒副作用问题已经成为社会的重要公害，我国仅每年死于不安全注射抗生素的人数已达 39 万以上。人们迫切希望找到不用吃药打针就能够防治多种疾病的医疗方法，希望找到把疾病防治方法与机体保健、美容、美肤的享乐之美融为一体的新途径。外治法有优于药物口服和注射方法的长处，通过皮肤这张大网使药物直达病所，既达到了保健机体、治疗相关疾病的目的，又避免了药物"过境"之累，减少或降低了内脏分解药物毒素的危险因素，实现了健身美肤，自得其乐、外病防治，不走弯路、内病外治，相得益彰的愿望。好比战法中"农村包围城市"

的模式，以大皮肤包围小内脏，成为相对理想的给药方式。笔者也是外治法的热衷者和践行者之一，20世纪90年代初就着手于相关理念的推广和药物的研发，曾先后开发出过"中国国药浴浆"和"中国国药浴醋"两大系列的有关止痛、止痒、美肤、温肤、降压、降脂、减肥、软坚、促眠等众多品种，当时的欧美市场上也曾荡起过不小的漩涡，每百克的售价达到100美元以上，可见在健康问题上的人心所向和开发外治法的潜力之大。

随着人们对医学认知的不断加深和普及，包括中药熏蒸疗法在内的外治法被青睐和推崇更是情理之中的事了。中医药界一批有识之士，将传统的熏洗疗法与现代科技方法结合在一起，使这一宝藏焕发出了新的青春活力，涌现出了一批安全有效的中药熏蒸治疗药方和器械，把中药熏蒸疗法的研究、应用与发展推进了一大步。梅全喜教授和何庭华先生，就是这批有识之士中的佼佼者：他们一位是从事中药研究与应用30余年、对中药药性药理和中药外治疗法有颇多研究的、国内知名的中药专家；一位是专门从事电蒸汽产品的研究生产、有数十种蒸汽家电面世、年出口创汇达数亿元人民币的企业高管。他们作为对中医药理论和实践具有精深研究的专家，通过数年来坚持不懈对"中药＋电蒸汽"项目的真诚合作，终于在中药熏蒸疗法这一领域中走出了自己的路子：成功筛选出一批中药熏蒸配方，开发出一批功能齐备的熏蒸器械，并分别应用于头面四肢、皮肤神经、关节骨骼、五脏六腑等全身相关部位的保健和相关疾病的熏蒸治疗和预防中，取得了可喜的效果。

"知者行之始，行者知之成。圣学只一个功夫，知行不可分作两事。"（明·王守仁《传习录》）《中药熏蒸疗法》一书，是该书作者及其他们的团队合作经验的总结和研究成果的结晶。书中在系统介绍中药熏蒸疗法的历史沿革、作用机理、使用特点和适用范围、操作方法、应用宜忌等的同时，还详细介绍了 140 多种常见疾病的中药熏蒸疗法。无论是对于中医药临床工作者，还是对于热爱中医药、追求健康长寿的普通老百姓，都将是一本非常不错的参考书籍。相信该书的出版，对于推动中药熏蒸疗法的深入研究和广泛应用会起到积极作用，使中药熏蒸疗法这朵中医药中的奇葩在人类自我保健、养生调理以及和病痛作斗争中发挥出更好的作用、绽放出更绚丽的光彩。

我与梅全喜教授是相交多年的好友，在新书付梓之际，应他之约写了这些感受，算是作为对该书的祝贺，也权以充序吧！

（本文见《亚太传统医药》2013，9（1）：1，《中药熏蒸疗法》由中国中医药出版社 2012 年 1 月出版）

情凝毛颖玄光间

—— 《路志正诗书墨迹选》欣赏

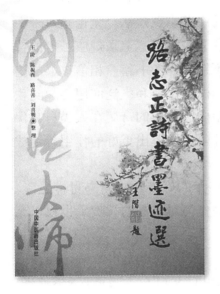

笔墨，是写手们的基本工具，是造就书画名人的重要文化基础。毛颖，是对历史上质地最好的兔毛笔的称谓，出自河北定州一代；玄光，是对历史上光泽最好的松烟墨的称谓，亦出自古燕国。难怪"燕赵之地多名人"！国医大师路志正教授，是当代燕赵人中杰出的代表者之一，他"既明乎医，又善于文"（张灿玾《路志正诗书墨迹选·序》），堪称为医林泰斗、书界精英！平日能欣赏到路老的零散墨宝，已是眼福不浅，爱不释手；及至领略了《路志正诗书墨迹选》一书的风采（中国中医药出版社出版），就更会有一种气势来潮、激动不已的感受了。

路老少时临帖，一生不辍，悟名家之性，并多有创建。柳公权的秀、颜真卿的厚、张廉卿的放、王羲之的神、米芾的巧、赵孟頫的全，都是他面壁的圭臬、汲取的华英。因此，他的书法才有了抑扬顿挫，结构严谨、大小揖让，节奏明快、轻重互错，豪放委婉、点画工丽，潇洒清逸、呼唤有致，深沉凝练、骨肉丰满，神气十足的意境和高度，才能够具有"情驰神纵,超逸优游,临事制宜,从意适变"的神韵和风范（唐•张怀瓘《书仪》），才能成为"既得楷书之凝重端正，复显行书之一气相贯"的自家风格（许嘉璐《路志正诗书墨迹选•序》）。

清代书法家朱和羹说过："书学不过一技耳，然立品是第一关头。品高者，一点一画，自有清高雅正之气。"（《临池心解》）他的话说得好，被后人视为评判书画作品的重要标准。对路老书品的欣赏，艺术性之外，最要紧的是要透过书品探取他的禀赋、学识、思想、精神等"立品之气"，亦即人品了。窃以为，《路志正诗书墨迹选》一书，起码有如下四点是与上述立论相吻合的。

其一曰写人生。路老一生与中医结缘，管理、临证、教学、研究、课徒、传播等都是他结下的缘、走过的路，其中既有奋斗中的艰辛，又有收获后的喜悦，也有征途上的坎坷，还有埋藏于内心世界里的苦楚。诗书言志，这些内容自然会流露于笔锋之中："医海生涯苦探求，鸡声灯影从未休，世纪沧桑何堪忆，杏苑有秀续春秋"、"医萃当归杏林住，敢争鸿誉为国呼"、"青春有限志无限，学无止境知无涯"、"八十寒暑业未成，医籍博览尚未精，论著虽有卓越少，园圃争艳慰平生。频频出访有新悟，盛世激发再攀征，同道老幼皆师友，继承弘扬力建功"、"耄耋医翁未言老，岐黄薪火代代红"、"医海浩淼任遨游，昼诊夜读几度秋，和缓济世为己志，更喜后生占鳌头。继往开来由师授，杏林新秀满神州，九秩将至不知老，犹愿轩岐惠全球"等，它们所渗透出的不正是"其志之高远，胸之宏阔，仁之无疆，盖源于儒、道之熏澥"（许嘉璐《路志正诗书墨迹选·序》）的鸿鹄之志吗？

其二曰写事业。路老一生视事业如生命，崇东垣之学，尚脾胃为本，集百家之长，善风湿之治，精辨证之妙，立独家之说，剑胆琴心，活人无数。诗书写真，这些内容一定能在翰墨之内找到答案："医为仁术，济世第一，临证要勤，经验日积"、"为医者，无一病不穷究其因，无一方不洞悉其理，无一药不精通其性。庶几，可以自信而不枉杀人矣"、"六经钤万病，八纲辨证精，方剂诚鼻祖，泽被世无穷"、"顽痹棘手治愈难，肢体尪羸易致残，中西团结同研索，橘井泉香满人间"、"清心为治本，宜道是身谋"、"提高机体抗病力，气应外感有殊力"、"奠基容易守业难，期望星火迎燎原"、"抢救重担为己任，发扬国粹功业宏"、"弘扬中医药学，拯世人于寿域"、"若得中西共心德，百代医林争艳满园春"等，它们所烘托的不正是其"幼承家学，刻苦研读，精文史，通经典，重临证，求实效，医文并重，融会贯通"（王阶《路志正诗书墨迹选·序》）的大医形象吗？

其三曰写友情。路老虚怀若谷，宽于待人，诚恳交友，善结人脉，自称"廉州医翁"，人誉"慈善学者"。有求其墨宝者，多有回应。诗书传情，这些内容在路老的书品中点点闪光：有致贺的，如贺董德懋教授收徒的"春风化雨桃李众，扁仓仁术得传承"、贺中华中医药学会文献分会成立的"轩岐典籍乃中华瑰宝，文献研究实人类福祉"等；有祝寿的，如祝干祖望教授80寿辰的"百年松茂成仙树，德高望重谨持身"、祝周仲英教授80华诞的"精研扁仓著述丰，善治急难显神通"等；有为人题签的，如为陈可冀院士题写的"术精中西研岐黄，抗老勤求清禁方，心病顽疾功独擅，中华瑰宝得弘扬"、为李济仁教授题写的"道德五千言门第，医艺九百载人家"等；还有为一些单位题写的匾额、为一些学者题写的书名等，它们所抒发的不正是其"于敬业之余，或遣兴于山水名迹，或寄情于朋友闲趣，或有感而发，或应事而题。尽可抒怀，以吐肺腑"（张灿玾《路志正诗书墨迹选·序》）的雅士情操吗？

其四曰写健康。路老力倡防病在先，善于养生之道，注重中医个性化特点，独创适合自己的修炼方法。其中，坚持临池心墨、伏案疾书之法，是他总结并倡导的健康人生的重要法宝之一。诗书宜人，这些内容弥散在他书品的点撇勾画之中："吸新吐故以养脏，专意积精以适神。于以养生，岂不长寿"、"挥毫习字，形与神俱"、"养吾浩然正气，生性豁达寿长"、"道本于一，化生两仪，吐故纳新，阴平阳秘，太极拳术，养神行气，动静和合，寿享期颐"、"普及中医药养生文化，愿天下人人健康长寿"、"寿而康"等，它们所传递的不正是其"中医强调阴平阳秘，天人合一，书法则重视秉于自然，浑然一体；中医将吐故纳新作为养生保健之用，书法则有陶冶情志、身心同调之能；中医称精、气、神为人身三宝，而书法艺术则更强调精、气、神为书法家最高境界。可见二者声息相通，文脉相承，确有殊途同归之妙，值得继承和发扬光大"（《路志正诗书墨迹选·跋》）的鲜明理念吗？

"中医振兴，乃时代之大势。如就医言医，则终将陷于狭、沦于滞；必也，放眼中华文化，广览要典，直悟中医之根，方可渐登岐黄之堂，或曰首明其道，继之以砺其器耳。"（许嘉璐《路志正诗书墨迹选·序》）许公的话，入木三分，力透纸背，既一针见血地指出了中医传承与优秀中华传统文化的血脉联系，又为路志正教授以睿智理性、辛勤劳作成功走出的大医大儒之路做了精辟的总结。书道无止境，人道无尽头。《路志正诗书墨迹选》一书，留给读者的正是这个寓意深刻、内涵深邃的话题。要把这个道理揣摩透，得先把它读懂才行。

（本文见《中国中医药报》2013 年 1 月 30 日，《路志正诗书墨迹选》由中国中医药出版社 2010 年 10 月出版）

名医是这样炼出来的

——《三医集》序

说实话，为《三医集》
一书作序，不是因于邵迎新、
邵智谦、刘明武三位编著者
的约请，而是因于该书所反
映的核心人物——湖北名医
邵金阶主任医师的缘故。我
与邵先生的结缘，要从与该
院王咏初主任医师的交往说
起：30年前我们同在湖北
医学院第二附属医院（现更
名为"武汉大学中南医院"）
修学，之后就成了联系紧密

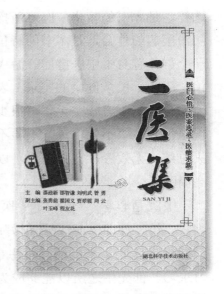

的朋友。期间，不断收到他个人独撰及其参与集体编著的书
籍。这些书中，大都可以见到邵先生的大名或相关论述，不
少内容都给我留下过深刻的印象。2012年2月，在武汉参
加"中国现代中药产业发展论坛"期间，受王咏初先生之邀
到他的家乡罗田县访问，也有幸参观了以明代著名医家万全
的名号命名的"罗田县万密斋医院"。在那里，我与邵先生
第一次握手，多年的神交变成了面对面的畅谈，真有点"似
曾相识"和"相见恨晚"的感觉。交谈中，提到了由他的弟

子们整理、主笔，他本人指导、审阅的反映他学术思想的这本书，于是也就有了这篇短文。

《三医集》一书，由医门心悟、医案选录、医瘿新探三部分组成。医门心悟，为邵先生近十年来撰写的学术论文的汇集，是本书的纲领；医案选录，为邵先生部分临证医案的选粹，是本书的精华；医瘿新探，为弟子们在邵先生指导下防治瘿病的体会，是本书的特色。全书是以邵先生为主导的一个群体置身于中医宝库、游弋于知识大海、探究于疾病防治、服务于民众健康的实录：表述真实可信，丝毫无哗众取宠的意象；语言朴实无华，很少有刻意雕凿的痕迹。真实体现出邵先生"不效不录，不验不举。治愈者，视为经验，积累总结；无效者，究其由原，以利于后"的严谨治学思想和高尚医德。

中医是心学，"悟"是中医入门成才、进取创新的重要因素。悟，亦即"明"，要学好医，必"须先有个明的功夫。学者惟患此心之未能明，不患事变之不能尽"（王守仁《传习录》）。邵先生之所以能够成为湖北省第一批知名中医和老中医药专家学术经验继承指导老师，成为享受湖北省和黄冈市政府津贴的有突出贡献的专家和首届黄冈中医大师，与他的悟性、悟学、明理、明道精神是分不开的。他"遵古而不泥古，厚古而不薄今，熟读中医经典，通晓西医药学，勤求古训，博纳新知，立求古为今用，西为中用"。经典研习，悟出葛根芩连汤应为清里热剂之想；脏腑探索，悟出"肺病多瘀"的观点；药物应用，悟出芦荟在传统泻热通便，凉血通经，消疳杀虫功能之外有补脾、助运、健胃之功，是治小儿厌食症的良药……《三医集》一书，文字中到处显现出悟的睿智，内容里无处不见明的结晶。

中医是真学，医案是中医认识疾病、发展学术的重要方法。"学者欲求前人之经验心得，医案最有线索可寻，循此钻研，事半功倍。"（章太炎《猝病新论》）"每部医案中，必有一生最得力处，潜心研究，最能汲取众家之所长。"（周学海《读医随笔》）《三医集》中收录的76则医案，不仅均为邵先生亲历亲为的实例，而且多为他"亲自整理并加按语，系经验、心得之汇集"。其中，还有不少内容是他自己的独创。如治疗喉源性咳嗽的青安甘桔汤、治疗急性食道炎的清热化瘀汤、治疗小儿急性肾炎的解毒活血汤、治疗小儿咳喘的麻龙杏子汤、治疗腰腿痛的鹿角蜈蝎汤、治疗小儿遗尿的猪脬缩泉汤等一批经验方，都是经得起考验的有效验方，成为后学者热衷仿效的的模板。案中的理法方药，思维有条不紊，配置精巧灵活，应用得心应手，具有可信的时效性和拓展延伸的前景。

中医是巧学，特色是中医彰显疗效、彰显优势的重要途径。邵先生行医一生，不断摸索、总结，最终形成了具有个性化特点的学术特色。从《三医集》一书反映出的内容看，他的特色中有两条是最为明确的：一是学宗万全思想，在认知这位在中医学史上占有举足轻重地位的儿科大师学术思想的基础上，能把他的思想复原、活化、创新，并在长期践行中有所发挥；二是以"治病必须顾护胃气"立论，提出"只有胃气健旺方可吸收运化药物，臻达病所，发挥补偏救弊之功效。若胃气衰败，不能吸收施布药力，即使神丹妙药，亦

毫无作用"的观点，并把它融化到所有疾病的防治之中。这
两大特色，在邵先生的手下妙笔生花，运用自如，使他在临
证中如鱼得水，左右逢源，取得了卓著的疗效，赢得了患者
的信任。

分量在书外，透过《三医集》这本薄薄的小书，我们比
较客观地认识了一位被称为"万密斋传人"、"医圣故里兴业
人"的老中医邵金阶，看到了在他率领下的长期活跃在大别
山深处的一支不懈努力、奋发进取中医团队。为这些踏踏实
实坚守着中医阵地、任劳任怨服务于基层民众的天使们说几
句公正的捧场话，应该！以上这些话，就算是这种情感的表
白。如果作者愿意，也权作一篇不成形的序言吧！

（本文见《亚太传统医药》2013，9（2）：1，《三医集》由湖北
科学技术出版社 2012 年 4 月出版）

一案一例都是情

——《万密斋医案选评》序

收到王咏初主任医师发来的《万密斋医案选评》电子书稿已有时日，应承他为该书撰写的序言却迟迟未能兑现。前几天，他又以"八月即可出版"的短信告我，显然是在委婉地催促了。一本十来万字的小册子，读起来本不算太难；但要真正读进去、读懂它、读出意境来，就不是一件容易的事了。前几年虽也陆续翻阅过他们寄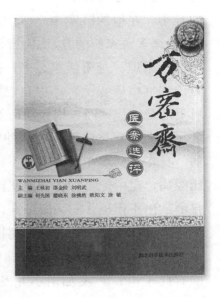来的《万氏儿科精华》、《万密斋医学全书》等书籍，但对这位明代著名医家学术思想的理解还仅限于皮毛；而万氏的医案多数穿插于其著作的章节之中，不对其著作进行认真、详细、系统的研究，这篇小序实在有点不敢动手的顾忌。已经答应了朋友的事，是不能失信的，又有"轻者重之端，小者大之源"（《后汉书·陈忠传》）的说辞，那就大着胆子走点捷径，从读万氏的医案入手来谈点对万全思想学习的心得。

"学必本于经，病必明于论，治必究于方。而能变通而无滞，斯能尽夫立医之意也。"（刘纯《医经小学·序》）万全作为公认的名医大家，想必这几点是足够具备的。顺着这条脉路，开始了对《万密斋医案选评》的阅读和思考。

"本于经"，是说读书学习的。透过《万密斋医案选评》，仿佛看到了万氏伏案读书，效法古贤，传承经典，创新发挥的身影。在他的医案中，《黄帝内经》的理，《伤寒杂病论》的法，诸多医家们的方，比比皆是。"悟之《本草》，参之长沙、河间、东垣、丹溪诸家之书，抽关启钥，探玄钩隐。"这是万氏在《痘疹心法》序中自己说的，他的确也是这样做的。可贵的是，他读经、用经，而不拘泥于经的理念。如治斗门之子出痘作痒案，万氏则从仲景治法中直寻答案："太阳经病，身痒者此邪在表，欲出不得出也，桂枝麻黄各半汤。阳明经病，皮中如虫行者，此肌肉虚也，建中汤。令嗣身痒正是痘欲出不得出，与太阳证同，非阳明肌肉虚证也。乃以各半汤内去桂、杏，加升麻、葛根、牛蒡子，一服而痒止，痘出甚密。留予治半月而安。斗门谢曰：'非达仲景之妙，安能有此子也？'"又如治小儿发搐痰壅案，有医坚持要用白饼子下之，理由是，此方是"钱（乙）氏下痰神方也"，万氏则坚决反对。他认为："尽信书，不如无书"，"盖人之有痰，犹木之有津，时令大热，草木流津，痰自热生，此明验也。痰犹水也，附气自行，过颡在山，岂水性哉？乃搏激使之也。今痰随火上，不知降火而反下之，损其胃气，胃气既攻，五脏俱损。"如此案中有论，论中说经，非如椽之大笔者，实难为也！

"明于论"，是说感知理解的。透过《万密斋医案选评》，贴心理会了万氏立志高远，聪颖敏捷，学贯古今，才华横溢的奥秘。论者，理也，"明于论"就是要掌握中医的基本思想、基本思路、基本方略，非此不足以称真医。辨证施治，理也，万氏宗之不移。在万氏医案中，同病异治、异病同治之法，随处可见。如治疗痘疹变黑案，他根据疾病表现出的不同病因病机，采取不同的处理方法，都达到了预期的结果：一例因只有两痘变黑，是为"痘疔"，外治即效；一例属热盛于内，采用内外兼治之法，而收清热凉血、泻火解毒之功；一例属疫毒熏蒸所致，病虽危重而未至归肾不治之"倒陷"，用益气疏表、凉血泻火之法，调治而愈。未病先防，理也，万氏多有发挥。如他用代天宣化丸的"预痘法"防治天花的经验，在种痘法发明、普及之前，不失为积极有效的防疫方法。四诊合参，理也，万氏应用自如。如治一官员之子的急症，"时医各以惊风治之，用抱龙丸、牛黄丸、苏合香丸，俱不效。"他观其面"两腮红"，闻其气"喘急"，求其因"伤食"，诊其脉"浮缓而濡"，即果断做出判定："不是风病，乃肺虚证也，诸医顾笑。予用阿胶炒成珠，一服二分，煎苏叶乌梅汤化服，三剂而安。张公大喜，厚赐而归，众医各有惭色。""明于论"得道，知其道者心明；用于论施术，精于术者技高，大医就是这样炼出来的。

"究于方"，是说临证实践的。透过《万密斋医案选评》，清晰觅知了万氏勤思细解，多行善变，事必躬亲，巧学妙用的足迹。名医者，明医也，民医也，万氏行医足迹，遍及荆楚大地，从他留下医案中的大量记录中，可直接看到的就有罗田、英山、黄冈、团风、浠水、麻城、郧阳等地区。救死扶伤，活人无数，不畏艰险，享誉千里。他是精通临床各科的全科医生，尤对儿科、妇科、痘疹的防治造诣深厚。他知识渊博，学验俱丰，撰写了100余万字的巨著《万密斋医学全书》。纵观其成名的要素，"究于方"当是重要的条件之一。何谓方？方向、方术、方法，一个字，治也。如何治？技不同，答案迥异：下工唯药是务，除此技穷；上工非药独为，天地效法。在万氏的医案中，德治、心治、食治、药治等，都是他视为不可或缺的路径。论德治，他说："贵贱用心皆一，贫富用药无异。"即便有人曾"嫉害"于他，但遇有病势危急不得已而请其治疗时，他仍表示"以活人为心，不记宿怨，欣然而往"。论心治，他力倡用精神安抚打开病人的心结；论食治，他创造出多种以食助药、以乳辅药的巧法；论药治，他认为："医道无他，药贵对证，病贵识证"。汤剂之外，还擅用膏、丹、丸、散等多种剂型；内服药物之外，还结合针灸、推拿、按摩、脐疗、贴敷、刮痧、药浴等多种疗法。因人因证，灵活施术，以人为本，效如桴鼓。

　　特别还要提及的是，万全严明的科学精神和严谨的治学态度。在治疗一名小患者的腹泻时，他"用四物汤合黄连香薷饮，乳母服之，以解其暑毒，初用四君子汤调六一散，与儿服之，以解其热；次用四君子汤合黄芩芍药汤以止其泻；三用白术散以止其泻；四用白术散加升麻以举其下陷之气；五用白术散加乌梅肉以收其滑泻之气，皆不效"，自觉"五法不中病，术将穷矣"。经过反复推敲、苦思冥想，"乃以黄连、木香、诃子、肉豆蔻、干蟾、使君子肉、砂仁等分为末，粟米糊丸，陈仓米炒热，煎汤下，调理三日，满头出热疮及小疖，身有微汁，渴泻俱止"。医非神仙，孰能无过！能如此翔实记录疾病治疗成功与失败的全过程，对败笔之作采取不掩饰、不回避和敢于亮丑的态度，实在令人景仰！

"迷人之迷，其觉也易；明人之迷，其觉也难。"（明·吕坤《呻吟语》）"迷"也罢，"明"也好，一本小书能把一位名医巨擘的成就做成微缩胶卷快速展现在读者面前，帮助多层次的读者加速对万氏医案的客观认知和普及，不能不佩服编著者的睿智和练达，不能不感谢编著者的努力与辛劳！他们所做的，不仅是对万氏原著普读和筛选的普通性工作，而且是对万氏学术认识和感悟的深层次挖掘工作，是一项具有创新性质的系统工程。书中的按语，是他们创新的亮点：或文短按长，拓展了原作的空间；或文长按短，浓缩了原作的精华。不以文字的长短论是非，而以内容的实用为标准，编著者踏实的精神、诚恳的人品、严肃的态度、扎实的功底跃然纸上，可歌可赞。

《万密斋医案选评》，是对名医万全的实在纪念，是对中医学术的有效传承。付梓之际，写上这些话，以为序。

（本文见《亚太传统医药》2013，9（3）：1，《万密斋医案选评》由湖北科学技术出版社2012年8月出版）

锋刃初露磨利剑

——写在《家庭中医药》杂志创刊 20 周年之际

新年喜事多，《家庭中医药》杂志也迎来了他们 20 岁生日的喜庆。"从 1993 年创刊，到如今的 2013 年，转眼已走过来 20 个年头。20 年在历史长河是微不足道的，但对于将青春和热情赋予他的人来说，又是漫长的。我们的杂志，就是这样从咿呀学语逐渐成长起来。""近期在国家中医药管理局举办的'第四届全国中医药优秀期刊评选活动'中，我们杂志在参加评选的全国 79 种中医药期刊中获得二等奖，

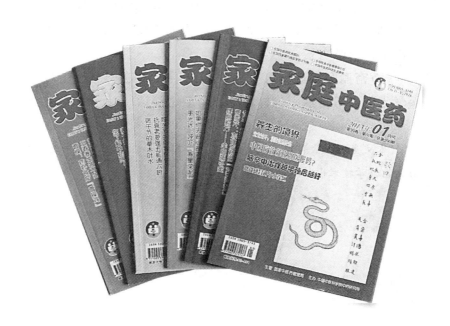

拔得科普杂志的头筹。这已经是我刊连续第四次在评选中领跑中医药科普杂志了！""新的一年到来，2013年的第一期也正巧是我们杂志的总第200期。20年的执著，200期的积淀，我们对读者朋友的祝愿始终不变：祝您身心健康愉快、家庭美满和谐。"(《家庭中医药》杂志2013年第1期《卷首语》)

透过这段话的激情和感慨、执著与骄傲，我们仿佛感受到了在期期杂志中飘洒着的浓浓墨韵、滴滴汗香，感受到了这本杂志中荡漾着的汨汨温情、孜孜追求！作为他们的忠实读者、作者和曾经的审读、评审专家，抑制不住的许多心里话欲一吐为快。

中医药文化和科学知识的传播与普及，需要大批的像《家庭中医药》杂志这样的平台，需要包括期刊在内的各类传媒的鼓与呼。一方面，通过他们的造势，让社会更广泛地了解中医、信奉中医、运用中医；一方面，通过他们的造实，让中医更扎实地服务社会、造福民众、促进健康。20年来，《家庭中医药》杂志正是坚持这样的理念不动摇，才赢得了读者的信赖和社会的好评。

如何把这本标明主体是"中医"的、服务对象是"家庭"的科普杂志办好？办刊理念和指导思想确定之后，内容、形式、表述手段、方法、效果等问题就显得非常之紧了。《家庭中医药》杂志的主编、策划、编辑们能够抓住问题的关键所在，勇于开拓、扎实进取，在办刊实践中逐步摸索出一条可行可循的途径。以我对这本杂志的多年阅读，最明显的感觉是他们在对几个关系的处理上是下了功夫的：

一是学术与科普的关系

学术与科普本是同一个问题的两个侧面，只是以不同的表现方法面对不同的对象罢了。没有学术，普及就失去了对象；没有普及，学术就无法得到推广。如何使艰涩的学术问题通俗化、使通俗的生活问题科学化，是期刊首先要解决好的问题。对象不同，表述的手法有异，这是交流、沟通的基本法则。科普的对象，面向的是社会公众，期刊要传播的内容和形式必须适合他们的口味、解决他们的需求。谁适应了这个法则，谁就能得到读者的拥戴；谁忽略了这个法则，谁将失去生存的基础。在坚持学术不跑调、普及不离宗的前提下，《家庭中医药》杂志不断研究并掌握常法基础上的变法，用既不脱离学术本质又最接近生活的语言、方法去适应读者的心理、感召受众的心灵，让科普知识入脑入心，变为他们自己的财富，因而也有了越来越大的读者群。

二是预防与治疗的关系

预防与治疗，是有密切联系的概念；所不同的是，前者重在以健康养生为目的，后者重在以防治疾病为目的。科普杂志，既要立足于预防保健知识的介绍，把与老百姓生活有密切关联的衣食住行的健康问题说明白、讲透彻，为国民健康素质的增强和生活质量的提高做出努力；又要把与健康直接关联的疾病防治的学问说明了、讲清楚，使受众主动防范和参与的意识增强，促使疾病发生率和危害的程度降低。鉴于此，《家庭中医药》杂志既注重于用大量的篇幅、活泼的形式、生动的语言谈吃说住、谈玩说乐，让读者得到一看就懂、一学就会、一用就灵的养生武器；又注重于把疾病谱不断变化下的多发病、常见病的防治知识教给读者，把深奥的医学道理变成可供普通民众掌控的医学常识，使期刊真正成为与他们心心相连的参谋和朋友。

三是偏方与正方的关系

偏方，多指在民间流传的，在一定区域内、一定人群中使用的防治疾病的方法，迄今还在民间占有一定的地位。问题是，这些偏方不仅有明显的地域性和个体化特征，而且良莠不齐、鱼目混珠，很难制订出统一的疗效标准，运用不当，就有可能对使用者的健康造成伤害。正方，是指在书在册的、在医生操持或亲自指导下的方法，多是经过一代或数代人长期实践、验证过的，安全问题是可以得到保证的。如何处理好二者的关系、把握好宣传的导向，是许多媒体都遇到过的困惑。《家庭中医药》杂志在立足中医辨证施吃、辨证施用、辨证施治的原则下，既坚持对读者进行中医主流理法方药知识的灌输，又不摈弃对偏方的采纳、宣传，并采取严肃的态度、应用科学的方法，对偏方进行去粗存精、去伪存真的分析、甄别，让它们成为正方的补充，发挥出应有的作用来。

四是引用与发挥的关系

在科普作品中引用古人的、同行的、相关学科的、国外研究的观点或成果，是增强对问题论述、论证可信性、说服力和广泛性的重要手段，这是毫无争议的事实。需要明确的是，这种引用是建立在作者原创思想的基础之上、能为原创作品提供有效服务的。因此，必须正确理解被引用内容的真实含义、确定被引用内容的科学性和合理性，认真考虑传播后可能引起的反映、影响和后果。《家庭中医药》杂志编选的文章，能坚持不从单纯追求趣味性的目标出发，力排那些低诉、庸俗、媚俗的内容，反对把脱离国情、脱离政治原则、脱离社会现实的东西不分青红皂白塞入到作品中去，更不把那些尚处于假设中、研究中、不确定的一家之言当做真理去传递，难得他们有这份对作者、读者、社会的高度责任感和事业心。

五是书本与实用的关系

老百姓讲求的是过日子，过日子就不能脱离现实，科普作品的主题必须向他们的这个基本需求靠近。一些科普文章不能把握这个基本点，习惯于从书本上、网络上去拼凑那些离奇的东西，片面强调某种食物的作用和效果，很容易对民众的正常生活造成误导。那些看似华丽的饽饽，因无法被受用而最终会遭到衣食父母们的白眼。如近年来最盛行的介绍养生食谱的文章，把本来一个简单的炒土豆丝变成了需要十几种辅材才能完成的复杂菜肴，除非家里有专门的营养师、保姆去操作，还得有较大的厨房才能完成，一般的家庭是没人愿意去为此大动干戈的。《家庭中医药》杂志在文章的选择上，注重服务生活、方便民众的观点，根据老百姓既简单又实惠、既科学又好吃的真实需要，让有关知识从书本走近生活实际，力争在专家的指导下为人们的生活添彩。

科普期刊，是广泛传播中医药文化和科学知识的有效手段之一。这种专家与读者的近距离互动，拉近了专家与大众、中医药学术与普及的距离，其效果是其他传播方式无法取代的。"狡诈者轻鄙学问，愚鲁者羡慕学问，聪明者则运用学问。知识本身并没有告诉人怎样运用它，运用的智慧在于书本之外。这是技艺，不体验就学不到。"（培根《谈读书》）要办好期刊，不仅需要真诚的敬业精神、深厚的文化底蕴、扎实的专业基础，还要有灵活的表现形式、生动的表达艺术和卓越的沟通才华，这不是一件轻松的事。《家庭中医药》杂志20年磨一剑，算是锋刃初露了。希望他们坚持不懈地磨下去，20年、200年，直至磨出一把金光闪闪的利剑来！

（本文见《中国中医药报》2013年3月13日、《家庭中医药》杂志2013，20（5）：5，《家庭中医药》杂志由中国中医科学院中药研究所主办、张瑞贤研究员担任主编）

一药一方系健康

——我看《家庭真验方》

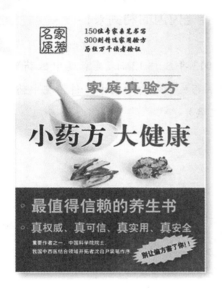

医药，是人类健康不可或缺的保护神。除了它的人文元素之外，其保护作用体现最具体的就在一药一方之中了。由《大众医学》编辑部编著、上海科学技术出版社推出的《家庭真验方》一书，反映的正是这一主题。这本只有258千字的小书，囊括了150位专家精选的300则验方，范围涉及内、外、妇、儿、骨伤、五官各科，可谓一个"小而全"的健康锦囊了。

该书出版之际，便接到了它的主要策划人、组织者、编写者——《大众医学》杂志编辑部副主任许蕾女士寄来的信，并把她认为是"从业以来最得意"的这份礼物送给了我。作为朋友的心爱，我不敢轻看，及至把它从头至尾翻看了两遍之后，就愈发觉得她的爱不是随口而出和凭空而来的，自己对这本书也有点爱不释手和心爱有加了。

心爱之一：对验方的定位有新意

验方，是生活实践的产物，这是毫无疑问的答案。一人用过有效的，谓之验；十人用之有效的，亦谓之验；百人、千人、万人用之有效的，更谓之验。它们因验而流传不衰，因传而被广泛应用，效果越著而传之越广，效果局限则传之受夭。其中，不乏文人记录的贡献，更不乏医学家整理、提高、推广和创造的功劳。因此，不能把验方简单地统以"民间"的定位，有的验方本身就是医学家们间接和直接经验的总结，一开始就担任着预防和治疗疾病的角色；不少民间验方也早已由粗放的原始状态进入了医学家的视野，成为医学殿堂中的成分。《家庭真验方》一书中所罗列的验方，有少数标明是来自民间的；大量的则是出自医家之手，许多还是院士、国医大师、知名医家的杰作。如中国科学院院士沈自尹治疗哮喘的"椒目胶囊"，是经过近千病例验证后而公布的；复旦大学附属儿科医院时毓民教授的"褪青筋方"，是在对1500例托幼机构小儿调查后编制出来的；国医大师朱良春治疗高血压病的足浴方，被不少人赞为辅助该病防治的"佼佼者"；名医钱志益用酒精棉球治疗痛经的验方，是上海中医药大学附属曙光医院妇科的传家宝；蜂蜜加萝卜缨防治口腔溃疡的验方，虽为民间习用，却得到诸多专家的认可，30多年前笔者就曾亲耳听到过耳鼻喉科泰斗耿鉴庭研究员的诚心举荐，上海中医药大学的葛德宏教授还结合现代科学的理论找到了新的根据……《家庭真验方》中大量的事实告诉人们，验方是医学的重要组成部分，从某种意义上讲具有基础和原创的性质，与教科书上的正规处方具有同等重要的地位，不是随心所欲的和可有可无的。整理它，责无旁贷；传播它，利国利民。该书的编著者，立意高远，使这本书有了新意。

心爱之二：对验方的诠释有新解

验方，受到人们的信赖，关键在验；一些验方不断受到质疑，关键也出在验的问题上。如前所述，验方中既有医学专家们长期临证中亲自总结出的经验和对民间经验的挖掘和整理，可信度相对较高；也有大量散在于民间，迄今仍在医学实践中占有一定地位的"野方"，可信度不能肯定。这是因为，它们明显存在着的地域性差异和个体化特征，且良莠不齐、鱼目混珠的状况，需要认真挖掘、整理、提高和规范，通过去粗存精、去伪存真的研究、甄别，才能使其发挥出应有的作用。不加辨识地盲目传播，可能会对使用者的健康带来危害。验方大体可以分为食疗和治疗两大类，前者相对比较宽泛，要力争做到"辨证施吃"；后者要求严格，必须做到辨证施治。"因为个人所患疾病、证候、体质都不相同，中药药性也有寒热温凉、升降浮沉，用之不当，适得其反。"（沈自尹《家庭真验方·序》）"对病家来说，不能因为这是正式文献报道过的验方就拿来自用。患者必须在中医指导下应用验方，切不可自行购药尝试，否则张冠李戴、药不对证的情况随时会发生，贻害无穷。"（周恩超《说说真验方和"假验方"》）"不少验方虽然有一定效果，但也不能乱用。如民间流传用蛤蚧治疗小儿哮喘有一定疗效，然剂量较大或长期应用，可能引起性早熟。"（时毓民《临床方和民间方都要用对路》）"千万不要因为爱好验方而偏废了正规的诊断、治疗，千万不要对验方寄予不切实际的过高期望"，"健康不可儿戏，验方不可乱用",要"学会理性地运用验方"(《家庭真验方·卷首语》)。透过《家庭真验方》一书编者和书中引用的医学专家们的这些论述,那些对验方内涵偏解、曲解和对验方一味迷信、不实苛求的倾向应当得到纠正和摈弃了。

心爱之三:对验方的传播有新路

《家庭真验方》一书所收入的内容,都是"《大众医学》自 1948 年创刊以来登载的专家亲笔撰写的验方,来源真实可信、经验难能可贵。尤其是经历岁月的沉淀,这些验方有的由几代读者验证、有的被各地基层医生运用改进,有的已成为现代临床的基本方,在安全性和有效性上有着无可比拟的优势。"(同前)书中既有"读者反馈,了解到别人怎么用",又有"编辑部点评,看到编辑前后的花絮",还有"新旧对比,看不同时代的专家和读者怎么评价"。这种编者与读者、专家与病家、期刊与书籍之间的多方位联合、交流与交融,拉近了医学与民众、理论与实践、说教与应用的距离,增加了医学知识普及的广度和深度,拓宽了医学知识的受益面,构架出了一个具有立体形象的多维传播模式。《家庭真验方》的这种有益探索,值得从事医学科普管理、传播者借鉴。当前,医学科普知识的传播还相对表现出形式单调、供需关系不对称等问题,各种传播途径之间更缺乏必要的配合与协调,从不同程度上造成宣传缺位、内容重复、说法矛盾、资源浪费等问题,亟待探索传播的新路子、沟通的新途径。人的健康和疾病的无限性与医学认识活动的有限性,决定了医学的多元性。当代中国医疗保健体系的建立,必然是中西医两大医学体系优势互补、通力合作的结果。科普工作,是中西医及中医与多学科结合的平台。从实现中华民族复兴、提高国民健康素质和人类发展进步的共同目标出发，中西医都需要有更多的大度、包容和团结精神。医学科学的普及，需要更多的中西医药工作者的积极投入，通过他们的努力奉献和创造性劳动，使这项工作朝着更加贴近群众、贴近生活、贴近社会的高目标有序发展。

"大音希声，大象无形"（《老子》第四十一章），小药方连着大健康。《家庭真验方》提供给读者的不仅是一批可供参考的验方，而且对如何正确认知、研究验方问题有积极的导向作用。我是这样认为的，于是就有了这样一段心里话，抖露出来与朋友们交流。

（本文见《健康报》2013 年 3 月 20 日，《家庭真验方》由上海科学技术出版社 2013 年 1 月出版）

任物强记的智慧

——喜读《中医治疗健忘理法方药精要》

2012 年岁末，国家中医药管理局第 3 期中医药文化与科学普及巡讲专家培训班在京举办期间，陈永灿先生给我介绍了他的一本即将面世的新作《中医治疗健忘理法方药精要》（河北科学技术出版社出版），听到这一消息，颇感兴趣。在医籍中，对某一病种的论述虽然随处都可以看到，但能把这些分散的论述汇集到一起进行参比、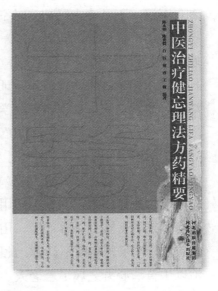
评价的书，相对就较少见了。大海捞针，还要进行繁杂的分类、分解、分析工作，实实在在是个费力气的活，没有一定的恒心和承受力是不会去选择这项工作的。永灿同志带领他的团队，"历时五载，三易其稿"，才完成了一本不足 20 万字的小书，可谓字句千金、篇章心血，足见他们的付出之多和工程之艰辛了。接到他快递过来书的那天，晚霞已现，但我还是迫不及待地翻阅起来，直至夜深还沉浸在对这本书的思考中。

这本书的主题，书名中已说得明确。全书四篇，一谓中医治疗健忘医论集要，二谓中医治疗健忘方剂撷菁，三曰中医治疗健忘药物精华，四曰中医治疗健忘验案选录。单刀直入，直击健忘一证；条清缕析，详说理法方药。未进入正文，便让人一目了然、始末洞悉了。

文献全面，是这本书给人的直观感觉。该书涉及之文献上自秦汉，下及清末民初，时空漫长，资料庞杂，检索一遍也不是易事。在这里，《黄帝内经》的理、《伤寒杂病论》的法、《神农本草经》的药、《千金要方》的治，悉数摆在人们面前，23种文献浓缩了古人治疗健忘一证的精华，展示了古人对该病的深刻、系统认识，表现出中医学治疗专病的技巧、心得。健忘之理，"血并于下，气并于上。"（《素问·调经论》）健忘之因，"忧愁思虑，内动于心，外感于情，或有痰涎灌心窍，七情所感。"（明·杨继洲《针灸大成》）健忘之法，"当理心脾，使神思清宁，思则得之。"（宋·严用和《济生方》）健忘之治，"心志有不定也，宜当补养心脾，用以天王补心丹之属；有问事不知首尾，作事忽略而不计者，此因痰迷心窍也，宜当清痰理气，治以牛黄清心丸之属；若老人、虚人，而遇事多忘，宜补养心血，治以养心汤、定志丸；若痴愚者，善遗善忘而不知事体者，宜开导其痰，治以芩连二陈汤。"（明·方谷《医林绳墨大全》）。健忘之药，如菖蒲益智丸、归神丹、读书丸、聪明汤、状元丸、健忘丸、生慧汤、存注丹、遗忘双痊丹等。透过这些入情入理、直观形象的精辟论述，使人们对健忘的认知一下子发生了从零散到系统、从个性到综合、从平面到立体的飞跃。

资料新颖，是这本书给人的明显感觉。一边是古方古法，一边是今人今病，面对这种时代不同、客体变异的不对称现状，如何看待传统经验的可信性和可靠性，不免会出现这样或那样的疑问。该书作者遵循中医学术的传承规律，一面把自古至今的丰富资料按时就序地罗列开来，使人们在阅读中逐渐进入对过程和内涵的了解；一面又把今人大量临床研究、实验研究的资料进行梳理、归纳，使人们在比较中看到中医与时俱进中的自主进步及在与多学科互动中取得的创新成果。如"抵挡汤为阳明蓄血证而设，后世医家在临证应用时多有发挥，治疗以健忘为主证的老年性痴呆"取得了可喜的收获；开心散是治疗健忘的常用方，其"改变大脑内部分子、化学物质活性和含量，增强记忆"的作用原理，已被实验研究的结果所揭示；归脾汤以补心脾、益气血为要，动物实验发现了它含有的提高记忆力的元素，找到了它在大脑中作用的靶点……书中引用的这类新资料，涉及到220多种书刊，可见编著者是下了呕心镂骨功夫的。这些资料的出现，无疑为中医药治疗健忘补充了新内容、找到了新证据。传统的经验，给人以充足的底气；新颖的知识，让人有坚定的信念。传统与现代拉手，表现了中医学在继承中发展、在发展中进步的独特优势。

评价客观，是这本书给人的重要感觉。青少年渴求有个高智商，中老年希冀有个好记忆，这本是正常的愿望。事实并不能尽如人意：要望子成龙，却望不出人人都能成为过目能诵神童的结果；想长生不老，也想不来个个都可变成鹤发童颜寿星的神话。显然，不愿使记忆衰退、不想让年龄变老的主观臆念，是违背生物进化中新陈代谢规律的奢望。《中医治疗健忘理法方药精要》一书，用先哲们的话客观地为人们解疑答惑：第一，生理上的健忘是不可避免的。"小儿善忘者，脑未满也；老人善忘者，脑渐空也。"（清•林佩琴《类证治裁》）对于人生不同阶段的生理变化，只能趋其势改善之，而不能从本质上改换之。第二，药物不是治疗健忘的唯一法宝。"因病健忘者，精血亏少，或为痰饮瘀血所致，可以药治之。若生平健忘，乃心窍太疏之故，岂药石所能疗乎？"（清•张璐《张氏医通》）药物在治疗健忘中是必要的、重要的，但不是万能的。有明确的病因，才能有针对性的治疗；反之，则不能滥用药物。第三，保持好的记忆力是个综合工程。"药固有安神养血之功，不若平其心，易其气，养其在己而已。"（明•王肯堂《杂病证治准绳》）造成健忘的原因是复杂的、多因素的，其中保持健康心态，是推迟健忘发生、缓解健忘痛苦、减轻健忘危害的最重要法宝。

"所以任物者谓之心，心有所忆谓之意，意之所存谓之志，因志而存变谓之思，因思而远慕谓之虑，因虑而处物谓之智。故智者之养生也，必顺四时而适寒暑，和喜怒而安居处，节阴阳而调刚柔，如是则僻邪不至，长生久视。"（《灵枢•本神》）聪明强记从哪里来？愚笨健忘如何改善？对于每个人都高度关注着的、事关民族素质的这一重大话题，《中医治疗健忘理法方药精要》一书，从老祖先认定的这个理儿说起，演绎出了一套完整的、具有小百科书性质的单病种中医治疗健忘的文本，应当说是一个带有创新意义的亮点。

（本文见《中国中医药报》2013年3月20日，《中医治疗健忘理法方药精要》由河北科学技术出版社2013年3月出版）

楚风汉韵唱不朽

——祝古装黄梅戏《李时珍》演出成功

3月6日，天安门广场华灯初放，伴着全国"两会"召开的春风，国家大剧院锣鼓铿锵，一台以我国历史上著名医药学家李时珍为题材的大型古装黄梅戏《李时珍》在这里拉开了帷幕。"手摇铃儿响叮当，蓝巾草鞋粗布裳，仁心仁术不为利，悬壶济世走村乡。"随着演员激情洋溢的演唱和舞台画面流光溢彩的变幻，一位活生生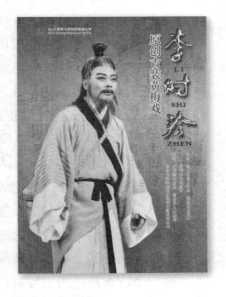的李时珍穿越时空，艺术地再现在观众面前。

"李时珍作为科学家，达到了同伽里略、维萨里的科学活动隔绝的任何人所能达到的最高水平"，"毫无疑问，明代最伟大的科学成就，是李时珍那部本草书中登峰造极的著作《本草纲目》"，"至今，这部伟大的著作仍然是研究中国文化中的化学史和其他各门科学史的一个取之不尽的知识源泉"（李约瑟《中国科学技术史》）。李时珍一生贡献卓著，最耀眼的当是他用心血和生命凝聚成的那本《本草纲目》。为了这部书，他风餐露宿，沐雨卧雪，走平原，翻深山，闯峡谷，涉江河，足迹踏遍了湖北、湖南、河南、河北、江西、安徽、广东等地，遍访农夫、樵哥、猎户、渔人，获得了大量的实物和资料；为了这部书，他"岁历三十稔，书考八百余家，稿凡三易"（《本草纲目·序》），倾尽一生之才华，在接近生命的极点时才完成了这一惊世骇俗的壮举。

如何用戏曲的形式在有限的空间内来展现这位伟人的壮丽一生，展现那部被王世充赞为"如入金谷之园，种色夺目；如登龙君之宫，直窥渊海。兹岂仅以医书觑哉？实性理之精微，格物之通典，帝王之秘录，臣民之重宝"（《本草纲目·序》）的历史巨著《本草纲目》，是戏剧《李时珍》创作要解决的关键问题。带着这样的疑虑，人们走进了戏里；带着看后的兴奋，人们放下了担忧，他们成功了！成功的背后，透出的是他们对李时珍相关史料的反复咀嚼和准确把握，对现实生活中人们文化情结、文化追求的细心琢磨和亲切贴近。在这部戏中，起码有三个特点是非常明晰的：

第一个特点是，历史与时代精神的融合。历史剧要尊重历史事实，达到历史回归与传承的目的，这是基本的法则。历史剧要反映时代精神，发挥积极的教化与启迪作用，这也是基本的法则。黄梅戏《李时珍》，正是遵循这样的法则，把具有"读书十年，不出户庭，博学无所弗窥"（《白茅堂集》）学风，"神而明之，机而行之，变通权宜，又不可泥一"（《本草纲目》）学理，"千里就药于门，立活不取值"（《蕲州志》）医德，诊法完备、脉术独特、破棺救人、起死回生医术的大医推到了前台，激励后人以这位"浮生不得半日闲，风霜沾染双鬓斑,本草分部趋完善,含辛茹苦亦觉甘"的医者为楷模,继往开来,发扬爱国奉献、刻苦敬业、学而不厌和以人为本、与人为善、团结友爱等优良传统,为强国兴邦、惠民福祉的人生境界去努力进取。剧中体现出的真、善、美的道德情操,与今人的审美取向、价值观念一脉相承,传递了民族进步的信息,讴歌了先进文化的理念,唱出了时代前进的音符,使之成为新时期文化强国、文化富国建设战略中具有积极意义的大雅之声。

第二个特点是,艺术与表现人物的融合。艺术有它自身的规律和特点,艺术归根结底是为表现人物服务的,这是不可颠覆的原理。用黄梅戏的形式来表现李时珍这样重大的历史题材,是颇具特殊意义的。因为黄梅戏的发祥地,就在李时珍生活的黄冈鄂东的这片热土上。天时地利人和,乡土乡音乡味,情感之外,给这部戏平添了不少具有与主题难解难分的亮点。"蕲州美,雨湖春水绿;蕲州美,荷池多鲜藕;蕲州是我一生恋,天伦之美不胜收。"唱词中迸发出的李时珍的这种自豪感,正是他扎根乡里、服务民众的动力和造就蕲医蕲药、《本草纲目》的基础,也是成就他走出蕲州、走向九州,"名山大川都踏遍,居无定所历艰辛,一生心血付本草,书稿完成已暮年"信念的精神源泉。戏剧的成功在人物,人物的塑造在演员,"欲代此一人立言,先宜代此人立心","心曲隐微,随口唾出,说一人肖一人,勿使雷同,弗使浮泛"(清·李渔《闲情偶记》)。用浓重"湖北腔"演绎故事的演员们,以他们惟妙惟肖的真功夫展示了剧中人的苦与乐,锤炼出剧中人的精与神。

第三个特点是，形式与现实生活的融合。表现形式是诠释内容的平台，这是实践的结论；现实生活是考量形式的标尺，这也是实践的结论。传统戏曲的市场，在漫长的培育过程中有着深厚的历史积淀，相对比较稳定，这是事实。面对新新人群审视观、认知方法的不断更新和传媒手段飞速发展的不断冲击，传统戏曲的市场也面临着发生萎缩，乃至逐渐失去受众群体的危机，这也是事实。因而，如何因时而变、改革创新，就成为传统戏曲无法回避且必须面对的话题。黄梅戏《李时珍》既把握了"以形传神，形神兼备；以繁代简，以一当十；按行规路，中规中矩"的戏曲本体的美学理念，又在这个"根基上努力寻求新颖的舞台样式，汲纳借鉴新兴和外来的有益养分，运用新的科技手段，进行新的艺术综合"。在保持黄梅戏细腻、活泼、豪放、清新特点的基础上，把汉剧、楚剧的声韵，京剧、歌舞的程式择优汲取进来，用激情的唱词唱腔、优雅的音乐曲牌、入眼的服饰道具，浪漫的布景灯光，打造出了一个适应今人观感需求的新作品（王蕴明《从京剧〈韩玉娘〉看传统剧目推陈出新》）。

百密一疏，在肯定黄梅戏《李时珍》成功创作经验的同时，也要看到这部戏存在的不足，有些甚至是比较重要的疏漏或缺陷。如对反映李时珍人生重大事件的选择上，一些有标志性的事件明显缺如，不免会造成人物思想内涵不足和形象高度不够的感觉；对李父李言闻的定位过于消极，有损于中国文化传承、中医道德传承的初衷和规律；李时珍与术士斗法的戏份太重，纹理也显得太乱，在一定程度上削弱或淹没了主人公主体人格精神的确立；舞台的抽象化设计与现实结合上有较大的缝隙，总体格调也显得暗淡低沉，缺乏水乡的地域特点等。希望有关方面能积极听取相关专家和群众的意见，通过不断的修改、补充、磨合、完善，使这部戏成为湖北文化战线的一出好戏、全国戏曲领域的一朵奇葩和中医药文化产品中的一个品牌。

（本文见《中国中医药报》2013 年 3 月 27 日，《李时珍》由中共湖北省蕲春县委、蕲春县人民政府出品、湖北省黄梅戏剧院演出。该剧曾先后获得第六届中国黄梅戏艺术节优秀剧目奖、第一届湖北艺术节暨第十届楚天文华大奖）

方便实用的养生法

——王敬系列作品《一刮灵》、《一拔灵》漫议

"刮痧拔罐儿，病去一半儿"，这是在许多地区流传很广的民谚。透过这条民谚，第一可以看到的是人们对刮痧、拔罐疗法的认可度，第二能够说明人们对刮痧、拔罐疗效的高度评价。把拔罐与刮痧疗法相提并论，是因为它们之间在产生基础、应用机理、使用价值等方面存在着密不可分的联系和较多共性特点的缘故。作为中国老百姓自己的创造，它们都是标准的土生土长的产物。因为其具有的方便、实用、效果好等优点，在长期的实践和历史的考量中逐渐有了广阔的市场。之后，经过诸多医家在理论上的反复研究总结和提高

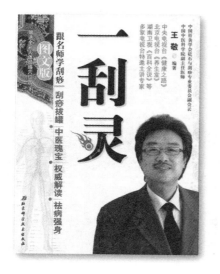
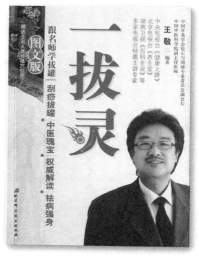

升华，使它融入到了中医学的范畴，成为中医的正式疗法了。远在唐代，就有了这两个专科的出现，有从事刮痧、拔罐的专科医生在为患者治病疗疾了。到了近现代，特别是在养生热潮一浪高过一浪的近些年，刮痧、拔罐方法由于它应用范围平民化的特点和作用效果宽泛的优势，愈来愈成为受老百姓欢迎的防治疾病的工具了。《中国中医药报》文化事业部主任王敬的《一刮灵》、《一拔灵》两书（北京科学技术出版社出版），正是在这一背景下应时而生的。围绕着这两本书内容的普及，作者还频繁在多家电视台亮相讲授、在微博上答疑解难，越来越多的人成为他的粉丝乃至"钢丝"。一个学中医医疗专业的学者，能够瞄准这样的主题，并坚持不懈地做下来，如果没有对这一事业的钟情、执著、投入、专心，是很难办得到的。由于工作关系，近几年我接触到王敬著作的机会不少：中华中医药学会优秀图书评选、北京市新年贺岁书推荐等，许多活动中都有他的著作露面。也曾有过为他的书写评的想法，但出于种种原因却一直未能兑现。最近这段时间，有暇拜读了他寄来的大作，压抑了许久的想法又一次萌动了。

通俗易懂，是《一刮灵》、《一拔灵》两书最显著的特点之一。把原本简陋的东西说圆满，是学术；把原本深奥的东西变浅显，是普及。这种由简单到复杂、由复杂到简约的不断演变、不断重复的循环链条，是社会得以发展、前进，学术得以光大、普及的无端履带，承载着人类的文明大踏步向前推进。中医学作为这个链条上的重要滚珠和销子，为人类的繁衍昌盛奠基，为民众的健康生活造福。刮痧、拔罐疗法，作为中医学的有机组成，简便效廉，更适宜于普通老百姓对健康保障的需要。王敬的这两本书，把教科书上那些相对显得艰涩的内容变成老百姓能看得懂的普通话教给读者，是一件实实在在有意义的事。他的书中，谈刮痧、拔罐的历史，文字不多，却一目了然；论刮痧、拔罐的原理，表述明快，还切中要害；说刮痧、拔罐的操作方法，条理清楚，预警可能出现的问题；摆刮痧、拔罐的具体应用，重点推介，传授一招一式的妙法。这些知识，"非常适合于家庭自我保健与治疗，一些小病、小痛自己就可以搞定"，难怪成为图书市场上的畅销书。

方便实用，是《一刮灵》、《一拔灵》两书的又一大特点。身体是自己的，经络、穴位都分布在自己身上，通过对机体经络、脏腑、气血聚集和出入体表相关部位的刮痧、拔罐，以达到强身健体和治疗疾病的目的是比较理想的途径，关键就在于如何去操作了。"确定施治部位，选用合适手法，掌握适度的手法是很重要的"，面对机体上的沟沟坎坎、凹凹凸凸，不少人都一脸彷徨。人体的经络系统网络全身，主要的就有15条；穴位近400个，从头到脚都有踪迹，如何能够够准确地找到那些能够增进健康、防治疾病的刺激点，往往成为老百姓望而却步的担忧。王敬的两本书，"尽可能地配了很多图，便于大家学习掌握"。如果按空间去计算，书中图片所占的分量比文字还大，用"图文并茂"来形容它，都有不能尽意的感觉。他的书中，用简明扼要的文字，就把相关经络、穴位的意义透析白描式地摆在读者面前；形象直观的配图，又把那些目视可达、触手可及的体表特征教给大家，有面对面、手把手的亲近感。一书在手，百病在握，方便实用，简便易学。

推陈出新，是《一刮灵》、《一拔灵》两书的第三个特点。中医学具悠久的历史、有丰厚的积淀、是宝贵的财富，需要踏踏实实、认认真真地去继承、挖掘，这是丝毫不能动摇的信念和原则。社会的进步，不断给中医学注入新的血液、拓宽新的视野、开辟新的天地，需要开阔胸怀、与时俱进地去发展、创新，这也是必须面对的时代挑战和遵循的客观规律。"三个指头一个枕头"的传统虽然不能丢弃，X光透视、血液检查、核磁共振成像技术也不能盲目排斥。就拔罐方法而言，"传统火罐的缺点表现在诸多方面：如口径较为单一（导致使用的部位相对有限），负压不易调节，怕摔易碎，质量较重不易携带，投火（尤其是罐内酒精燃烧）、闪火等手段可能出现病人被烫伤、烧伤皮肤的风险，这些原因都制约了传统拔罐疗法的发展"。王敬的书，既大胆提出了对传统疗法带有"不恭"味道的敏感话题，也说出了他个人的改进意见和自己的研究成果，这也是难能可贵的。有想法才能有行动，有行动才能有作为，中医学需要作为，首先是中医人自己的作为，王敬就是其中的一人。

《一刮灵》、《一拔灵》两本书，具有积极的推广和普及意义，北京科学技术出版社的编辑用"刮痧拔罐，中医瑰宝，权威解读，祛病强身"四句话概括了它的精髓，我完全同意。但愿刮痧、拔罐疗法能随着作者这两本书的传播，为民众的健康提供更加直接、更加有效地服务和帮助，我们期待着。

（本文见《中国中医药报》2013年4月12日，《一刮灵》、《一拔灵》由北京科学技术出版社2012年1月出版）

民间寻得宝贝来

——《大别山民间医方集》序

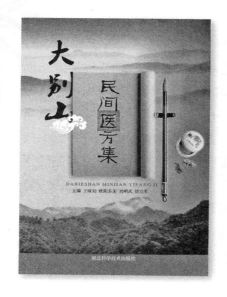

几个月前，在兰州的一次会议上见到王咏初先生时，他曾说过有一本书要请我作序的事，作为当年在湖北医学院二附院（现为武汉大学中南医院）进修学习时曾患难与共的朋友，我就不假思索地答应了下来。不想，他很快就把书稿发过来了，我的这个承诺就必须兑现了。

看了他的《大别山民间医方集》一书，眼前不禁一亮，原来这是他"从医四十年来，不断搜集整理民间偏、单、验、秘方，经临床反复验证，去粗取精，去伪存真，将行之有效的方药汇成一册"的心血之作啊！

《大别山民间医方集》一书，立足于对民间中医药法宝的挖掘、整理，涉及内、外、妇、儿、皮肤等临床常见病、多发病及地方性疾病等256个病种的单、验方800余首，应该说是个不小的工程。一位在当地中医院颇具名声、每天都要接诊几十名病人的主任医师，工作之余能把全部精力投向民间，这本身就是一件值得称颂的事。与那些把民间医方一概视为"不正规的"、"不可信"的，甚至不屑一顾的认识相比，更是难能可贵的。这正是作者"生在大别山脚下，早在儿童时代，耳濡目染山区人民缺医少药"，应用民间医方解决自身医疗保健问题的亲身感悟，也是他后来"立志学医，把解决广大人民群众的疾苦"当做自己终生使命的动力源泉。

民间医方，多指在一定区域内民间流传的、在一定人群中流行的防治疾病的方药和技法，由掌握该方的民间医者或民众自行操作，迄今还在民间占有一定的地位。好的民间医方，一般都具有三个特点："一曰贱，药物不取贵也；二曰验，以下咽即能祛病也；三曰便，山林僻邑仓促有之。"（清·赵学敏《串雅内编》）一方水土养一方人，一方草药治一方病。作为正规医学的补充，民间医方为维护一方民众的健康和解决民众看病难、看病贵的问题起到过重要作用。"有个发端处，所以生。惟其生，所以不息。"（王守仁《传习录》）民间医方的产生、流行和传承之所以能够具有很强的生命力，首先是因为它是与中医药学的原始状态同根同生的，后来部分内容被正规医学接受，并经过不断整理、升华进入医学的殿堂；部分内容则因为多种因素的制约（如发明者密不外传、传播途径不畅未引起医家重视、被证明效果不确切等）停留于局限性传播或开放性传播的自然状态。这种无声的互动和滚雪球式的循环，一方面使完善中的中医药学源源不断得到补充、丰富，一方面使民间医方仍处于原生的状态下得以保存和延续。从某种意义上讲，民间医方是中医药学酝酿、发生和实验、积累的摇篮，是中医药学实践性、人民性的典型体现，具有构造中医药学基础和原创思维的性质。

新中国成立后，人民政府对民间医方的挖掘非常重视，曾先后组织过像"百万献方"、"民间献宝"、"一把草药一根针"等大规模的民间医方医术抢救活动，通过专家考评认证、专门课题研究等手段，整理出一批可观的著作和成果，并将其纳入主流中医药学的应用范围，其作用是有目共睹的。随着中医春天的到来，近年来国家又连续出台了一系列政策、采取了一系列措施，在积极、慎重抢救、整理民间医方精粹，稳妥、有序解决全国现有的大约15万民间医药人员中具有一技之长者的出路问题上做了许多有开拓意义的工作，使民间医方的开发和利用发挥了更大的作用。

由于多种历史原因造成的民间医方长期处于良莠不齐、鱼目混珠的状态，一直无法得到圆满的解决，一些民间医方因为缺少规范的实践和科学的验证，加之其地域性和个体化属性的局限，在缺乏有效监督、无法问责的混乱状态下随意使用，难免会给使用者的健康带来一些危害。因此，对民间医方的评价和认知，一定要把握原则，区别情况，采取严肃的态度，应用科学的方法，引入中医的辨证施治原则，通过认真的研究、甄别，确定取舍。王咏初主任医师所做的，正是这种有意义的工作，需要更多医务工作者的积极投入。武断否认民间医方的地位、作用和盲目夸大民间医方作用、过分渲染民间医方效果的做法都是不妥当的，也是欠公允的，需要引起冷静的思考。

还要强调的是，整理民间医方的目的，不是要否认或削弱正规医方的地位和作用，恰恰相反，是在保证正规医方主导地位前提下，采取多种方法、多种途径丰富中医药学的举措，对中医药学的发展具有促进作用。《大别山民间医方集》一书，把疾病的"主证、病因、治法、方药与单验方联络为一体"，让民间医方作为中医正规治法的补充，给常规的治法增色添彩：如治疗慢性肾炎水肿，在应用常规药物的同时，服用民间单方甜柿叶，有利于蛋白尿的快速消除；治疗风湿类疾病，辅以酒姜鸡、鹿茸鸡等民间疗法，疗效显著；治疗鼻衄，配合独头蒜捣泥贴足心（涌泉穴）的民间偏方，收效快捷；治疗顽固性便秘，加用民间单方紫菀煎水口服，大便自通……如此种种，把有效的民间医方与中医的常规治法融为一炉，增强了常规疗法的疗效、缩短了治疗过程、减少了患者痛苦、找到了二者互助互补的切入点，具有一定的创新性，一举多得，何乐而不为！

《大别山民间医方集》一书，内容翔实、语言朴实、功夫扎实、使用踏实，写出了一位名老中医的临证经验和行医体会，对中医药工作者，特别是基层中医药工作者不无启示，值得一读。付梓之际，写上这些话，一为之贺，二作为序。

（本文见《亚太传统医药》2013，9（4）：1，《大别山民间医方集》由湖北科学技术出版社2013年3月出版）

神思妙笔画丹青

——《成功画集》跋

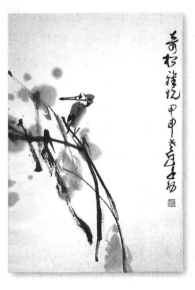

"风雨凄凄，鸡鸣喈喈。既见君子，云胡不夷？风雨潇潇，鸡鸣胶胶。既见君子，云胡不瘳？风雨如晦，鸡鸣不已。既见君子，云胡不喜？"这段话本是《诗经》中表现的久别之人见到亲人后的那种怀念、激动心情，用它来表达我们推出《成功画集》之后的感受，怀念成功先生的不朽业绩，回眸与成功先生的深情交往，也是颇为贴切的。

丁公成功，童年习画，青年成才，中年成名，60年笔耕不辍，练就了炉火纯青之绘画艺术，成就了他中华文化大使、全国知名画家的荣誉称谓。他一生作画无数，尤以花鸟画见长，仅近期搜集到的藏品就达2000多幅，其中不乏精华之作。这些作品有的见于《中国书画》、《中国画刊》、《中国收藏》等国内20多家报刊之上，有的多次在北京、上海、广州、西安、南京、郑州等地举办的国内知名画展活动中展示，有的被收入有关文化部门主编的《中国花鸟画十大名家》、《中国名家艺术》、《中国艺苑》等大典中，有的被韩国、日本和我国内地省份及台湾等地的社会名流和书画爱好者珍藏，有的则是先生轻不示人的得意之作，此次在《画集》中首次亮相。观画思人，成功先生无愧于"当代艺术界颇具代表性的一些艺术家"中的一员，"对他们的艺术作品风格进行宣传展示，以参加国际交流"，对"弘扬和提升中华民族文化在世界上的影响"必将产生积极的作用（世界知识出版社《中华文化大使·序》）。

"君子体物而知身，体身而知道也。涧松所以能凌霜者，藏正气也；美玉所以能犯火者，蓄至精也。"（宋·曾慥（《道枢·五化》）成功先生坚持继承的主线，一生苦读各家著述，遍拜多家名师，把传承书画文化作为终生的追求和目标。为练字，他临过《张猛龙碑》、《曹全碑》、《毛公鼎》等金石之作；为练画，他拜过关山月、方济众、陈大羽等书画大师。还曾与国家美协主席刘大为、前书协主席沈鹏及著名书画家周韶华、张宗彪先生同台献艺，获得过他们的真传和启迪。在他的笔下，古与今无缝对接，书与画相映生辉。

"有真性情，须有真涵养；有大识见，乃有大文章。"（清·王永彬《围炉夜话》）成功先生坚持创造自己的风格，他遵古人而不泥古，创新路而不离宗，仿名流而不照搬，学他人而不硬套，在综合中汲取百家之长，在感悟中形成自己的套路。看他的字，真草隶篆风骨俱存，刚柔并蓄，遒劲隽秀，于无声息中成一篇，有画的情趣；赏他的画，墨粉油彩风格纷呈，中西合璧，简约豪放，在不经意间为一幅，有字的风韵。有人评价他的作品有内涵深沉的儒雅，不拘一格的洒脱，超前创新的时尚。

2010 年 12 月 8 日，无情的车祸夺去了这位勤奋、善良、和蔼、礼让的艺术家的生命，享年 78 岁。他的离去，给他从事并投入的事业带来莫大的损失，给他的亲人、友朋和喜爱他的粉丝们带来极大的痛惜！哀悼之后，周围人更多想到的是如何对他成就给予宣扬和褒奖、如何对他精神加以传播和纪念。于是，由他生前的十余位故交、挚友王俊民、王山亭等与其亲属代表达成共识，组建专门的编辑委员会，担负起为先生编辑、出版一部画集的重任，以弘扬先生学术，告慰先生在天之灵。一年多来，编委会成员经过对先生遗作的详细清点、筛选、分类、编次，初步形成了画集的初稿，并做成样本，广泛征求业内外名家和专业人士的高见，对初稿进行认真的修订、删补、完善，最终形成定稿交由河南美术出版社印制发行。这就是《成功画集》问世前后的基本情况，期望它能够得到读者朋友们的顾盼和支持。

成者，功之渐；功者，成之极。成也者功，功也者成。《成功画集》，是成功先生一生成就的缩影。它的出版，既实现了成功先生"回顾耕耘，墨香有迹，同仁指教，朋友赏玩"的夙愿，也是周围人对他的最好纪念。如先生地下有知，也一定会同我们共享这一喜悦的。

写上这些话，算是对成功先生的一个交代，也是对关心他的人的一个交代。

（本文是受中共河南宝丰县委党校原副校长王俊民先生之约，为宝丰籍画家丁成功先生的遗作《成功画集》撰写的跋，《成功画集》近期将由河南美术出版社出版。）

吾说吾书

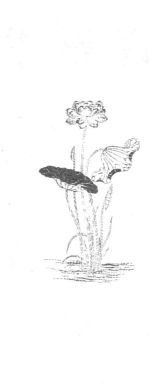

书中自有千钟粟

——《书之悟》卷首语

书是人类的朋友，"饥，读之以当肉；寒，读之以当裘；孤寂，读之以当朋友；幽忧，读之以当金石琴瑟。"（宋·尤袤《遂出小稿》）"几案罗列，枕席枕籍，意会心谋，目往神授，乐在声色犬马之上。"（宋·李清照《金石录·后序》）"人读等身书，如将兵十万。"（清·彭兆荪《读书》）我对古人的教诲深信不疑，一生与书结缘：读

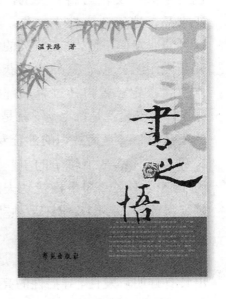

书、教书、写书、编书、评书，在与书的纠缠中求生存、过日子、找快乐、消忧愁，自觉是一种绝好的享受。或许，这正应了英国哲学家、作家和科学家弗兰西斯·培根的话："读书使人充实，讨论使人机敏，写作则能使人精确。"（《论读书》）

我读的书很杂，医学的、哲学的、文学的、史学的、农桑的、地理的等，皆有兴趣，且都能从中找到自己的所爱。进入书中陶醉，跳出书外遐思，"始当求所以入，终当求所以出，见得亲切，此是入书法，用得透脱，此是出书法。"

（宋·陈善《扪虱新话》）我教的书专一，除多少涉足点文字学外，就是中医学了。传点师道、讲点感悟而已，并无多少创造。我写的书大大小小也有几十册，有自撰的，也有与人合写的；有主编的，也有担任策划的；有中医药学术类的，也有中医药文化与科普类的，还有文学类的。不过是些泛泛之品，愧无几本惊人之作。我编的书有限，主要是为出版界的朋友们帮忙，文史哲类的书籍都参与过。结识些朋友，开阔点眼界，也有意外的收获。我评的书不少，一是由工作性质决定，曾担任过有关部门委托的对中医药图书的审读工作，审读就是挑毛病、就是品头论足，算得上是"评书"的范畴吧！二是为熟识的部分专家、学者、朋友、弟子作序、写评，大体都是抬轿子的事。这些序、评，虽然都是些三两千字的小文，却是极费功夫的活计：要写就得读，要写好就得读透，圈圈点点还是颇动心思的。对序、评之类内容的构想，更是重要的环节，我不想用那些落套的程式去应付差事。说点肯定与否定的套话是必要的，最要紧的是如何写出具有鲜明启发性、导向性的亮点来。有影响的书评、书序，不仅要有与书共存的价值，附着于书中；而且要有独立生存与传播的个性，影响于书外。古人云："有真性情，须有真涵养；有大识见，乃有大文章。"（清·王永彬《围炉夜话》）我属于两者都不完备的写手，尽管对每一位朋友的嘱托都是尽心尽力去操作的，最终拿出来的也未必是受人待见的上乘之作，实乃心有余而力不足故矣！俗话说："没有金刚钻，不揽瓷器活。"因而，我不敢随意接受更多朋友的约请，又坚持不了解其人品不写、不读其书不写、读不出味道不写、没有自己的观点不写的信条，这种迂腐和固执，或许在有意无意中伤害和得罪了一些朋友，这使我深感无奈和不安，也时时产生对人不起的自责。

摆在读者面前的这本小册子，主要是近年来我撰写的部分书评、书序的选集，大都是见于报刊的旧作，是基于不少好心朋友的撺掇而决定出版的，特别要感谢为出版提供实质性支持的学苑出版社医药卫生编辑室的陈辉主任。把这本书定名为《书之悟》，缘于其中的文章都是我读书的感悟。"吾读人书"，是我为他人的著作撰写的评、序；"吾读吾书"是我为自己的著作撰写的序、跋，这两部分构成本书的基本框架。此外，把部分专家为拙作撰写的几篇序、评也收录在书中，以"人读吾书"之题名之，旨在记录他们对我的关爱和支持，展示他们超凡的意境和脱俗的笔法，以为我的纯笨之作有些弥补、添些光彩。所有这些评、序之作，有着共同的传递读书心得、传达作者理念、传播文化信息的作用，一并收之也觉合理。文章的排列，是以在报刊发表的时间为序的，没有任何刻意的成分。每篇文章的末尾，都注明了发表文章的报刊和该书的出版单位，以表达对新闻、出版界朋友们辛勤付出的谢意。部分文章在发表时曾被删改或改变了表述形式的，结集时均恢复了原貌，以使作者的初衷在本书中得到充分的表达。毫无疑问，书中的观点仅是个人的管窥之见，讹误之处难免有之，本人随时准备着聆听各方贤达们的高明之见。

"两眼欲读天下书，力虽不逮志有余。千载欲追圣人徒，慷慨自信宁免愚。"宋代文豪陆游的这首《读书》诗，是他

73 岁高龄时写出来的，读来使人怦然心动。我小他十稔，虽为庸碌之辈不敢与其比才，其读书之志倒是可以学得的。志于书，痴于书，苦于书，悟于书，受益于书，此生足矣！

（本文是为《书之悟》一书撰写的卷首语，《书之悟》由学苑出版社 2010 年 1 月出版、5 月重印）

寻觅民谣谚语中的中医药文化

——《民谣谚语话养生》自序

谚语是什么？为什么要研究谚语？谚语与医学有什么关系？这是研究者需要回答的三个主要问题。

关于谚语的定义，可以见到的答案大概有几十种。有的是对其实质的诠释，有的是对其要素的说明。《辞海》说，谚语是"熟语的一种，是流行于民间的简练、通俗而富有意义的语句，大多反映人民生活和斗争的经

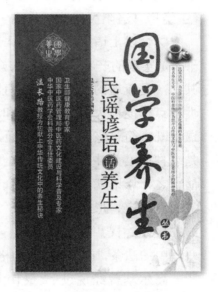

验"。《新华词典》说，谚语是"群众中广泛流传的现成语句，多数是人民群众长期生活和斗争经验的总结，用简单、通俗的话表达出深刻的道理"。《现代汉语词典》说，谚语是"在群众中间流传的固定语句，用简单的话反映出深刻的道理"。有学者认为，谚语"是人的实际经验之结果，而用美的言词以表现者，于日常谈话可以公然使用，而规定人的行为之语言"。（郭绍虞《谚语的研究》）有学者认为，"凡为增强语言效果，而把屡试不爽的生活经验总结出来，用以喻世明理并

在词上较为定性的直语常言"，就是谚语。（李新建等《成语与谚语》）有学者认为，谚语"是劳动人民集体创作并广为口传的艺术语句，是群众智慧的结晶。它积累了人民大众在长期生产斗争、对敌斗争和社会生活中的宝贵经验，具有鲜明的讽喻性、训诫性、经验性和哲理性特征，富于教育意义"。（王经华《洛阳民间谚语集成·编者的话》）

综合以上诸家之见，谚语起码是要具备如下条件的：其一，是实践的产物，是人民大众长期生存和斗争经验的总结；其二，是流通的公用语，具有深厚的群众基础和强烈的实用性特点，能被大多数人理解和认可；其三，是简练优美的缩语，既言简意赅，又通俗易懂，还为大众所喜闻乐见；其四，是老白姓心目中的道德信条，具有鲜明的教化、启迪作用。简言之，谚语就是由人民大众创造又为人民大众利用的，意义相对确定、形式相对稳定、表述相对固定，拥有永恒生命力的民意、民声、社会之声。"是国民心理中的经典，国民心理中的法条，国民心理中的格言。"（齐如山《谚语录·序》）

高尔基曾经说过："最伟大的智慧，在语言朴素中。谚语和歌谣总是简短的，然而在它们里面包含着可以写出整部书的思想和感情。"（《高尔基文学书简》）在中华民族文化精神的具体承载形式中，谚语属于最具民族性、群众性，最具生命力的民间文化之一种。作为"人类口承文学，是远古吹来的风，携带着久长而深厚的历史信息和文化因子，从物质内容到文化习俗、从精神方式到哲学信仰，无所不包地、光彩夺目地透析出古代人民的生存方式、生存想象和审美意识，一代又一代地传递着民族心理的密码"。（夏挽群《洛阳谚语歌谣集成·前言》）它一经形成，便不胫而走、广为传播，经过历代的陶冶，成为我国优秀传统文化中得天独厚的精神财富。通过谚语"普及祖国的历史知识，弘扬民族优秀的传统文化，向社会提供营养丰富的精神食粮，将对提高中华民族的素质，增强民族的自信心和凝聚力，具有积极意义"。（袁行霈等《中国历史文化知识丛书·总序》）

我国谚语的数量之多、质量之高、范围之大、历史之久、运用之广泛，在世界文化史上是独步的。这些谚语，像满天星斗，难以数计，仅见于清代《古谣谚》从古籍中辑录来的已近3000条；而在有清以后形成和整理出的新谚，恐怕就远远不止这个数目了。谚语最早出现于周代的典籍中，"由各种经史子集下来的为最多"，"既都是大众常说的话，当然就是民意，就是舆论"。周、秦、两汉做文章有爱用谚语的习惯，"未尝不是重视民意的一种表现"；唐宋以后古文轻视谚语，则"未尝不是因为君权太重，轻视民意的意思"。对于谚语，"唐宋以来的小说、笔记、戏曲、大鼓、小曲等等，都极乐意用的现象，倒无疑给读者，特别给青年读者一个启示：恰到好处地利用谚语，岂不是给我们的作品平添文采"？（齐如山《谚语录·简介》）

强烈的思想性之外，谚语具有明显的个性化语言特点和特定的表述功能。"如果要准确地揭示某些或某类谚语的功能，要想借助谚语来理解民众的思想、观念并保证这种认识最大限度地接近事实，就必须同时关注谚语应用的语境以及相关的问题。"包括对"谚语的语言、语言使用的技巧（如象征、隐喻等）、相关的民族情等等有足够的了解和掌握，才可能

进一步地理解该谚语"。（安德明《近二十年来的谚语研究》）
休养生息作为人类最基本的社会实践，围绕在它周围的谚语，自然会表现出色彩斑斓、熠熠动人、质朴纯洁、耐人琢磨，涉及到大众社会生活的方方面面：既有关于人类生存环境的，如"地绿天蓝，益寿延年"、"花香鸟语，心旷神怡"；关于人类生存方式的，如"生男育女，男功女力"、"讲究住房，心情舒畅"；关于饮食习惯的，如"吃饭防噎，走路防跌"、"吃盐莫过咸，吃糖只求甜"；关于养生养性的，如"笑一笑，少一少"、"心躁则热，心静自凉"；关于劳动和体育锻炼的，如"活动身体强，懒散面皮黄"、"道路不走草成窝，坐立不动背要驼"；也有关于对疾病预防的，如"开窗通风，百病灭踪"、"病从口入，祸自口出"；治疗的，如"治病求本，斩草除根"、"良药苦口利于病，忠言逆耳利于行"；康复的，如"三分治，七分养"、"吃血补血，吃肾补肾"等。这些内容，统属于健康的心理＋健康的生理＋健康的社会适应状态＋健康的道德观，这一大健康观下的医药卫生范畴。

　　医学谚语，大都具有哲理清晰、医理确实、思路明快、诗意芬芳的特点，不仅能使人有知识的获取，而且能给人以美妙的享受，寥寥数语就可以把人带入充满乐趣的医药文化境界中去。为了表现其自我的价值，谚语运用和调动了各种修辞手法。生动的比喻，是谚语中运用得最典型的手法之一："刀越磨越快，脑越用越灵"，以磨刀的运动喻用脑的学问；"打铁还要亲兄弟，知冷知热是夫妻"，以打铁需要的密切配合，喻夫妻间的和谐关系。艺术的夸张，是谚语中运用得最亮眼的手法之一："一天一口酒，能活九十九"，把酒对益寿的作用上升到九极之数；"唾沫一口，价值千斗"，把人们不经意的唾液夸大到千斗之价。他如形象的借代、亲切的拟人、逼真的摹状、鲜明的对比、巧妙的对偶、趣味的回环等手法，都在谚语中被普遍运用。物理已成，则以物喻人；事理有说，则以事援人。一些本来枯涩难解的问题，立时就被谚语的无限魅力软化了。难怪有人赞誉说："好的医学谚语是科学的诗、防病的药。"

事物的两面性规律是无法逾越的，伴随着谚语特殊表达效果而来的，是它的"水分"问题和如何处理好这些水分与医学学术的关系问题。"四季不离蒜，不用去医院"、"十月萝卜小人参，家家药铺关大门"等，强调的都是事物的一个方面，不能把大蒜、萝卜当成包治百病的良药；"石榴止肚痛，简单又易行"、"生姜拌蜜，咳嗽可医"，说的是石榴、生姜、蜂蜜作用的一个侧面和与它们功能相对应的那些腹痛、咳嗽，既不是腹痛、咳嗽治疗的唯一方法，也不是这些药食兼用之物功能的全部。谚语的泛指性，与中医学辨证施治的理论、因人因时因地而异的治疗思想，是颇有距离的，不能用纯医学的观点去看待它、理解它、应用它。换句话说，医学谚语不能与医学科学划等号。另外，谚语还具有鲜明的地域性特点，大量古代谚语的指向，都是以黄河流域的时序和节令为基点的。譬如"正月茵陈二月蒿，三月割了当柴烧"、"正月二月三月间，荠菜可以当灵丹"的说法，如放在湖广地区，时段上可能要提早一个月左右；要放在华北地区，可能就得推迟一个月左右；如放在东北地区，可能就更要向后推迟了。

谚语属于俗文化的范畴，部分谚语不可避免地会显露出随意流俗、言之失当的现象，有些甚至是在传达着完全错误的信息，出现与医学理论无法接轨的鸿沟。"饭后一支烟，胜似活神仙"、"妈妈嘴馋吃兔肉，孩子患病长兔唇"、"脚踏一星，能管千兵"等，显然都是受到古代历史、科学条件的限制，认识局限的产物。对于这样的谚语，一般不要采取"一概否定的态度，而应采用扶正纠偏的原则，取其合理内核，纠正其不科学的因素，运用科学知识，对其加以改造或重塑，使其获得新的生命而被继续使用。既要讲清其谬误所在，引人走出误区，又要拨乱反正，就地改造，'借题'创出科学的新谣谚来。"（张中义《谣谚新解见卓识》）于是，就有了"饭后一支烟，难做活神仙"、"孩子兔唇不兔唇，无关妈妈吃兔肉"、"脚踏一星，难管千兵"等这类由旧谚语脱胎、改造而来的新谚语的诞生。当然，对于那些反映封建没落思想、与时代主流意识形态完全相左的谚语，是要毫不吝惜剔除的。社会进步、科学发展的进程，也必将催化、创造出能够反映新的生产力与与生产关系、反映人们思想动态和生活需求的崭新谚语来："昔日小米养红军，今日小米健身心"、"甘蔗甜又甜，清热又消炎"、"筷子一转，成千上万"等，显然都是新的历史背景下的产物。这既是历史的必然，也是历史留给后人创新、整理的机遇。这种不断发生着的以继承、发展、破旧、立新为特点的新旧谚语的融会运动，在接受社会洗礼和自我完善中时时发生着嬗变，最终形成了其经久不衰的定格。中国文化与世界其他文化、传统文化与现代文化，"曾经发生并将继续发生交流、碰撞与融合，研究中国传统文化，没有纵览古今、通观世界的眼光不行。我们必须抱着历史的

态度、分析的态度、前瞻的态度、开放的态度，从事发掘与研究工作"。(袁行霈、吴同瑞《中国历史文化知识丛书·总序》)

作为我国世代劳动人民同疾病作斗争过程中的经验结晶，医学谚语中的大部分内容曾经为中华民族的繁衍昌盛做出过莫大的贡献。尽管科学发展到了今天，大量谚语中所包含的经验之谈对防病治病仍不失为有效的方法，继续被人民大众所广泛采用，充分证明了谚语所特有的人民性、实用性、科学性、延续性和生命力。中医文化的研究工作，应把对医药卫生谚语的挖掘、整理、甄别包含在内，使这些土生土长反映民间医学的谚语，成为医学科学的补充，成为具有中国特色的医学科学的一部分，为中国乃至全人类的健康服务。

1980 年始，作者开始从古书辑录、民间传说和各种媒体宣传的资料中搜集有关医药卫生方面的谣谚，并利用传统医学、现代医学和相关学科的知识进行有针对性的阐释工作，力图使它们成为有题而题文结合、有骨而骨肉一体的完整板块。这一工作，得到了众多媒体和出版界朋友们的支持，曾先后被吉林人民出版社、中国医药科技出版社三次出版、发行。出版前后，还被《家庭医学》、《新村》、《农家乐》、《医学科普》、《大众医友》、《现代生活保健》、《大众健康》、《大众医学》、《科学养生》、《养生月刊》、《家庭中医药》、《中华养生保健》等期刊和《洛阳日报》、《郑州晚报》、《今晚报》、《上海中医药报》、《中医护理报》、《家庭医生报》、《中国医药报》、《中国中医药报》、《健康报》、《光明日报》等报纸连载或选载，有不少报刊至今还在继续使用着这组作品。在 1996 年出版的《河南新文学大系》和同时套编出版的《河南儿童文学大系》

中，其中的 6 篇文章被作为"科学小品文"类别的唯一代表作收入书中。该书的序言中，评价这些文章"是一组非常出色的小品文，医学知识的信息是非常之大的，又有浓厚的文学气息，科学知识与古诗、民俗交织在一起，叙述得娓娓动听，使人既学到了医学知识，又获得了艺术美的享受，在全国都是难得的好作品"。对于这些过誉之词，作者实在愧不敢领，但其对科普作品地位和作用的肯定是令人振奋和鼓舞的。

时过境迁，转眼就是 30 年。出于作者对民俗文化的酷爱，和《健康长寿与民谣谚语》相伴问世的"民"字号作品已陆续出版了五、六种，得到了不少读者朋友的支持和肯定。按照与时俱进的观点，早有对这些作品进行系统整理、修改的想法，但一直未能付诸实施。新书《俗言俚语话养生》完稿之际，中国中医药出版社的朋友们又一次提出了建议，看来是到了非下手不可的时候了。系统整理后的这套丛书，拟冠以"国学养生"的通用名，分别以《民谣谚语话养生》、《俗言俚语话养生》、《民俗风情话养生》、《民歌诗词话养生》、《成语典故话养生》等渐次推出，成套奉献给读者朋友。

《古谣谚·序》中说："欲探风雅之奥者，不妨先向谣谚之途。"作者虽已兴致勃勃地踏上了学习"谣谚之途"，但尚未得到多少真正的"风雅之奥"。何况，这些书虽属医药卫生的范畴，却涉及文学、史学、哲学、天文、地理、工业、农桑、商贾等各个领域的知识和古今中外的大量史料，作者对所从事的医学专业还把握不准，对于其他学科的知识则更显得孤陋寡闻。能否把人民大众长期创造出的民俗文化与科学知识结合之后再回献给人民，给他们的健康生活提供一丝温馨或清凉；能否以涂鸦之文引出璀璨宝玉，对中医药的科学普及起到一点垫足铺路的作用，尚属作者的愿望。有一点是毫无疑问的，即医学科普事业的前程一定会如日中天、蒸蒸日上，因为社会进步和人民健康需要它。

（本文见《中国中医药报》2010 年 4 月 19 日；《民谣谚语话养生》为国家中医药管理局 2010 年专门立项的中医药文化课题的研究成果，由中国中医药出版社 2010 年 4 月出版，之后又连续 3 次重印。2012 年 6 月，在国家新闻出版署、国家中医药管理局举办的首届全国优秀中医药文化科普图书推荐活动中，该书被评为 15 种优秀读物之一）

关注休闲文化中的健康问题

——《休闲养生：休闲文化里的健康话题》导语

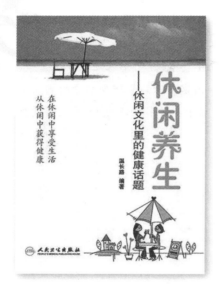

休闲，是人类生活的基本特征之一。它不仅是反映生产力水平高低的标志，而且是衡量社会文明的重要尺度。快速发展的时代引起的人的价值观的调整和变化，使它越发成为全人类高度关注的领域。有关专家预测，具有全球意义的大众化休闲时代正在到来。我国假日制度的不断完善，也为休闲文化的发展注入了活力。如今全年法定的节假日就有 115 天，休闲在人们的生活空间中占据了 2/3 的时段。休闲正逐步由过去长期的边缘化偶态向一般化的生活常态过渡，休闲文化正在成为人们不断满足自身需要的一种文化创造、文化欣赏、文化建构的生命状态和行为方式。

从生存学角度看，休闲文化直接影响到人能否完整、全面、健康地发展自我的问题，以使自己更明智、更舒适、更充实、更幸福地生活。或者说，人们必须通过对自我人性的彻底感悟，确立崭新的价值观、生存观和发展观（成素梅《休闲文化的历史演变》）。因此，深刻认识和研究休闲文化与人类健康生存的关系，必然要成为社会，特别是医学界正视的命题之一。

一、休闲文化考辨

休闲，在文字语言学中是"休"与"闲"的联合。《说文》的解释是："休，息止也，从人依木。"意为人在劳作之余，倚靠于树木或依树而坐的休息。"闲，阑也，从门中有木。"意为在门外设立栅栏，确定界线，表示的是家的范围之外的广阔空间。可见，休闲是闲暇与自由的结合，是劳动者在生产活动、生活过程中生理、心理的间歇，是实现恢复体力和心理平衡的一种手段和人们所追求的一种生命形式。目前，较为认同的休闲概念是，指人们从工作和生活的压力中超脱出来，在闲暇时间自愿从事各项非报酬性的自由活动（吴永江《中国传统休闲文化对现代休闲旅游的启示》）。

休闲与文化是不可分离的，正如马克思所指出的，休闲的自由空间属于"个人受教育的时间，发展智力的时间，履行社会职能的时间，进行社交活动的时间，自由运用体力和智力的时间，以至于星期日的休息时间……"（《资本论》）在马克思看来，发展休闲文化是人类全面发展自我的必要条件，是现代人走向自由之境界的"物质"保障，是人类生存状态的追求目标（马惠娣《关于休闲文化的理性思考》）。也就是说，休闲文化是人们在业余闲暇时间，经过充分自由选择和纯粹爱好所致用于自我享受、调整和发展的观念、态度、方法和手段的总和（谢洪恩《论我国休闲文化生态系统的构建》)。

我国古代的休闲思想与实践丰富多彩，休闲文化体现在哲学、宗教、文学艺术及人文情怀、民间习俗等各个层面，当然也包括与生存、生命、生活休戚相关的医学领域。古代的休闲是以农业的视角立论的，具有明显的自然特性和季节性节律，大都是安排在农闲时节或农忙冲刺前的短暂调整或休整。这种相对固定的规律，是造就和形成具有民族特色的节日休闲文化的基础，它不断在实践中得到发展和延伸，以致成为中华民族生存形式的构成和情感依托的要素。它形成的文化归属、自信、自豪感，对于民族的认同、社会的和谐起到了重要的维系和促进作用。节日休闲的文化背景，是以饮食起居、社会交际、娱乐体育为中心的，并且具有浓厚的时令和节俗特色，尤其是与"吃"有关的特色（如春节的饺子、元宵的汤圆、端午的粽子、腊八的粥、中秋的月饼等）。在漫长的历史长河中，儒家、道家文化对休闲文化的形成和文化风格的确立发挥了巨大的推手作用：儒家诗词抒怀、书画言情、著述立言和道家亲山近水、琴棋勉志、隐逸修行的休闲之道，都极大地丰富了休闲文化的内涵，提升了休闲文化的品位，拓展了休闲文化的意义，传承和发展了休闲文化的精髓。

人类文明与史俱进，休闲文化与时俱来。休闲与文明结伴而行，成为人类的一种具有重要文化价值的思想境界。回眸历史，休闲文化与社会的进步始终是呈正向比例挺进的：经济生活越丰富、科学技术越先进、社会文明程度越高，大众对休闲文化的渴望和需求也就越高，休闲文化的形式、内容和发展速度也就越快。其中，对健康的要求与日俱增，并且呈现出由低档次的消极应对向高水准、深层次的积极追求不断升级的趋势和求宽松、求舒适、求快活、求自由、求幸福、求和谐的演变状态。休闲文化也曾受到过多种世俗偏见的不公正指摘和戏谑，被扣上"闲生是非"、"玩物丧志"的帽子，让人们避之若浼，只有口是心非地去偷着寻乐、偷着找玩、偷着休闲，也因此影响了它的进程。追古抚今，人们越来越认识到健康、高雅的休闲文化对于愉悦身心、陶冶情操、缓解压力、提升生活质量的作用是要紧的和不可或缺的，研究休闲文化与健身健心、修身养性、健康长寿的关系，是大众生活的迫切需求。《休闲养生——休闲文化中的健康话题》一书，就是应这个"运"而生的。

二、休闲文化中的健康话题

休闲文化，是人类社会传统文化的继续和现代文明的创造，是社会物质文明和精神文明的结晶。它是以个人的文化修养为背景，以探求和享受文化生活为目的，以获得现实生活中个人的心理满足、精神愉悦、身体康健为目标的生命活动过程（张顺《保护传统节日文化，构建大众休闲文化》）。它具有悠闲自得、顾虑最小、感觉最放松的共享性特征，使人于淡泊宁静之中尽可能摆脱物欲的牵累，知足常乐、旷达处事，从中获得心灵的高度自由，用乐以忘忧的生活方式进入人生的最高境界，实现人的全面发展。这种躯体与精神统一、主体与客体统一的要求，正是新的健康观——健康不仅仅是机体不发生疾病，而且包括健康的心理状态、健康的社会适应状态和健康的道德观所折射出的全部内容和中医养生学及预防医学的基本精神。

休闲文化涉及的范围很广，养花种草、观鸟钓鱼、养狗喂猫、饮酒品茶、化妆美容、聊天对话、旅游交际、登山攀岩、舞拳弄棒、游艺耍斗、诗词歌咏、琴棋书画、收藏集邮等都是它涵盖的对象。作为人们生活的有机构成，休闲正随着人们生活水平的提高、养生保健热的升温而呈现出日趋热闹的局面。休闲文化形成之中就已嵌入的与健康相关的基因，决定了它们之间无时不发生对接的法则：既包括休闲对健康的正向支撑，也包括休闲对健康的反作用力。对于这样一些问题，有的人说得清楚，有的人说不清楚，有的人部分清楚部分不清楚，有的人根本就是混混沌沌的一头雾水，人们亟待得到有关健康休闲、健康养生的科学指导。

为了说明这一问题，不妨选取与人们生活关系最密切、普通人参与最多的一些休闲、养生项目为例来加以论述：

种花植草，是人们熟悉的休闲活动。花草能造福于人，美化环境、防风固沙、丰富生活、充实医药等都是它的好处，而一些花草中的毒素、花粉引起的人体过敏症和不同环境下如何实现人与花的和平共处等问题上，并不是所有的人都能说得明白的，因此受到花草之害者不无例证。

运动游艺，是人们喜爱的休闲活动。它们能给人以愉悦、轻松、享受、健康，这是大众所公认的，但不同的运动和游艺项目有不同的规则、不同的技巧、不同的适应面和禁忌症，有的还带有一定的风险性，甚至还会对人的健康带来威胁和危险，这并不是所有的参与者都清楚的，因此受到运动游艺之苦者也不是没有。

　　书画歌乐，属于高雅的休闲文化。净化心灵、陶冶情操、增长智慧、历练人生，都是它们显现或潜在的功能，但它们的学问不仅在书的读法、画的笔法、字的写法、棋的下法、歌的唱法、舞的跳法、乐的奏法上，还在于如何解读、如何掌握、如何吸收、如何应用的科学上，这些也不是所有参与者都能够心领神会的，弄不好也会生出点乐极生悲的事来。

　　有关休闲消遣的内容，还涉及侃大山、嗑瓜子、喝咖啡、染指甲等难以尽述的诸多类项。论其利人未必尽能知，说其害人也未必皆能晓，知其然而不知其所以然者未必没有，受其害而不知其过者也未必新鲜……

　　面对如此五花八门的问题，健康休闲需要正确路径，健康养生需要科学引领，如何让大众弄清概念、掌握要领、避害趋利，从休闲中获得健康享受，从养生中获得健康知识，是许多人既关注又困惑的问题。在当前的书刊和宣传中，对这些知识虽有一些零星的介绍，却还缺少系统的覆盖和相应的深度，有人说这是"健康养生宣传中的一个遗憾"。《休闲养生——休闲文化里的健康话题》一书，正是基于这一出发点去架构的。

　　本书设"种花植草"、"运动游艺"、"书画歌乐"、"休闲消遣"等四个专题，包括休闲文化与健康养生相关的短文93篇，基本可以涵盖日常休闲活动中的常见内容。在保持中国传统文化优势的基础上，把现代生活方式中的一些内容（如上网、瑜伽、美容等）也写了进来，用中医、西医乃至多学科的知识进行阐释。既考虑到能为中老年人接受的特点，也力图为年轻人打开一扇通向休闲文化乐园的大门。

三、对休闲文化的理性思考

胡锦涛同志在中国共产党第十七次代表大会的报告中指出:"要坚持社会主义先进文化前进方向,兴起社会主义文化建设新高潮,激发全民族文化创造活力,提高国家文化软实力,使人民基本文化权益得到更好保障,使社会文化生活更加丰富多彩,使人民精神风貌更加昂扬向上。"休闲文化作为文化建设的重要领域,必须以社会主义先进文化为指导,以提高人们的生活质量、精神境界、道德情操为目的,引导大众选择健康高尚、注重品质的休闲方式,提升休闲文化的品位(曾长秋《休闲文化的困境与超越》)。

能不能对休闲文化进行正确的认知和公正的评价,是首先要解决好的问题。休闲文化所包含的内容,不是一种无意义、无目的的游戏人生,而是一种重要的人生态度和境界。它提倡的是广泛参与,看重的是人的心理状态和生活状态,强调的是对生命过程的体验。在现实生活中,休闲只有合适的,没有最好的。每个人只要能选择适合自己的休闲方式,享受个性化的休闲,目的就达到了。在休闲问题上盲目跟风,是不理智的行为:一些人将休闲奢侈化,把能够经常出入高档酒吧、咖啡厅、健身房、美容院、高级餐厅,拥有高档住宅、名牌轿车,可以时常参与攀岩、自驾车旅游和高昂的高尔夫球等贵族运动等作为休闲的追求,这显然是不可取的;一些人将休闲庸俗化,把沉溺于虚拟的网络生活、泡麻将屋、赌钱财运、参与涉黄活动,乃至尝试毒品等作为休闲的追求,这显然也是不可取的。因为它们超越了现实生活的水平乃至道德的底线、法律的界限,最终得到的肯定是丢失精神的空壳样休闲，结局将是可悲的，甚至是非常危险的。必须明确，休闲行为的自由选择，不是无所限制的为所欲为，而是以接受某种程度的不自由为前提的。还要指出的是，休闲带有文化品位的特征，选择什么样的休闲方式，参与哪种内容的休闲活动，都是一个人接受教育的程度和拥有文化的品位的具体表现。面对外来文化的冲击，中国传统休闲文化的吸引力正在被削弱，人们在接受西方文化中可供学习、借鉴的合理元素的同时，必须看清他们在传播休闲文化、企图操纵世界休闲潮流中所大肆宣扬、推销的与中国国情格格不入的休闲伦理观、休闲价值观及对我国年轻一代可能构成的严重冲击。

　　由休闲行为联系到健康养生，在对待养生问题上，中国传统文化向来是以"天人合一"的理念、人与自然和谐相处的伦理精神和尚静重养的方法为指导思想的。中医学强调"以顺为养"的养生观，即养生要体现以随心、随意、随时、随缘的主导理念，不能有太多的"刻意"成分。人们如果能够做到心情顺（养精调神，铸就健康支柱）、饮食顺（合理饮食，打造健康基石）、体力顺（强身健体，增添健康动力）、保养顺（科学用药，充实健康保障），何患之有？这就是中国人在数千年实践中总结出的行之有效的信条，是中医独具特色的养生观。对于这一观点，古人的说法是非常明确的：南朝时期著名养生学家陶弘景说："若能游心虚静，息虑无为（养精神），服元气于子后，时导引于闲室（健体魄），摄养无亏（保饮食），兼饵良药（善药物），则百年耆老是常分也。"（《养性延命录·序》）他还借古代寿星彭祖的话说："道不在烦，但能不思食，不思声，不思色，不思胜，不思负，不思失，不思得，不思荣，不思辱，心不劳，形不极，常导引、纳气、胎息耳。"（《养性延命录·教诫篇》）《吕氏春秋》中的提法更加直接："何谓去害？大甘、大酸、大苦、大辛、大咸五者充形，则生害也。大喜、大怒、大忧、大恐、大哀五者接神，则生害也。大寒、大热、大燥、大湿、大风、大霖、大雾七者动精，则生害也。故凡养生莫若知本，知本则疾无由至矣。"（《吕氏春秋·尽数》）很显然，中国传统的养生思想是朴素的、朴实的，是竭力反对做作、炒作，也不需要做作、炒作的。联想到一些现代人脱离国情、民情、中医学科之情，奢谈什么养生术、养生法，把养生说玄、说杂、说繁，说得脱离实际，说到人们无所适从的地步，不是感到太令人担忧也太悲哀了吗？中国的养生宣传亟待整治、亟待规范，中国人的养生理念急需回归到中国文化、中医药文化的氛围里来。

"生活的马车，制止不住地载着我们向前奔驰——我们对现实的态度就是如此。但是，当我们到了驿站，寂寞地踱来踱去等待马匹的时候，我们就会注意地观看那也许根本不值得注意的每一块洋铁牌。"（车尔尼雪夫斯基《生活与美学》）在忙忙碌碌的人生中，人们容易为了追求现实目标而忽视生命的本质和人生的意义。当人生旅途中到处可见的五彩宝贝成为过眼烟云之后，才后悔没有及时发现它们或发现了它们未能随手把它们捡起来珍藏的时候，往往为时已晚。休闲文化，是注入人生每一步、伴随人生命全过程的滋润液、营养剂，享受休闲，不是到了老年时代才能拥有的专利；养生健身，是建在人生每一步、伴随人生命全过程的加氧点、充气站，不能用"明日复明日"的推辞去应对。《休闲养生——休闲文化里的健康话题》一书，希望能与大众健康休闲、健康养生的呼声发生共鸣，与读者朋友们互勉，也希望得到医界同仁们的帮助和指正。

（本文见《中国中医药报》2010年4月21日、《中医药文化》2010，（4）：43，《休闲养生：休闲文化里的健康话题》由人民卫生出版社2010年7月出版）

破解民俗风情中的医学密码

——《民俗风情话养生》导言

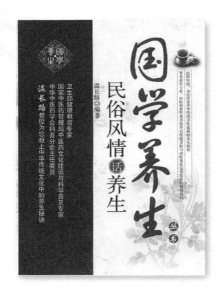

　　民俗，是一个民族精神、文化、心理、行为现象的综合反映。它作为民间文化的重要构成，与上层文化一起蕴结成中国传统文化的多彩背景。有人说，没有民俗的民族不可能有完整的文化。民俗，又是一定社会和生产力条件下的产物，它伴着历史的变革和前进，始终传播着正义、友爱、自重、勤俭、诚实、团结的主题，起着维系民族传统、规范社会行为、教育子孙后代、保持社会安定、推动历史前进的作用。它在意识形态中的影响，有时是法律和法规作用所达不到的。人们民俗心理的形成，是伴随着一代代人的成长在无声无息中完成的；同时也不断被一代代人进行完善、加工、补充、改造，从而巩固了它坚如磐石且无可替代的地位。它具有口头传播、灵活多变、集体实施等特点，它体现出的统魂摄魄作用，在中国传统文化的主旋律中铿锵鸣响于历史发展的始末。

民俗，从字面上讲，是"民"的，是"俗"的，是产生于民，服务于生活的，这是其主题的一面。但同时也是"官"的，是"雅"的，是受制于上层建筑的约束，又丰富着上层文化发展的，这是其实质的一面。可以说，中国文化的基因，无论是政治的、经济的、物质的、精神的、社会的、心理的，无时无处不存在着它折射出的影印。因此，民俗的本身是非常复杂的。在认识其积极作用的同时，也必须看到由于阶级烙印、历史背景、科学条件和认识能力限制等诸多因素，使它在形成和演变过程中沾上了唯心、迷信、落后、愚昧等非科学的沉滓和糟粕，这正是一些不合时宜的陈规陋俗得以产生和延续的温床。如何正确认识它、改造它、剔除它，是人类思想革命的长期任务，也是中国文化向前发展的重要标志。这与一些人所持的历史虚无主义与民族虚无主义的偏见，肆意亵渎和否定祖国传统文化的错误观点相反，承认落后、正视现实，正是发展健康向上的民族文化、传承和完善优规良俗的科学态度。

俗话说："百里不同风，千里不同俗。"不要说一个世界、一个国家，就是同一民族、同一区域内，民俗的表现形式也是千种百样的。它既包括社会生活文化中的家族、社会、交往、婚丧礼仪习俗，也包括物质生活文化中的衣食住行、生产、交易习俗，还包括民族传统中的信仰、岁时节日、游艺竞技、语言艺术等诸多方面的习俗。可以说，民俗是一部缩写了的民族史、社会史、生活史。

健康，是人类共同关心的问题。虽然一个人的一生是短暂的，但生存的每一个环节上都离不开健康的信息。随着社会的进步、科学的发展和人们主体意识的觉醒，对这个伴随着人生历程、困扰着人生轮回、决定着人生命运切身问题的关注程度，也越来越凸显出来。打开民俗史，我们可以看到健康问题的过去、现在和未来，民俗中所表现出的所有内容，无论是有益的、有害的，还是说不清利害的，差不多都能找到与健康问题互相联系的纵横脉络。这正是作者要研究民俗风情与养生关系问题的由来，也正是本书的中心命题。

什么是健康？最普通、也是最基本的回答是"不生病"。它起码包括预防疾病的发生、阻断疾病的发展、保障机体的康复这三个方面的内容。这些内容，在民俗中表现得非常充分。如饮食中的素食习惯、从多种食物中全面摄取营养素的习惯、通过节日改善生活，补充营养的习惯；行为中保持环境卫生的习惯、进行季节性防疫的习惯、锻炼身体和防范气候突变的习惯；医药中的食疗养生习惯、用验方防病的习惯、以多种医疗手段驱邪除病的习惯等，都是反映积极的预防医学思想、防患于未然的健康民俗。反映治疗疾病的民俗更多，与健康的关系也更直接。如一些民俗中对醋、大蒜解毒功能的运用，对姜、羊肉祛寒功能的运用，对蜂蜜、荔枝补益功能的运用，以及生活方式与健康关系的认识，对保护大脑、清洁牙齿与强身健体关系的认识，对舌、耳、腰等组织器官生理病理问题的认识等，全是民俗中医疗科学行为的具体体现。民俗中涉及康复医学的分量相对较轻，但记载是明确的。如有关病后的补养、锻炼、劳动量限制、饮食禁忌等，说的都是康复医学的基本要求。"健康就是不生病"的观点，是在相当长时期内、在相当多人头脑中存在的认识健康问题的基石，因此也是民俗中有关健康问题的主调，比较切实地反映了一定历史条件下人们对健康问题的认识和实践水平。

心病算不算病？自然灾害和社会问题带来的损害与人的健康生存有没有必然关联？许多类似这样问题的提出，与传统的健康概念发生了冲撞。人们逐渐认识到，健康不仅仅是机体不生病，还应当包括健康的心理状态和良好的社会适应状态在内的更多内容。健康人，是健康机体＋健康心理和人格＋健康的自然和社会适应状态＋健康的道德的综合。这一思想，在民俗中也渐渐显山露水了，它既反映了科学水平和认识运动的不断进步，也是民俗适应社会前进步伐和文化发展需要的自然趋势。虽然，在与健康相关民俗的整体内容中它还显得羽翼未丰，但其代表的、象征事物发展的主体作用，已足以令人振奋和眼界大开。本书在选材时，有意加重了这方面内容的选取，以与人们已经更新或正在更新的健康观接轨。如情绪对健康的影响、科学养老的学问、家庭环境和社会氛围与人身心健康的关系、心脑疾病的非药物疗法等内容，都在传统健康含义的基础上注入了心理医学和社会医学的新汁液。

电污染、光污染、酸雨等生产力发展带来的新问题和艾滋病、安乐死、计划生育等医学领地里的新概念，对传统健康定义的挑战接踵而来，也促使与之相适应的民俗关系必须跟着发生变化。对这些人们关注的问题避而不谈，不符合历史的辩证法，而及时认识并正确导入它们，对中国文化的发展是有积极意义的。基于此，本书特意收入了在传统观念看来似乎与健康"不沾边"的问题，如脑死亡标准的讨论、生育问题的是非观、新疾病谱对人类健康的威胁等，以期人们能用发展的观点去看待民俗、重新认识民俗和用科学的观点推动民俗的进步。

如前所述，尽管一些民俗在后世的运用和演变中只有形式而少有或根本不再有原来的含义了，但"入乡问俗"之风在今后相当长时期内可能依然显得必要和重要。作为与健康养生相关的民俗，除了它具有积极的社会学意义外，尚具有与人类休养生息相关的更重要的科学意义，就更具有加强研究的价值。如何把两个分属于社会科学和自然科学范畴的问题组合在一起，是一门颇具学问的课题。叫它边缘学科也好，交叉学科也罢，在它们的结合部做文章成为近年来许多学者感兴趣的问题，也越来越受到普通人的关注。本书作为向读者宣传科学知识的普及性读物，也尝试着从这一点切入了。全书分为饮食坊、养生堂、医疗窗、药物苑四个部分，分述它们与民俗风情关系的方方面面。对于所引用的民俗，"用"是主要目的，有据可考的则考之，有人已考的则借之，暂无从考据的则不加考证。只要是与健康养生有关的内容，不分国内、国外、民族、区域，只管拿来。从总体上看，还是国内为主、汉民族为主、常用的民俗为主。对于所阐述的医学道理，原则上以大家公认的统一教材、通常说法为主要依据，也注意收入国内外的新学说、新进展、新思路。书中大量引用了有趣味的传说、故事、成语、典故、民歌、诗词，运用了文学的夸张、比兴、拟人化等众多手法和散文的表现技巧，揉进了抒情和写意，在给读者传播相关科学知识的同时，也力求写出能让读者读出兴趣的文字来。

　　本书中涉及的内容，是作者数十年积累和研究的结果，十年前成书并分别在数十家报刊上陆续刊出，受到了读者的垂爱和呵护。这次作为中国中医药出版社的《国学与养生》系列丛书推出之际，又做了比较系统的梳理和较大的修改，力争以新颖、通俗、形象、实用的新面目奉献给读者，希望能为民众的健康养生带来更多的益处和乐趣。

　　（本文见《中国医药报》2012年3月23日，《民俗风情话养生》为国家中医药管理局2010年专门立项的中医药文化课题的研究成果，由中国中医药出版社2010年11月出版。2012年6月，在国家新闻出版署、国家中医药管理局举办的首届全国优秀中医药文化科普图书推荐活动中，该书被评为15种优秀读物之一）

挖掘民歌诗词中的健康信息

—— 《民歌诗词话养生》前言

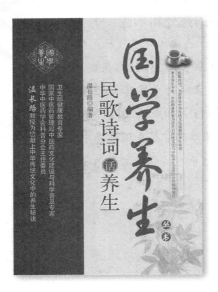

民歌诗词，是人类发展史上最古老、最基本的文学表现形式之一，是人类社会发展进程的真实记录和缩影。它们具有强烈的民族精神、民族意识、民族性格、民族心理素质和民族审美情趣等丰厚的文化内涵。民歌诗词是劳动的产物，是劳动人民求生存过程中所从事的一切活动在艺术领域里的反映，是艺术的主要源泉。虽然在学术界还有游戏说、摹仿说、宗教说、天性说、梦幻说、灵感说、功利说、本能说等五花八门的说法，但最本质的、最实际的仍当归"劳动说"莫属。它符合人类的进化史，也与恩格斯"劳动创造了人本身"，然后才有了"拉斐尔的绘画、托尔瓦德森的雕刻以及帕格尼尼的音乐"的论断相吻合。不过，"劳动"的概念在这里是广泛的，它包括的既有与生存相关的基本方式劳动生产，又包括与生存方式相关的衣食住行、爱情社交、繁殖生育、宗教信仰、文化娱乐等，其中也包括人民同疾病作斗争的相关内容。可以说，"劳动说"所包含的基本上是人民生活的全部。从古今中外的大量民歌诗词作品中不难发现，无论是反映劳动过程的劳动歌，还是反映各种仪式的诀术歌、节令歌、礼俗歌、祀典歌、酒宴歌，以及各种体裁的时政歌、情歌、儿歌、历史传说歌等，无一能超脱上述的界定。

鲁迅先生说过："歌、诗、词、曲，我以为原是民间物，文人取为己有。"无疑，他说得是对的。民歌与诗词之间，确实是一种源与流的关系。有人形象地把民歌比作诗词的"母亲"或"乳娘"，这种说法也不是没有道理的。从渊源上考，屈原的《离骚》、宋玉的《九辨》等骚体诗，是脱胎于楚国民歌的；曹操、陶潜的四言诗，是从《国风》中学来的；汉魏、两晋文人的五言诗，深受汉魏六朝乐府民歌的影响；唐代的五言绝句，是由南朝《子夜歌》、《读曲歌》等形式发展而来的；七言绝句也是来源于民间的《竹枝词》、《柘枝词》、《柳枝词》的。之后，五代至两宋兴起的词，元、明时期兴盛的散曲，清代复兴的新乐府，乃至近代、现代的新诗词，无一不是民歌传承、熏陶、感染和影响的结果。历史上的诗词大家们，没有不以民歌为鉴的，许多作品中甚至明显流露出民歌的痕迹。民歌与诗词，是同一家族中带有血缘关系的亲骨肉，二者间在实际运用中互相糅合、互相转化、互相影响的状态是无法避免的。这正是作者要把它们放在同一本书内、研究它们与健康养生关系的出发点。

民歌诗词作为人类社会发展的日记，它不可能把关系人类生老病死的健康问题排除在外，不可能不反映出人类同疾病作斗争的重要内容来。打开有文字记载的历代民歌诗词一看，果然贴满了与人类健康养生有关的印花："目昏思寝即安眠，足软何妨便坐禅。身作医王心是药，不劳扁和到门前。"这是白居易的诗，他说的睡眠生理与心理疗法及药物治疗的关系，简直就是医学专家的语气；"世人个个学长年，不知长年在目前。我得宛丘平易法，只将食粥致神仙。"这是陆游的诗，他说的食粥的益处和从中反映出的食疗思想，至今看来还是进步的；"生死中年两不堪，生非容易死非难。剧怜病骨如秋鹤，犹吐青丝学晚蚕。"这是郁达夫的诗，他对人生中年健康危机和中年人心理的剖析，非常切合实际且具有远见性；"山歌不唱忘记多，大路不走草成窝。快刀不磨黄锈起，胸膛不挺背要驼。"这是湖北民歌唱的，他说的锻炼与健康的关系、驼背与挺胸的关系，如今看来也是经验之谈；"醉月悠悠，漱石休休，水可陶情，花可融愁。"这是吴西逸的曲，他对水和花与人类健康关系的认识，是非常超前的大卫生观……像这类说药论病、说防论治、从生理说到病理、从养生说到康复的与健康有关的民歌诗词，比比皆是。

我国古今民歌诗词中还有许多直接运用民歌诗词治疗疾病的内容，把民歌诗词作为治病的一种有效手段。唐代诗人李颀"清吟可愈疾，携手暂同欢"的话，说的是民歌诗词治病的事；枚乘《七发》中吴客不用"药石针刺灸疗"，而用"要言妙道"治愈楚太子疾病的记述，也是这一道理。陆游为头痛不愈和忧愁难解之疾开出的处方是："不用更求芎芷药，吾诗读罢能醒然。""闲吟可是治愁药，一展吴笺万事忘。"苏东坡开出的养生方更妙："正当逛走捉风时，一笑看诗百忧失。"他的处方只有两味药,"笑"和"看诗"。杜甫也当过诗医生,当得知一位客人罹病时,他说:"诵吾诗可疗之。"于是,客人就反复朗诵"予璋髑髅血模糊,手持掷还崔大夫"之句,果然疾病得愈。还有一位患失眠症的落第秀才向杜甫问道,杜甫仍以诗为方,送诗一首,让他一边读一边实践。诗中写道:"长馋长馋白木柄,我生托予以为命。黄精无苗山雪盛,短衣数挽不掩胫。"秀才按照他的要求,边采药边吟诗,道理明白了,心里的疙瘩解开了,身体健壮了,失眠症也痊愈了。从表层上看,吟诗、歌唱是一种气功锻炼行为,由抑扬顿挫、节奏分明的朗诵或演唱引发的深呼吸运动,能起到气归丹田的作用,以达到"精神内守"的效果。从深层次去认识,民歌诗词内容中蕴含着的哲理、医理以及丰富的养生理念、心理疗法等,对读者养生观念的确立、养生活动的指导更有无法估量的潜移默化作用。如果能够按照中医辨证施治的理论,辨证选材、辨证施唱、辨证施吟,针对不同的病情,选择有针对性的民歌诗词进行消化吸收、歌唱吟咏,达到令抑郁者振奋、令亢奋者安定、令焦虑者平静、令多猜者解疑的效果,就是情理之中的事了。

概言之,民歌诗词中确实包含着诸多与健康养生有直接或间接联系的内容,作为对医学科学的丰富和学科内容的延伸,有目的地进行引进和研究,是弘扬国学、弘扬中医的有效途径之一。

本书围绕"健康养生"这一主题,选取流行较广的民歌诗词 89 首,分为"修身养性"、"饮食起居"、"休闲娱乐"、"医道药理"四个专题进行表述。选材上,民歌、诗词,两者并收;

数量上，依据需要而定，不平分秋色。在民歌中，民歌、民谣、小调，兼而有之，主要是传统的民歌，也有意识地收入了少量的新民歌；在诗词中，诗、词、散曲，都有涉猎，主要是人们熟知的唐诗、宋词、元曲和其他流传较广的作品，也有极少部分近代的新诗。为了突出主题，每篇文章的题目都立足于在"点题"上做文章：或运用原作的标题，或在原作中选取能够表现主题的话作标题，或另用比较切合主题的话重新标题。既然是"国学养生"，在写法上就少不了对原作或多或少地作点评头论足，欣赏分析之中使文章多少带上点文的气味。然后引出文章的主题，重点阐释它们与健康养生的瓜葛，在介绍和叙述之中达到普及医学知识的目的。健康长寿，在这里已不是"机体不生病"这个传统的概念，而是"健康的机体＋健康的心理＋健康的社会适应状态＋健康的道德观"这个综合的新概念。在这一概念内，生存环境、生态平衡、生活质量、职业防护、防灾减灾、家庭关系、交际旅游、文化娱乐等领域的内容都在选取的范畴，是新医学模式下的大健康观。

明代学者吕坤说过："唯得道之深者，然后能浅言；凡深言者，得道之浅也。"(《呻吟语》)写出成功的科普作品是件非常不容易的事，其投入的精力不亚于写一篇像样的专业论文。就是这本没有什么分量的小册子，作者的辛劳之外，也涉及到文学、医学、史学、哲学、农桑、气象等学科的许多资料，感谢为这些资料付出过心血的原创者们。

"诗言志，歌咏言。"民歌诗词中所包含的与人类健康养生相关的内容和其表现出的强烈民族情感，既广阔无限，又深奥无穷，是一枝空有宏愿而能力局限的笨拙之笔无法驾驭的。我深感惭愧，并翘首期待着朋友们的关爱、支持和帮助！

（本文是为《民歌诗词话养生》一书撰写的前言，《民歌诗词话养生》为国家中医药管理局2010年专门立项的中医药文化研究课题的成果，由中国中医药出版社2010年11月出版。2012年6月，在国家新闻出版署、国家中医药管理局举办的首届全国优秀中医药文化科普图书推荐活动中，该书被评为15种优秀读物之一）

打开成语典故中医学宝库的大门

——《成语典故话养生》前言

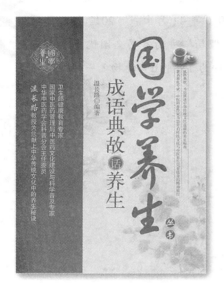

　　成语，是长期沿用、约定成俗的，具有固定的结构形式、组成成分和特定含义、特定功能的定型词、词组或短句。典故，是从前人记录或创造的历史故事或诗词名句中概括出来的具有相对固定意义的现成话。严格说来，后者也属于成语的范畴。它们同中有异，前者是从语言的形式和功能上产生的，后者是从语言的语源上产生的；前者具有词义上的相对不稳定性和应用上的灵活性，后者在词义和应用上都具有相对的稳定性。因此，有理由把它们合二为一，也有理由给它们各立门户。本书将它们合而用之，是由从健康养生这一角度选题的需要决定的。

　　成语典故，是生活的宠儿、实践的产物。尽管有不少成语、典故是经过文人们总结、提炼、发挥和再创造了的，但它们始终都紧贴着生活的主旋律。语言、文字形成的历史，是口头语先于书面语的，老百姓中流传最广的谚语、俚语、童谣、鄙语、格言、歇后语等（习惯上统称"熟语"），就是中国成语的最早雏形。也有部分成语、典故是首先由文人创造成书面语，尔后才被变成口头语得以传播、延续的。不管怎么说，生活基础是产生成语、典故源泉的结论是确定无疑的。

既然如此，作为与人类生命、生存、生活休戚相关的医学，毫无疑问也应该是成语、典故产生的重要源头。透过现在我们所能够看到的成语、典故，证实这一结论的科学性是不难的。它们中，有的最先就是产生于医学的，如"六脉调和"、"头昏脑胀"、"痛心疾首"、"十病九痛"、"半身不遂"、"病入膏肓"、"对症下药"、"三年之艾"、"牛溲马勃"、"知母贝母"、"薏苡明珠"、"蛇黄牛黄"等，原本都是说医论药的；有的是文人们借用了医学概念来说明社会现象的，如"上医医国"、"讳疾忌医"、"如法炮制"、"姜桂之性"、"无病呻吟"、"霜露之疾"、"相如病渴"、"十月怀胎"、"横生倒养"、"吮痈舐痔"、"丧心病狂"等，都无法掩饰住医和药的本来面目；有的是医学家根据社会和生活实际，把其他学科中与医学相关的成语、典故加以改造拿过来活用的，如"不合时宜"、"察言观色"、"汗流浃背"、"不寒而栗"、"掌上观纹"、"起死回生"、"死不瞑目"等，均被赋予了与医和药有关的特殊内涵。一些成语、典故在社会科学和医学科学中出现的时间究竟谁先谁后、谁渗透了谁，是无法说得清楚的。有趣的是，在传播、应用的过程中，不少成语失去了与原来学科相关的本义，而成为借用学科的专用词了。如"不可救药"，如今已基本失去了用药治病的本义，变为对道德败坏的人无法挽救的专门用语。"以毒攻毒"，也已基本失去了以违犯常规的方法整治坏人坏事的本义，成为用有毒的药物治疗相关疾病的治法。有的社会学成语，同时具备了社会和医学共用的功能；有的医学成语，也同时具备了医学和社会学的共用功能。如"后遗症"一词，既可以是指医学上一些疾病经治疗后留下的病症，也可以是指工作中留下的不完美处。在二者的用法上，简直没有办法区分开它们孰轻孰重的。这种你中有我、我中有你,胶结难分的现象,正好说明了成语、典故与医学科学的血肉联系。

社会的不断发展和进步，使医学涉及的范围正逐步扩大，除人们不断创造出新的成语来适应和表达这种变化外，传统成语、典故中一些过去看来似乎与医学无关或关系不密切的内容，如今也逐渐熔入到医学科学的范畴中来了。如"百花齐放"、"河阳飞花"等，本意是说环境优美的；"南山雾豹"、"飞沙走石"等，本意是说环境恶劣的；"山崩地裂"、"玉女投壶"等，本意是说自然灾害的，如今它们都与环境医学有了联系。它如属于精神医学范畴的"笑容可掬"、"怒发冲冠"、"乐极生悲"，属于社会医学范畴的"举案齐眉"、"巾帼英雄"、"忘年之交"，属于运动医学范畴的"闻鸡起舞"、"安步当车"、"重阳登高"，属于养生医学范畴的"世外桃源"、"废寝忘食"、"高枕无忧"，属于休闲医学范畴的"太公钓鱼"、"班姬题扇"、"古墨飘香"，属于预防医学范畴的"有脚阳春"、"疲于奔命"、"夜以继日"等成语、典故，都与人们的健康养生有了非同寻常的瓜葛。就连当今被划入医学领域的许多时髦科目，在成语、典故中也能找到相对应的表述。如与美容行为有关的"张敞画眉"、"改头换面"，与减肥行为有关的"楚宫细腰"、"大腹便便"，与防污染问题有关的"女娲补天"、"杞人忧天"，与动物保护问题有关的"网开三面"、"两部蛙鸣"，与防噪音问题有关的"响遏行云"，与减灾问题有关的"曲突徙薪"等，都纷纷进入了医学科学的圈子。一句话，凡符合机体健康＋精神健康＋良好的社会适应状态＋道德健康＝健康的健康新概念的内容，统统都与医学联姻、结合了。可以预言，在成语、典故应用领域中，医学与社会、社会与医学的这种相互渗透和广泛联系，会随着医学进步、社会进步的步伐不断加强的。一些本来与医学无关的成语会被赋予与医学相关的使命，一些医学的专用术语也会成为意义更广泛的新成语进入医学界之外的更广阔舞台。本书在选材上是本着这个大方向努力的，表现的是广义的医学、广义的健康概念。

在成语典故中，以 4 个字组成的占有绝对优势，也有部分是从 3 个字开始直至 24 个字组成的。本书之所以把四言成语作为表现对象，除从文章排列整齐的因素之外，还有倡导学者对中医典籍中四言句的研究产生兴趣和引起重视的考虑。因为，在中医的典籍中以 4 个字为律的现象太普遍了。以中医现存最早的著作《黄帝内经》为例，章头句尾都可以看到这样的句式："昔在黄帝，生而神灵，弱而能言，幼而徇齐，长而敦敏，成而登天。""其知道者，发于阴阳，和于术数，食饮有节，起居有常，不妄作劳。""虚邪贼风，避之有时，恬惔虚无，真气从之，精神内守，病安从来。"这是笔者顺手从《素问》第一篇《上古天真论》中抄来的几句话，像这样的例证，中医的历代典籍中俯仰皆是、枚不胜举。所以，用"文化"涵盖中医，把中医纳入中国文化的思维既是顺理成章，又是无可非议的事。

本书所选成语、典故的出处，大多来自各种专业的工具书，有少量是本人从古籍或其他书籍中找到的。对于它们的准确性，主要是通过多种辞典互对的方法进行，大多都没有从原始出处去寻找更直接的资料。这是因为，本书的立意不是以考订为目的，而是把有关成语、典故作为引子，重点介绍它们与健康养生之间的相关联系的。大部分成语、典故的出处应该说是准确的，其中也有一些问题值得推敲。如"十全大补"一条，有辞典说它是来自鲁迅的《安贫乐道法》的："开过的方子也很多，但没有十全大补的功效。"这显然是不准确的，因为"十全大补汤"作为中医治病的方药，是在宋代的《和剂局方》中就有了的，这本书收录的又都是前人的方子，所以创造和应用的时间会更早。只是作为中医的行业术语，它被医学外的社会普遍接受和使用得较晚罢了，这也是科技术语成为普通文化用语的基本演变规律。同样道理，说"六脉调和"出于清代、"如法炮制"出自宋代等的说法，也是因于上述缘故的，如从中医典籍中去寻找它们的出处，肯定要比一般文学著作中运用的时间要早得多。

　　中国中医药出版社的策划者、编辑者把对成语典故与健康养生关系的探讨列入《国学养生》系列丛书，从界定上讲肯定是贴切的。至于作者能否把它写好，则是另当别论的事了。希望这本小书在能得到朋友们垂爱的同时，更能得到更多的帮助和指正！

　　（本文是为《成语典故话养生》一书撰写的前言，《成语典故话养生》为国家中医药管理局 2010 年专门立项的中医药文化课题的研究课题，由中国中医药出版社 2010 年 11 月出版。2012 年 6 月，在国家新闻出版署、国家中医药管理局举办的首届全国优秀中医药文化科普图书推荐活动中，该书被评为 15 种优秀读物之一）

百年研究汇大成

——《黄帝内经研究文献索引》前言

《黄帝内经》是成书于公元前二世纪以中华民族为中心的东方民族防治疾病实践经验的总结和理论的升华，代表了这一时期东方医学的最高水平，是东方医学的源头和祖本，不仅为本地区人民的繁衍昌盛做出了无可替代的贡献，影响着这一地区社会的发展和进步，而且至今仍作为一种先进的文化和科学影响着东方乃至世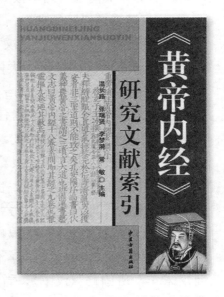界医学的进程。它的许多理念和方法被当今世界所看重并借鉴，成为世界医学多元化的重要摹本和有机构成。黄帝是以中国为中心的古代科学技术、东方文明的开创者和杰出代表，《内经》托名黄帝，以体现其凝聚力、影响力、权威性和重要性。2010 年 3 月 19 日，国家中医药管理局、国家档案局联合在北京发布:《黄帝内经》和《本草纲目》顺利入选《世界记忆亚太地区名录》。中医药古籍入选《世界记忆亚太地区名录》是中国中医药古籍进入世界文化遗产保护工程的一项重要成果，不仅对于中医药古籍文献的保护利用、中医药文化乃至中华文化的传承具有重大意义，而且对于进一步在世界范围内提高对中医药历史文化、科学价值的认识，扩大中医药国际影响具有深远意义。目前国家相关部门正在加紧准备，努力完成两部古籍申报《世界记忆名录》的工作。

一、《黄帝内经》的来由

《黄帝内经》最早见于《汉书·艺文志》，从文献上可见其来龙去脉：西汉成帝接受大臣陈农的建议，"求遗书于天下"，并由官方负责组织相关学者进行整理。光禄大夫刘向负责经传诸子诗赋，步兵校尉任宏负责兵书，太史令尹咸负责数术，侍医李柱国负责方技。经过学者整理之后，刘向负责编写篇目提要，向朝廷汇报。刘向死后，汉哀帝又委派刘向之子侍中奉车都尉刘歆继续完成这项工作。刘歆继承父业，完成了《七略》，即《辑略》、《六艺略》、《诸子略》、《诗赋略》、《兵书略》、《术数略》和《方技略》。

《七略》已佚，但主要内容保存在《汉书·艺文志》中。西汉末年，班固修《汉书》，首创《艺文志》体例，为十志之一，是现存最早的目录学文献。《艺文志》系根据刘歆《七略》增删改撰而成，仍存六艺、诸子、诗赋、兵书、术数、方技等六略三十八种的分类体系。医书属方技略中，"方技者，皆生生之具，王官之一守也。太古有岐伯、俞拊，中世有扁鹊、秦和，盖论病以及国，原诊以知政。汉兴有仓公，今其技术晻昧，故论其书，以序方技为四种。"载有医经、经方、神仙和房中四类医学典籍。医经类中有《黄帝内经》十八卷，《外经》三十七卷；《扁鹊内经》九卷，《外经》十二卷；《白氏内经》三十八卷，《外经》三十六卷，《旁篇》二十五卷。

关于医经，《艺文志·方技略》指出："医经者，原人血脉、经络、骨髓、阴阳、表里，以起百病之本、死生之分，而用度箴石汤火所施、调百药剂和之所宜。至剂之得，犹磁石取铁，以物相使，拙者失理，以愈为剧，以生为死。"简言之，医经就是阐发人体生理病理等的医学理论、指导诊断治疗和预防方法的著作，"经"有法则的意义。

从时代背景、记述内容和文字气象看，《黄帝内经》是我国古代劳动人民在同自然和疾病长期斗争中经验和智慧的结晶。它的酝酿、准备过程是漫长的，其中起决定性作用的是处于社会大变革、科学大发展、学术争鸣大普及的春秋战国时期。它是当时各国众多医家，特别是黄帝族文化的发源地——黄河流域的众多医家的论文总集。它反映的是以汉族文化为中心、以其他周围少数民族文化为四方的中华民族医药学的全貌。它的最后成书是在国家安定统一、生产力发展、社会科学进步、今文经学（以阴阳五行化为主要特点）占统治地位、以杂用霸王道为理论核心的西汉后期，是由刘向、刘歆父子领衔、李柱国具体负责对献书中所获得的多种原始医学书籍的文本进行增损删补、修整润色，最后由皇帝审定后颁行的官方医典。成书后定名为《黄帝内经》，其中包括以理论为主要内容的概论九卷，以临床治疗（主要是针灸治疗）为主要内容的各论九卷。因为前者是以生活问答形式成文的，故称为《素问》以区别于后者，而后者没有另外命名，后人就称之谓《九卷》，再往后人们又根据其论述的主要内容和强调其重要性的角度出发，称之谓《针经》、《灵枢》了。

二、《黄帝内经》的流传

从现存医籍看，第一个提到《黄帝内经》的人是张仲景（约 150～219），他在《伤寒杂病论·自序》中说："余宗族素多，向余二百，建安纪年以来，犹未十稔，其死亡者三分有二，伤寒十居其七。感往昔之沦丧，伤横夭之莫救，乃勤求古训、博采众方，撰用《素问》、《九卷》、《八十一难》、《阴阳大论》、《胎胪》、《药录》，并平脉辨证，为《伤寒杂病论》，合十六卷，虽未能尽愈诸病，庶可以见病知源。若能寻余所集，思过半矣。"他所说的《素问》和《九卷》，就是《黄帝内经》两部分内容的分册。

第一个直呼《黄帝内经》名字的是皇甫谧（215～282），他在《针灸甲乙经》自序中说："按《七略·艺文志》，《黄帝内经》十八卷。今有《针经》九卷，《素问》九卷，二九十八卷，即《内经》也。亦有所亡失，其论遐远，然称述多而切事少，有不编次。比按仓公传，其学皆出于《素问》，论病精微。《九卷》是原本经脉，其义深奥，不易觉也。又有《明堂孔穴针灸治要》，皆黄帝岐伯选事也。三部同归，文多重复，错互非一。"

在《黄帝内经》的早期流传中，不能不提到一些重要的注家。现在所知最早为《素问》作注的是梁朝的全元起。遗憾的是，他的注本已经失传。从散存的资料中可以看出，在他作注时《素问》已有残缺，而《灵枢》根本没有提及。隋唐间的杨上善根据《黄帝内经》重新整理注释，编成《黄帝内经太素》。该书在北宋时还有全本，但校正医书局整理医书时，该书不在其列，在国内却悄然消失了。现在看到的《黄帝内经太素》，是从日本传回来的。对后世影响最大的，是唐玄宗至唐肃宗年间王冰的《黄帝内经素问》。作者对全书篇目进行了调整，把本来只有的八卷分为24卷，补充了七篇大论。"其中简脱文断，义不相接者，搜求经论所有，迁移以补其处。篇目坠缺，指事不明者，量其意趣，加字以昭其义。篇目吞并，义不相涉，阙漏名目者，区分事类，别目以冠篇首。君臣请问，礼仪乖失者，考校尊卑增益以光其义。错简碎文，前后重叠者，详其旨趣，削去繁杂，以存其要。辞理秘密，难粗论述者，别撰《玄珠》，以陈其道。凡所加字，皆朱书其文，使今古必分，字不杂糅"（《黄帝内经·素问序》）。王冰对此书竭尽全力，历时12年才完成。后经北宋校正医书局重新校勘整理，成为《素问》的标准读本。至此，《素问》才真正得以广为传播。《灵枢》在流传过程中更是一波三折，宋代校正医书局虽有过大规模的校书举动，但因《灵枢》的残缺太多而未校。朝鲜来献的《针经》十卷虽然曾于元祐八年（1093）雕版颁行天下，金兵的入侵又使它难免兵燹战火之乱，与世人再度失之交臂。幸有南宋史崧献家藏的《灵枢》九卷，才使它得以保留，流传至今。随着社会和科技的进步，尤其是印刷术的广泛普及应用，《黄帝内经》的流传得以步入正常轨道，并不断发展，还出现了众多的注释本、节选本、重编本等，成为中医学现存最早的传世坟典。

三、《黄帝内经》的内容

《黄帝内经》奠定了中医药学的理论体系，是不争的事实，这是因为它的内容涵盖了中医药学的各个方面，而这些方面完整系统，有效地指导着中医的理论发展和实践探索。

《黄帝内经》是一个完整的学术体系，包括有医学基础理论及应用的诸多方面。这些医学基础理论之间又环环相扣，互相关联。从杨上善开始，诸多医家对此进行了概括分类，大致有六个方面，即天人、藏象（包括经络）、病机、诊法、治则和养生六大学说。这六大学说是《黄帝内经》理论体系的主要内容。

天人学说来源于古代哲学，讲究人与自然的整体协调。《素问·宝命全形论》曰："人以天地之气生，四时之法成。"认为人与自然息息相关，自然界的运动变化无时无刻不对人体发生影响。人体是禀受天地之气而生、按照四时的法则而生长的，顺应了这一规律就健康，否则就生病。

藏象学说是《黄帝内经》的核心内容，它以五脏六腑、十二经脉为物质基础，是研究人体脏腑组织和经络系统的生理功能、相互之间的联系以及在外的表象及其与外环境的联系等领域的学说。主要包括脏腑、经络和精气神三部分。

病机学说是研究疾病发生、发展、转归及变化等在内的学说。包括病因、发病和病变三方面。《素问·至真要大论》曰："审察病机，无失气宜"，"谨守病机，各司其属。"

诊法学说是关于诊断的学说。主要是望、闻、问、切四诊。《素问·阴阳应象大论》曰："善诊者，察色按脉，先别阴阳，审清浊，而知部分；视喘息，听音声，而知所苦；观权衡规矩，而知病所主；按尺寸，观浮沉滑涩，而知病所生。以治无过，以诊则不失矣。"

治则学说是研究治疗法则的学说。《黄帝内经》对治疗法则是颇有讲究的，有治未病，因时、因地、因人制宜，标本先后、治病求本，因势利导，协调阴阳、以平为期，正治反治，适事为度，病为本、工为标，辨证施治等一系列内容。

预防学说的思想贯穿于《黄帝内经》全书始终，是中医治疗体系与预防体系的互相补充和全面体现。从《黄帝内经》开始的这种对疾病预防和健康养生特别强调的思想，是中医学的特色之一。时至今日，这一领域仍然是中医的强项。

《黄帝内经》的内容博大精深，不仅涉及医学，而且包罗天文学、地理学、哲学、人类学、社会学、军事学、数学、生态学等当时的各种科学成就。从某种意义上说，它是一部包罗万象的百科全书。

四、《黄帝内经》的影响

《黄帝内经》，是我国现存的中医学最早的著作，它集中医药理论和防治疾病方法之大成，既奠定了中医学的系统理论基础，又规定了在这一理论指导下中医临床的系统应用法则，是中医学传承、发展的至尊之作。在历史上，中医成名成家者众，没有不研习《黄帝内经》而自生者；著述立说者多，没有不取道《黄帝内经》而自成者。数千年来，《黄帝内经》沐浴着中华民族的繁衍生息，支撑着中华民族的健康壮大，传播着中华民族的优秀文化，打造着中华民族的特色医药。《黄帝内经》体现的是中华民族文化的灵魂，凝结的是中华民族智慧的瑰宝。从小处讲，没有《黄帝内经》，就既不可能有中医学曾经的耀眼光环，也不可能有中医学璀璨的未来；从大处论，没有《黄帝内经》，就既没有中华民族荣耀的过去，也不可能有中华民族强壮的今天。

《黄帝内经》，是学科意义上的医学秘笈，它是说医道药、谈防论治的一部人类生命学之书；《黄帝内经》，又是社会学意义上的文化巨典，它是说天道地、谈生论死的一部人类生存学之书。这一基因密码，决定了它文化与科学的双重属性：作为文化的产物，它是在中国哲学、史学、文学为基础的母体催化下的宠儿，是中国古代优秀传统文化的构成；作为科学的产物，它是在中国社会、自然、劳动为前提的父爱抚育下的骄子，是中国古代优秀科学成就的结晶。就本性而言，它是以中国优秀传统文化为主干的、具有特殊健康保障功能的人文—自然学科。打开《黄帝内经》，我们可追寻的不仅有藏象的天地、药物的王国、精气神的境域、经络的图标、养生的要诀、治病的罗盘，而且有阴阳的大道、五行的法界、自然的方圆、历史的轨迹、人文的多彩、市井的百态。众里寻你千百度，万变一宗又年年。这就是中医力挺《黄帝内经》、人们讴歌《黄帝内经》、社会崇尚《黄帝内经》、世界需要《黄帝内经》的理由。

自古迄今，对《黄帝内经》的研究一直呈节节趋高、步步进前之势。在唐代之前，秦越人对《黄帝内经》藏象学说的发挥、张仲景对《黄帝内经》临床学说的发展、华佗对《黄帝内经》病机的疏解、王叔和对《黄帝内经》脉学的发微、杨上善对《黄帝内经》经文的编整、孙思邈对《黄帝内经》养性学的探索等，夯实了它的根基；宋、金、元时期，钱乙对《黄帝内经》儿科特点的发凡、成无己对《黄帝内经》伤寒思想的发掘、刘完素对《黄帝内经》运气学说的探析、张从正对《黄帝内经》治疗理论的创举、李东垣对《黄帝内经》脾胃学说的提炼、朱丹溪对《黄帝内经》升降理念的解析等，创新了它的格局；在明代，汪机对《黄帝内经》营卫学说的阐发、薛己对《黄帝内经》治则思想的探求、马莳对《黄帝内经》篇次的整理、王肯唐对《黄帝内经》证候学说的探察、吴崑对《黄帝内经》原文的发蒙、张介宾对《黄帝内经》命门学说的发明、吴有性对《黄帝内经》疫疠思想的诠释等，拓展了它的体系；在清代，喻昌对《黄帝内经》的补遗、姚绍虞对《黄帝内经》的拆分、张志聪对《黄帝内经》的集注、高世栻对《黄帝内经》的正讹、叶天士对《黄帝内经》温病论治思想的体察、徐大椿对《黄帝内经》元气理论的补充、吴鞠通对《黄帝内经》热病学说的拓展、王清任对《黄帝内经》思辨方法的升华等，演绎了它的思想；到了近现代，唐宗海对《黄帝内经》医易关系的探源、张锡纯对《黄帝内经》哲学思维的考辨、恽铁樵对《黄帝内经》大义的创见、秦伯未对《黄帝内经》临床思路的验证、任应秋对《黄帝内经》思想体系的梳理等，成就了它的辉煌。围绕《黄帝内经》的研究，传承两千余载，著述 2000 多部，各类研究性论文达 4 万多篇，内容涉及版本、注释、发挥、源流、学派、传人、研究、应用、教学等多个侧面，甚至不乏有与当代时髦的信息论、控制论、系统论、全息律等多学科关系的研究。这些研究还波及到国外，对日本、韩国、朝鲜及东南亚诸国的影响尤大，成为医学多元化的重要源泉。毫无疑问，它的地位在中医学中是无可比拟、无可替代的，是中国乃至东方医学中学之不尽用之不竭的圣典。中医的振兴、中国文化的复兴，无法也不可能离开《黄帝内经》的支撑、参与和光大。

五、《黄帝内经》的地位

《黄帝内经》是中医四大经典之首，集结了中国传统文化的精华，它所具有的地位是毫无疑问的。

世界五大传统医学体系的形成，背后依托的都是他们文明古国的灿烂文化的深厚背景。历史的无情，让古希腊－罗马医药学、印度医药学、埃及医药学、亚述－巴比伦医药学渐次从人类的视野中遁出，只有以《黄帝内经》为代表的中医学依然以其完整而独特的理论体系和可靠的防治效果，服务并影响着中国乃至地球上的大片地区，显示着它巨大的生命力。与西方哲学总是以一种体系否定前一种体系的方式不同，中国文化传承的主要方式是通过对经典的阐释以关涉现实、接续传统和未来的。孔子"信而好古"的实质，在于能"述其人之言，必得其人之心；述其人之心，必得其人之道"（清·焦循《述难》）；孟子"尚友"的实质，强调的也是论世知人，"颂其诗，读其书，不知其人，可乎？是以论其世也，是尚友也。"（《孟子·万章下》）他们所强调的，都是后人与古人在文化之生命精神上的沟通与契合，是历史之生命连续性的文化阐释原则。中医学的成长，同样是一个文化过程。一部经典，千年供奉，流派千家，不离其宗。这种以不变应万变、不变中包含着万变的现象，是中医学得以在传承中固本、在尊古中演化的重要特征，是因袭中华文化基因稳定性和深厚性的结果，是一条东方文化所固有的隐性动态变化规律。

近代有人将《黄帝内经》之于中医的关系与库恩（Thomas Kuhn 1922～2001）的"范式"、拉卡托斯（Imre Lakatos

1922～1974）的"研究纲领"和拉瑞·劳丹（Larry Laudan，1941～）的"研究传统"相比。就可比性而言，或许拉瑞·劳丹的"研究传统"相对还比较贴切。

美国科学哲学家拉瑞·劳丹是科学历史主义的代表之一，他通过一系列著作和论文（尤其是《进步及其问题》一书）奠定了他的科学哲学新观点——科学进步理论。其主要观点认为，科学的合理性与科学的进步性密切相关，不是说科学的进步性在于不断接受最合理的理论，而是反过来，科学的合理性在于作出最进步的理论选择。关于"进步"，劳丹的将物质、精神条件的改善和道德的要求等全部剔除出去，进步只是"认识上的进步"，即科学在智力追求方面的进步。而科学的进步性就是解决问题的能力越来越增加。劳丹的理论一经提出，就引起了世界各国科学哲学界与科学史界的重视，尽管有不同见解存在，但人们都不能忽视劳丹的理论的重大影响力，他的理论使科学哲学及科学史的研究重新改换了一个角度。（美·拉瑞·劳丹《进步及其问题》）

劳丹认为，理论的两种类型之一是已经通过检验并具有普遍性的一组学说或假说，它所涉及的不只是单一理论，而是理论的整个系谱。这一系列理论则是"研究传统"。劳丹为"研究传统"下的定义是："一个研究传统是关于一个研究领域中的实体和过程以及关于该领域中用来研究问题和构作理论的合适方法的一组总的假定。"研究传统的共同特征：①每一个研究传统都有若干具体理论；②每一个研究传统都显示出某些形而上学的方法论信条；③每一个研究传统都经历过若干不同的稳定阶段，并且一般有着相当长的历史。

与劳丹的理论对照，中医发展史中显然也存在着这样的"研究传统"。《黄帝内经》就奠定了这一"中医研究传统"。这一传统在形式上规定了它所采用的理论和中医学的方法。《黄帝内经》植根于中国传统文化，规定了中医的思维方法。在中国医学史上，从唐宋以后，《黄帝内经》的地位更加牢固，所有的理论创新都是在其基础上进行的，许多医家的学术观点也是以注释《黄帝内经》的形式公布的，《黄帝内经》的研究史就是一部中国医学史的缩影，离开了《黄帝内经》，中国医学史就无从谈起。

六、关于本书的编写

面对祖先创出来、历史留下来、世代发展来、前人学过来、如今用得来的镇国、镇学之宝，面对如此浩瀚的知识大海，自豪和骄傲之余，人们应该有的、更多的是对以《黄帝内经》为轴心的祖国医学继承、发展的责任感、使命感和事业感，对《黄帝内经》的整理研究还需要不断地加大力度、加快进度、加强深度。国昌兴文、民富兴医，本书——《〈黄帝内经〉研究文献索引》，就是这种大形势下的产物。它是近百年来公开发表的研究《黄帝内经》论文的总目录，通过它基本可以达到鸟瞰《黄帝内经》学术研究状况的目的。根据文章的性质，我们把对《黄帝内经》学术的研究分为以下四个方面：

一是对《黄帝内经》的文献学研究，大致有 2000 篇文章。内容涉及对《黄帝内经》成书年代的考证、对版本及流传情况的考证、对注家注本的考证、对《黄帝内经》的语法文字学研究、对黄帝和岐伯的研究、对《黄帝内经》中一些名词及理论的考证、对《黄帝内经》研究方法的研究等。

二是对《黄帝内经》理论的研究，内容分量最大，大约有 14000 篇文章。主要包括了对阴阳五行理论的研究（400余篇），对藏象理论的研究（2600余篇），对针灸学的研究（近2300篇），对病因病机的研究（近1700篇），对诊断学的研究（500余篇），对治则治法的研究（近1500篇），对养生理论的研究（近1500篇），对运气及时间医学的研究（400余篇），对教学的研究（近700篇），对方药的研究（400余篇），对学术思想及理论体系的研究（近1500篇）等等。不难发现，研究较多、所占比重较大的部分的是对藏象理论、针灸学、病因病机、治则治法、养生理论等方面的内容。

对以上内容进行分析可以看出，对《黄帝内经》研究的方向是在动态中变化着的。以 20 世纪末本世纪初为分水岭，新中国成立后的 50 年，对藏象、针灸、诊断学、治法研究较多；而最近十年，研究的重点转向养生方面，论文数量较前 50 年增加了一倍多。这也是人民生活水平提高，对生存质量有了更高的要求，对身体健康更加关注的体现。

三是对《黄帝内经》的临床研究，包括两部分：第一部分是病证研究，对《黄帝内经》涉及到的各种病证进行研究，以及用《黄帝内经》理论对现代各种疾病进行分析研究，指导治疗，约有 5000 余篇文章。第二部分是临床应用研究，涉及广泛，内容全面，几乎涵盖了包括预防、治疗、护理等医疗的所有领域，本部分文章约 7000 余篇。

四是对《黄帝内经》的多学科及实验研究，内容较少，有 700 余篇文章。主要内容涉及《黄帝内经》与其他学科关系的研究，诸如《黄帝内经》与各家学说，《黄帝内经》与天文、地理、气象、物候、心理等各学科之间关系等。另外还包括对《黄帝内经》的实验研究，多为针灸、经络、腧穴方面的实验。

纵观全文，内容包罗万象，体裁五花八门，意义各不相同，是一幅全景式的反映《黄帝内经》学术成就和后世研究者聪明智慧的恢宏画卷。本书对各类目之下的文章，以发表时间的先后为序进行编排。每篇文章的末尾均注明原发表期刊(书籍)的名称、卷(期)数和起始页码，以便于读者核查。

由于研究《黄帝内经》的作者人数众多，发表的文章数量众多，发表的刊物也相当广泛，编者虽然尽了最大的努力，但有限的视野还是很难把所有的内容全数网络，遗漏是难以避免的事。另外，对于收入本书的 3 万多篇文章，编者能见到原文的只是其中的一小部分，大部分文章分类的依据，都是从对题目的理解而来的，也难免有偏颇之处。其他不尽如人意之处，也肯定存在，非常期望得到同道的指正和帮助，以在今后的修改中不断补充、完善，使之更好地服务于中医的教学、临床、科研，服务于中医药事业的振兴和发展。

（中国中医科学院　李梦澍硕士整理）

（本文是为《黄帝内经研究文献索引》撰写的前言，内容提要见《中国医药报》2011 年 9 月 22 日。《黄帝内经研究文献索引》由笔者和张瑞贤研究员、李梦澍硕士和常敏女士联合主编，中医古籍出版社 2010 年 12 月出版）

千呼万喊颂国医

——《我说中医》卷首语

"中医药学凝聚着深邃的哲学智慧和中华民族几千年的健康养生理念及其实践经验，是中国古代科学的瑰宝，也是打开中华文明宝库的钥匙。"（习近平《在墨尔本理工大学中医孔子学院授牌仪式上的讲话》）作为中国人，作为中医人，对中医学的爱无论如何表达都不过分。因为这既是民族根性和文化属性的本能表现，也蕴含着一种文化追求和责任自觉。吾辈对中医情深意切，是标准的中医"铁帽子王"的后裔，个人的一生是与中医的荣辱兴衰紧密捆绑在一起的。

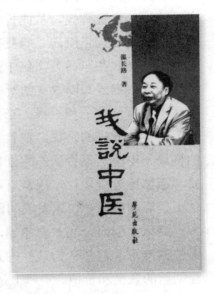

中医人强调继承，人类的认识论从综合→分析→综合翻了几番，中医算得上从大浪里淘出的珍珠、烈火中铸就的真金，是经得起实践检验的。中医学不仅在维护人类生存、防治疾病的历史进程中支撑着世界的东方，而且把其科学的认识论基因传续给了后世。它的优势和特长，与当今医学新模式的要求吻合，代表了医学发展的趋势和方向，这绝不是历史的偶然。这种在丰厚传统文化背景下形成的理论体系和思想方法，能如此显示出它无限的生命潜能，完全是由它学科的前瞻性标志和能与时俱进的生命特征所决定的。

中医人也同时强调创新，中医能够走过荒漠、走过沉寂、走过欢快、走过辉煌，从曲折中走出光明，最重要的经验就是它能适时地校正航向、顺变在悄声中做出放弃和创造。创新的思维方式在东西方文化中是存在差异的，东方文化的渐进性特征决定了其以改良创新（在继承中创新）、挖掘创新（在整理中创新）为主和积极、稳妥推进原始创新（在发展中创新）的多法并进的路径，使自身始终保持着在不变中应万变的格局。中医从不否认原始创新所代表的前进方向，但又稳妥、谨慎地迈着步伐，规避着可能遇到的风险和变异，或许这正是影响中医学快速发展的原因之一。

继承与创新、回归与超越，是相辅相成的两个方面。中医强调继承，甚至认为某些方式的继承也是创新，并不是看轻创新的意义和价值，实质上是太看重创新，把创新神秘化、神圣化了。中医"好古"的实质，不是对古之实存性上的仰慕，而是出于对古今一道的领悟和文化生命连续性的契会。从这点出发去看待中医、阐释继承与创新的关系，是否可以作为正确认识中医和发展中医、消除对中医的误解和片面理解的基础呢？

基于此，笔者多年来致力于对中医学的学习和认知、研究和传播，在不同场合为中医学的复兴鼓与呼、呐与喊，渴望能为它的健康传承、科学发展尽一点绵薄之力。《我说中医》，就是这种渴望的自白。

本书包含的 39 篇讲稿，是近十年来在一些专题讲座和全国各地一些会议上讲话的合成，把它分为中医药政策研究、中医药文化研究、中医药学术研究和中医药科普研究四个板块，不是截然的界墙，只是依据内容的基本归属分类标定，以方便阅读而已。它们的内容都是围绕着继承与创新并重、人才与学术双飞这一主题，以为弘扬中医药学术、促进中医药事业发展而展开的。在政策板块和文化板块中，大量引用了政府文件和一些部门研究成果中的相关内容，应该说这是集体财富的结晶，它们在社会上引发的积极反响，理所当然地要归功于它的原创者们！至于在引用、发挥中可能发生的偏差、错误，自然是属于作者的拙笨和无知了。学术和科普板块中，虽然个人的观点较多，还是在不少处参考了众多专家学者们的学术思想和研究成果的，我也时刻不敢忘记他们的功劳，并从心底感恩。鉴于本书是对讲稿的整理，又要体现出讲稿的特色，故对引用、参考的内容未能一一注明，希冀相关的朋友原宥。好在不少文章都在讲座前后见诸报端刊首，是把出处注明了的，或许这也算给那些朋友们的一个交代。借用众多同仁的思想来表现中医学的伟大，证明了中医药界认知同道、奋发同心、传承同行、成果同享的主流意识和道德取向，值得效法、光大。不管怎么说，我要再次郑重地感谢那些被本书引用了的、为本书增了光彩的作者、研究者们无私提供的精华养料！

还需要说明的问题，一是同一内容在不同的讲稿中有重复出现的情况，除了一些观点的重要地位和作用无法割舍及每篇文稿思想性、逻辑性的连贯因素不容割舍外，也多少流露出作者对某些观点执著的一面。梳理时尽管有意做了一些处理，但痕迹终是无法掩饰的。宁可因义存文亦不因文舍义，这是处理这类问题时遵循的原则。二是每篇讲稿后标注的讲座时间，有些是准确的，有些是笼统的，这是因于当时疏于全程记录、现在一时又无法确定的缘故，只好虚实兼用了。三是讲稿中涉及到的许多数据具有动态性的特征，是随着时间推移不断发生着变化的。这次整理时，凡能找到最新数据的，一并都进行了改动，以期传递给读者最近的信息。这些做法，可能会导致书本内容与讲座时的内容不尽一致的现象出现，希望不要因此生出异议、歧义来。

本书的缘起和成书，最需要感谢的是学苑出版社医药卫生编辑室的陈辉主任，是他的良苦用心和精心策划，才有了这本小册子面世的机会。2010 年底在河南郑州召开的一次会议上，我的演讲得到了他的首肯和赞赏。结合以前我在其他会议上的一些讲话，他认为，有许多内容是"具有鼓动性、导向性和引领性的，对振兴中医药事业具有积极的促进作用"。他提议，将这些年的讲座加以汇集和整理，用出版物的形式宣传给更多的读者。我清楚地知道，他的许多话是明显夸大了那些讲座作用的，是带有鼓励性的，我哪敢承受；但他的诚心诚意和为中医药事业尽心尽力的精神确实让人感动，于是我接受了他的建议。

在稿件的汇集和整理过程中，得到了许多朋友的支持和激励，他们或提供当时讲话的录音、录像资料，或提供经他们整理过的文稿，或提供讲座时的现场照片等，使本书在较

短的时间内就由篇成章了。这里，我也要真诚地向他们道声
"谢谢了"！

　　书成之时，正值虎年岁末、兔年岁首的新旧交接之际，
金虎眼睛里放射出的犀利、玉兔耳朵中透发出的灵性，无不
让人振奋、鼓舞。笔者把这本小书作为21世纪新十年开端、
"十二五"规划开局之年的礼物奉献给各位朋友，既希望得
到关注、爱护，更希望得到帮助、厘正，拜托了！

　　（本文见《中国中医药现代远程教育》杂志2011，9（4）：封三，
《我说中医》由学苑出版社2011年2月出版、5月重印；2012年1月，
更换新封面再印）

一病百方　圆机活法

——《百病百方》系列丛书总序

　　理、法、方、药，是支撑中医药学的四大支柱，彰显出中医药学的特征，构成了中医药学的全部。清代学者纳兰性德有"以一药遍治众病之谓道，以众药合治一病之谓医"的高论（《渌水亭杂识·卷四》），说的既有药与方的关系，也有方与治的关系，而在其间起到维系作用的就是方。历史告诉人们，保存于中医药典籍中的的秘方、验方竟多达 30 余

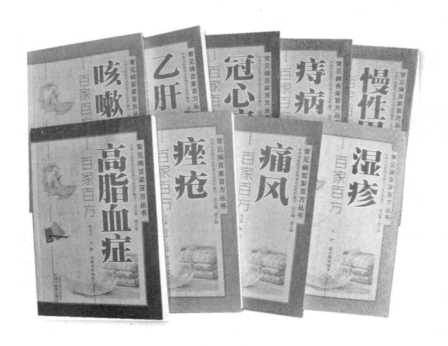

万首，有详细记载的就有6万首之多。自中医药学祖本《黄帝内经》的13方始，到被称为"方书之祖"张仲景《伤寒杂病论》的113方，中医方剂学已经由雏形逐渐成就了强势的根基，为之后的完善和发展打下了可靠的基础。透过晋代葛洪《肘后方》，唐代孙思邈《千金要方》和《千金翼方》，宋代王怀隐《太平圣惠方》、陈承《太平惠民和剂局方》、赵佶《圣济总录》，明代朱橚《普济方》、徐春甫《古今医通》、王肯堂《证治准绳》，清代吴谦《医宗金鉴》、陈梦雷《医部全录》等典籍里留下的历史记忆，清晰可见中医方剂学不断丰满、壮大的不凡轨迹。1998年上海科学技术文献出版社出版的《中华医方精选辞典》，共收入"具有临床使用价值或有开发利用前途的"方剂20773首（该书《前言》），反映了现代人对处方认识和应用上的巨大成就。这些处方中，有许多是经过千锤百炼、至今仍一直在临床上发挥着作用的，堪称为中医的"镇家之宝"。如果加上今人在继承前人基础上的大量发挥、创造、出新，中医的处方的确是难以准确计数的了。

在中医治疗中，一病多方、一方多用是普遍存在的现象，这正是中医学辨证论治这一活的灵魂的体现。中医学家们认真体察、总结异病同治、同病异治的内涵和规律，因人而论，因时而变，因地而异，把灵活思维、灵活选药、灵活拟方、灵活作战的法器应用到了淋漓尽致的程度，充分展示了中医药文化的广袤属性和中医药人的聪明智慧。俗话有"条条道路通北京"之说，不同的方、不同的治，可以达到相同的目的，理一也。这个理，就是中医学的基本原理、基本法则。我们推出的《中医百病百方》系列丛书，是对这一原理的具体效法，是汇集古今众多医家的经验，从不同的角度、侧面，不同的思维方法对中医原理的另一种方式的诠释。书名中的"百方"，是个约数，实际上是百首左右的意思。这些处方中，既有来自先贤们的经典方，也有现代医家们的经验方，都是有据可查的。对于处方的出处，引文后都有明确的注明，以表示对原作者、编者、出版者劳动成果的尊重。这里，还要向他们表示衷心地谢忱！

《百病百方》系列丛书，都是由国内有经验的专家撰写的。体例统一于以病为单位——一病一书，以方为论据——一病多方的写法，分为"总论"与"各论"两部分进行比较系统地表述。"总论"部分的撰写原则是画龙点睛，点到为止。内容包括疾病的历史源流、病因病机、传统的和与现代相关的治疗方法、名家的认识和作者的独特见解等；"各论"部分的撰写原则是深层开掘，广征博引。围绕古今医家治疗该病的验方，选精粹华，明理致用，内容包括方源、药物组成、方义及治疗效果等。选录的病案，有的是典型的"验案"，有的是相关"疗效"方式的综述。给每一首处方戴上帽子、加上按语，是本书的特点之一，反映出作者对某病、某方的独特认识和对一些问题的探索性思考，以及对一些注意事项的说明，内容都是对读者有提示和启迪作用的。

中医药学的发展，始终是与人类的健康需求同步的。如今，中医收治的病种数目已达9213种，基本全面覆盖了医学的各个科系领域，尤其是在疑难性疾病、慢性顽固性疾病、老年性疾病、身心疾病、心血管疾病、肝炎、肿瘤、不明原因性疾病等方面显示出独特的疗效。在对待传染性甲型肝炎、流行性乙型脑炎、流行性出血热、SASI、甲型流行性感冒和艾滋病等重大疾病的防治上，也取得了举世瞩目的进展。在疾病谱变化迅速、新的病种不断出现，疾病的不可预知性与医学科学认知的局限性无法对应的今天，中医药如何在保持优势的基础上创新理念、创新手段，做到与时俱进、与病俱进，更有效地服务于人民的健康需求，是时代赋予我们的使命和重托。有数字显示，目前我国高血压病的患病总人数约为 1.6～2 亿人，脂肪肝 1.3 亿人；乙型肝炎感染者 1.4 亿人（其中慢性乙肝患者有 3000 万人），糖尿病 8000 万人，血脂异常者 1.6 亿人。心脑血管病呈逐年上升之势，每年死亡的人数达 200 多万人；恶性肿瘤的发病呈年轻化趋势，每年新增的人数有 160 万人，死亡人数都在 140 万人以上……这既是给整个科学领域的挑战和机遇，也是给中医学的挑战和机遇，督促人们去选择、去作为。

基于此，《百病百方》系列丛书既要选择普遍威胁人类生存——属于中医治疗强项的慢病，也要选择新生活状态下不停出现的新病种——属于中医大有作为的时兴病，还要选择严重威胁人类健康的重大疾病——属于中医潜能巨大的急重症作为普及宣传的对象，以为民众提供实用的、有效的防病治病指导。第一批入选的 10 本书，重点从常见、多发病出发，首先瞄准第一类慢病中的感冒、咳嗽、慢性胃炎、湿疹、痔疮和第二类时兴病中的高血脂症、冠心病、乙肝、痛风、痤疮等；至于属于第三类的危急重症，因涉及到的治疗方法、手段相对比较复杂，将在以后的选题中专门予以安排。

　　当前，我国正处于医疗制度改革的关键阶段，实践中表现出的医改与中医药的亲和性更加凸显。中医药简便效廉的特点和人们对中医药的特殊感情，为中医药提供了更多施展才华的广阔舞台。调查显示，全国城乡居民中有 90% 以上的人表示愿意接受中医的治疗，中医医疗服务的需求量已占据整个卫生服务需求量的 1/3 以上，中医药已成为我国人民防病、治病不可或缺的重要力量。人民的健康生存需要中医，民族的强大荣盛需要中医，国家的发展富强需要中医。但愿《百病百方》系列丛书能给大众的防病治病带来一丝暖意，为人民的健康事业带来些许福音。

　　（本文是为《百病百方》系列丛书撰写的总序，《百病百方》由笔者担任主编，第一批共 10 册，由中国中医药出版社 2012 年 9 月出版）

针灸大家背后的世界

——《皇甫谧研究集成》前言

皇甫谧是我国晋代著名的医学家、史学家、文学家和教育学家。他一生经历了东汉、曹魏、西晋三个历史时期，目睹和感受了中国历史上那段战乱频发、饥馑号啕的痛苦历程，给他安贫乐道的人生观、全生存志的坚忍精神打上了深重的烙印。他把目睹到的社会现状和人民的疾苦凝结在心头、融化于笔端，夙兴夜寐，废寝忘

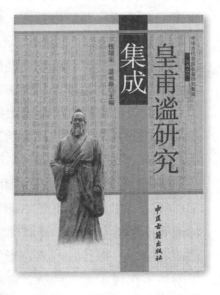

食，用毕生的辛勤创造和智慧心血给后人留下了珍贵的文化遗产。他视名利如粪土，以著述为生命：魏的地方官和相国司马昭多次请他出仕，都被拒绝了；西晋皇帝司马炎亲自请他，他也执意不从。皇甫谧传于后世的著作很多，主要有震撼于世的医学著作《针灸甲乙经》和影响广泛的社会学著作《帝王世纪》、《年历》、《高士传》、《逸士传》、《列女传》、《皇甫谧集》、《玄晏春秋》等，在中国医学史和文学史上都占有重要的一席。

　　《针灸甲乙经》，又称《黄帝三部针灸甲乙经》，简称《甲乙经》，是我国现存最早的一部针灸学专著。其内容主要取材于《素问》、《灵枢》、《明堂孔穴针灸治要》三书，是对晋以前医学基础理论和针灸治疗经验的系统总结和发挥，具有深厚的文化内涵和实用价值。为使其内容更加系统化和切合实用，皇甫谧"乃撰集三部，使事类相从，删其浮辞，除其重复，论其精要，至为十二卷。"汇集、采撷、整合之外，作者还把自己学习和临证的经验融汇其中，首次对针灸穴位进行了科学归类整理，不仅奠定了针灸专科化的基础，而且为后世针灸医生提供了临床治疗的理论依据和具体方法。《甲乙经》的问世，在我国针灸学发展史上具有重要的里程碑作用，标志着我国针灸学的又一次重大突破。

　　《甲乙经》，内容包括脏腑、经络、俞穴、病机、诊断、治疗等。书中论述了五脏六腑、营卫气血、精神魂魄、精气津液等的功能与作用，并对虚实、逆顺、方宜、清浊、形诊、阴阳、味宜、病传、寿夭、形气等病因病机的相关问题进行了阐述；探讨了十二经脉、奇经八脉、十二经标本、经脉根结、经筋等的循行与分布情况以及骨度、脉度与肠胃所受等；对望闻问切，特别是四时平脉与脏腑病脉、死脉以及三部九候的诊断方法进行了具体阐释。尤其要提及的是，该书的俞穴和俞穴主治部分，它从临床实践上系统总结了晋以前的针灸治疗经验，厘定俞穴348个，并采用依线分部的方法，划分了头、面、项、胸、腹、四肢等35条线路，详细叙述了各穴的部位、针刺深度与灸的壮数，明确了穴位的归经和部位，统一了穴位名称，区分了正名与别名；同时还介绍了内科、外科、妇科、儿科、五官科等上百种病症的针灸治疗体会，收载了针灸治疗各种病症之俞穴主治800余条。这些内容，既是对前代针灸经验的回顾性总结，又极富发挥和独特创见，当之无愧地成为中医针灸学的传世之宝。

《甲乙经》问世以来，受到历代医学家们的高度重视，赞誉之词代代有加。如《新唐书·卷四十八·百官志》载："医博士一人，正八品上，助教一人，从九品上，掌教授诸生，以《本草》、《甲乙》《脉经》分而为业。"可见，《甲乙经》已被列为医家的必读之书；王焘《外台秘要·卷三十九·明堂序》云："《明堂》、《甲乙》是医人之秘宝，后之学者宜遵用之，不可苟从异说，致乖正理。"可见，《甲乙经》已被视为中医的规范化教程；《宋史·选举三》载："凡小方脉以《素问》、《难经》、《脉经》为大经……针疡科去《脉经》而增《三部针灸经》。"可见，《甲乙经》已经成为宋代医家遵循之大经；宋代程迥《医经正本书》又云："古今方士言医道者多矣，宜折衷于《素问》、《难经》、《甲乙》、张仲景、王叔和等书。"可见，《甲乙经》在医家心目中已经具有了与灵、素同等重要的位置。历史上类似的论述还很多，无法一一尽述。透过这些话，我们不难发现《甲乙经》在中国医学史上的崇高地位，给它"中医针灸学之祖"之誉是不为过分的。

除对针灸理论和临床的普遍指导意义外，《甲乙经》在历代医学著作的梳理考订、定格定位、传承光大中，还发挥着重要的文献学依据作用。如唐代王焘的《外台秘要·卷三十九·明堂》，就是以《甲乙经》有关针灸部分为主要内容的；宋代林亿等校《素问》时，也是以《太素》、《甲乙》为主要校本的；宋以后的许多针灸著作，都大量引用了《甲乙经》的内容，并在此基础上进行发挥；近代学者在著述中引用《甲乙经》原文和把《甲乙经》作为主要校本者更难以计数，不再赘述。

《甲乙经》对海外针灸学的肇始和发展起到的催化、指导作用是不容置否的，自南北朝至隋唐时期，随着中国医学对外交流的不断加强，《甲乙经》也陆续走出国门，曾对日本、朝鲜产生过极为深远的影响：公元 701 年，日本颁布的《大宝律令·疾医令》中就规定：《甲乙经》、《新修本草》、《素问》等书是医生的必修科目。日本针博士丹波康赖的《医心方》中，还直接收入了《甲乙经》的内容。朝鲜医事制度也规定，《素问》、《难经》、《甲乙经》等是老师教授学生的蓝本。之后，《甲乙经》陆续传往世界更多、更远的地方，成为世界上热爱、从事针灸的人以及中医学者的热门读物。

《皇甫谧研究集成》，作为《中华古代名医名著研究集成》系列文献学丛书之一种，正是基于皇甫谧及其《针灸甲乙经》的成就和影响而立项编纂的。本书仍然采取丛书通用的体例，除概说、结语两篇外，另设著作、论文、会议、纪念四篇，分别将后人对皇甫谧医学思想的传承与研究情况进行详细的梳理和展示。

著作篇，重点介绍《甲乙经》成书和传承过程中的代表性著作，包括原文版本、注释本和发挥性著作等，同时简要介绍皇甫谧其他相关性著作的流传情况。

论文篇，收录近现代公开发表的研究皇甫谧的论文目录和代表性论文，重点涉及皇甫谧生平事迹考证与研究、《甲乙经》文献与理论研究、《甲乙经》临床与实验研究等，力图全方位地展示近现代对皇甫谧学术思想研究的全貌。

需要说明的是，在中国古代众多的医家中，皇甫谧恐怕是最为特立独行的一位。作为那个时代最优秀的哲人、史学家、文学家和医学家，他是一位典型的学贯天人的综合型学者，无论是价值之学的人文领域，还是规律之学的医学领域，他都能做到游刃有余，笑傲群伦。正因为如此，本书在主要辑录《甲乙经》相关研究成果的前提下，也精选了若干篇有关对皇甫谧其他作品的研究论文，试图给读者树立一个更加全面真实的皇甫谧形象，也为人们更加准确地解读皇甫谧和《甲乙经》提供一个新的视角。这是本书与其他7部《研究集成》的不同点，希望它能够成为一个闪光的亮点。

会议篇，收录了新中国成立后召开的有关皇甫谧医学研究的各类学术会议的文献，主要包括中医针灸（国际）学术交流大会和纪念皇甫谧逝世1701周年暨学术交流会有关的会议纪要及部分专家、学者在会议上发表的学术论文，试图从另一个侧面反映出对皇甫谧针灸学术研究的状况。

纪念篇，主要是对后世举行的与皇甫谧相关的一些纪念性活动的概述，包括对皇甫谧研究相关机构的介绍、有关皇甫谧遗迹遗存的保护与开发方面的介绍等，力图从更加广泛的层面反映皇甫谧对我国医药学乃至整个社会的影响。

与其他几部《研究集成》的编纂方法不同的是，本书采取的是主编指导下的定向负责制，即是由皇甫谧所在区域的甘肃省为主要责任者组织专家完成的。甘肃省中医药研究院、甘肃省中医院作为主体牵头单位，为本书的编辑、出版做出了卓越的贡献。在甘肃省卫生厅的直接领导和支持下，甘肃省不少单位都提供了相关的帮助或资助，他们是甘肃中医学院、灵台县皇甫谧文化交流协会、平凉市皇甫谧研究院等。在此，我们一并向他们表示衷心地感谢！

　　由于《皇甫谧研究集成》的编纂时间相对紧促，为了确保编纂质量，编委会几乎调动了一切可以调动的力量，直接参与编辑工作的专家、学者达数十人之多。浩如烟海的文献资料除部分（主要是 1990 年后）可以通过网络搜集而获得外，还有一大部分是必须通过人工手段摄取的，而这些资料恰恰是远离历史、罕为人见而弥足珍贵的。为此，编委会或派专人前往全国各地主要的中医药科研院所、图书馆和皇甫谧相关研究机构现场查阅，或通过其他各种可靠的方式求取。在此，仅对为本书直接提供资料或提供检索、阅读方便的单位和同仁们道声"谢谢了！"另外，本书的出版也得到了国内外许多专家、学者的关心与帮助，应该说它是众多学者和专家智慧的大成！部分辑录文章的作者因地址不详无法致信告知，我们也深表歉意！在这里，我们对所有支持和关注《皇甫谧研究集成》以及皇甫谧健康医学的各界社会人士致以诚挚的谢意！

　　本书编辑、出版的过程，自始至终得到了国家中医药管理局、中华中医药学会、中国中医科学院、世界针灸学会联合会、中国针灸学会、中医古籍出版社等单位和领导的高度关注和大力支持。国家中医药管理局副局长吴刚先生、中华中医药学会副会长兼秘书长李俊德先生亲自担任本书的学术顾问，卫生部副部长、国家中医药管理局局长、中华中医药学会会长王国强先生欣然为本书作序，使我们倍受激励和鼓舞。

针灸以其简便易行、经济实用、疗效确切的优势，成为中国与世界医学交流的重要内容，是实现世界卫生组织提出的"人人享有卫生保健"目标不可或缺的医疗手段。积极发展针灸医学，充分发挥针灸之长，为人类健康提供更好的服务，已经成为越来越多国家的共识。

2010年11月16日，中医针灸被联合国教科文组织列入"人类非物质文化遗产代表作名录"，再一次彰显出它生生不息的活力和无以伦比的魅力！我们谨以此书的编纂、出版，通过重温经典，再植灵根，感受一代针灸鼻祖的人格魅力和医学智慧，来为我们祖国的医学瑰宝喝彩、为中医学的振兴和发展助力！

（甘肃省中医药研究院　袁仁智博士整理）

（本文是为《皇甫谧研究集成》撰写的前言，主要内容见《中国医药报》2011年9月8日、《健康报》11月30日。《皇甫谧研究集成》由笔者和北京中医药大学钱超尘教授联合主编、甘肃省中医药研究院和甘肃省中医院承编，中医古籍出版社2011年8月出版）

健康民俗的再探秘

——《温长路谈民俗养生》导言

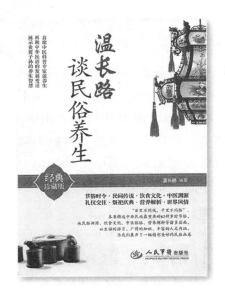

人民军医出版社推出的《首席健康科普专家谈养生丛书中》中，有我的这本书，显然是由于去年命名的11位"首席中医健康科普专家"中有我名字的缘故。说来惭愧，对于养生问题，我实在没有太深、太精的研究，常为披着这个虚名而诚惶诚恐、惴惴不安。按照中华中医药学会与人民军医出版社的商定，出版社在为这些首席专家出版一本综合性书籍之后，还要为每个人出版一册具有个性化特色的养生知识书，以形成一套比较有分量的丛书。面对这样的话题，我的确有些难为之情，不完成"任务"难免还带有"搅局"的嫌疑。思来想去，只能勉为其难，于是就有了这本书。编辑要求，首席专家的这套书，要立足于专家的个人之长，是每个人养生经验的的总结和升华，既可以是原创的新作，也可以是之前作品的选粹。作为知识匮乏之人，我选择的自然是后者。旧事重提，只好在过去的那些俗谚俚语、民谣谚语、民俗风情、民歌诗词、民间艺术等论述中折腾一番，从广义的"民俗"上炒出一份剩饭来。饭中添加的配料，是编辑王久红女士的杰作，譬如食谱、菜谱、汤谱之类的内容都是她参考一些专家著作后添上的。对于笨得连简单的饭菜都不会操持的我来说，这实在是无法作为的事。所以，在向编辑表示感谢之外，我还要特别向那些为本书提供参考资料的专家们表示真挚的谢意！

　　"刚柔交错，天文也；文明以止，人文也。观乎天文，以察时变；观乎人文，以化成天下。"（《周易·彖辞》）"修文化而服遐荒，耀威武而平九有。"（杜光庭《贺鹤鸣化枯树再生表》）很显然，文化就是以文化人、以文化物（自然、社会），以经典、礼俗教化天下之学问。它揭示的是人的本性、自然的本性，以及人与自然关系的内涵，体现的是一个民族勤劳智慧、传承创造的意识形态和悠久厚重、丰富多彩的社会文明。民俗作为中国文化的重要构成，起着维系民族传统、规范社会行为、教育子孙后代、保持社会安定、推动历史前进的作用。它在意识形态中的影响，有时是法律和法规作用所达不到的。人类生活的方式、内容、习惯以及风俗，一旦形成，就成为人们（部落、部族、民族）生产、生活、相处的基础和条件，因而必然会一代一代地传下去，任何外部力量都对之无可奈何。虽然在传承的过程中也必然有所丰富、变异、发展、衰落，但只要文化符合人们生产、生活、相处的需要，特别是如果形成了人们的信仰和哲学，而这种信仰和哲学又已经浸透在其他种种文化形式之中，就不会被颠覆（许嘉璐《漫谈文化强国战略：中华文化"走出去"是必然之势》)。民俗的表现形式是千种百样的，它既包括社会生活文化中的家族、交往、婚丧礼仪习俗，也包括物质生活文化中的衣食住行、生产、交易习俗，还包括民族传统中的信仰、岁时节日、游艺竞技、语言艺术等诸多方面的习俗。其中自然离不开与人们健康生存休戚相关的医学、卫生的内容，无论是养生保健的，还是防病治病的，处处都有涉及，并且构成了它们之间的血肉一体、胶结难分的关系。

孔子曰："道不远人，人之为道而远人，不可以为道。"（《中庸》）正因为包括中医药文化在内的中国传统文化根植于人民之中、生活之中，她才有了连绵不断的传承性和生生不息的活力。百姓认同情况，实际是优秀传统文化内化程度的体现，也可以说是优秀传统文化生活化的反映，是自身文化强不强的最重要的反映。优秀传统文化不是摆设，不是只供学者研究的对象，而是养成民族灵魂的最好营养。如果一种文化产品，只存在于博物馆中，一种文艺形式，只存在于舞台上，那么我们就可以说，它们已经死亡了。同样的道理，如果传统文化只存在于学者的书斋里或研讨会上，那么我们也可以说，它已经死亡了。中华传统文化的"纯学术化"是件极为可怕的事情。避免之道，就学者而言，能够并应该做的，就是应该有越来越多的人走进中小学校，走进城市社区，走进村村寨寨，做些传统文化"扫盲"的工作，唤醒实际还存在于人们心中的文化基因；同时，有越来越多的学者为工人、农民、学生写些通俗的读物，并和文化创意工作者合作，把看似深奥的道理用人们喜闻乐见的形式，用人人能懂的话语展现出来。话又说回来，普及、通俗化的工作并不好做——

只有深入，才能浅出；唯有浅出，才能继续深入（许嘉璐《漫谈文化强国战略：中华文化"走出去"是必然之势》）。

鉴于此，本书选择了从民俗角度立论。这既不是随意的盲目，也不是简单的应付，是出于对中医药文化的深层普及而考虑的。作为一个具有悠久历史文化和现代文明光环的与时俱进的中国，文化的传承和发展，既要拥有高度的文化自信、自觉，满腔热情、用心用意地热爱和保护自己的优秀文化；又要保持坚定的文化自强、自立，开拓进取、积极努力地追求和进行文化的创造和重建；还要树立足够的文化自谦、自律，开放胸怀、谦诚虚心地汲取和接纳可为我所用的进步文化。继承与创新、引进与包容、坚守与开放、改造与融合，将是人类文化多样性进程中无法抗拒的规律。

本书遵循民俗的时序关系，围绕从农历正月到腊月的62条民俗进行节俗文化的解析和养生保健知识的介绍，基本上是一本传统意义上的健康四季歌。这些民俗，既有反映节庆活动的，也有反映农事活动的，还有反映祭祀活动的，涉及日常生活中的饮食、起居、运动、交际、娱乐、药事等范畴，差不多覆盖了生活的基本内容。它们能否给读者带来一些祖国优秀传统文化古风的温煦和中医药防治疾患信息的方便，这只是作者的美好愿望，希望它能够变为现实。

（本文见《中医药文化》2012，7（2）：1，《温长路谈民俗养生》由人民军医出版社2012年8月出版）

重视常见病的防治

——《医药科普丛书·常见病防治系列》总序

人类疾病谱虽然不断发生着变化，但常见病依然是影响健康长寿的最主要因素。以最多见的慢病为例，心脑血管疾患、恶性肿瘤、呼吸道疾病、糖尿病占世界死亡人数的 85% 左右。每年的死亡人数分别为 1700 万、760 万、420 万、130 万，其中有 30% 死亡者的年龄还不足 60 岁。我国的情况也不乐观：2008 年，慢病患者达 2.6 亿，每年新增患者约 1600 万，死亡 643 万（占总死亡人数的 80%）；心脑血管相关疾病的人数超过 2 亿（高血压比 1993 年增加 387.2%、脑血管病增加 251.3%、心脏病增加 82.4%），糖尿病接近 1 亿（增加 482.9%），肺系疾病 2 亿左右（仅慢阻肺就有 4400 万），恶性肿瘤发病呈年轻化趋势（增加 111.5%）。在疾病和健康双重负担的压力下，我国政府虽然逐年在增加医疗投资，在短短的几十年时间就完成了西方国家一、二百年才完成的疾病

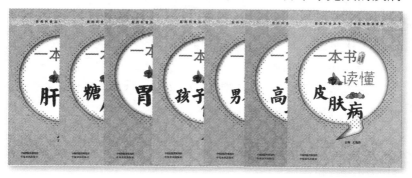

谱转变，但要解决好 13 亿人口的健康问题，还必须循序渐进，抓住主要矛盾，首先解决好常见病的防治问题。当前，我国对疾病的负担已超出了 GDP 的增长速度：2003 到 2010 年，GDP 从 13.6 万亿元增加到 39.8 万亿元，增加了 1.93 倍，而疾病的负担增加了 1.97 倍。面对如此严峻的形势，如何提高人们对健康的认知、提高对疾病的防范意识，是关系国计民生的紧迫话题，自然是医药卫生工作者的首要任务。

2009 年 10 月，在长春市召开的庆祝中华人民共和国成立 60 周年全国中医药优秀科普著作颁奖大会上，中原农民出版社的刘培英编辑提出了要编纂一套《常见病防治系列》医药科普丛书的设想，并拟请我来担任这套丛书的主编，当即我便表示了支持的态度。她的设想，很快得到了中原农民出版社领导的全力支持，被列为 2011 年社里的重大选题。2010 年，他们在广泛调查研究的基础上，筛选病种、确定体例、联系作者，试验性启动少量作品。2011 年，在取得经验的前提下，进一步完善编写计划，全面开始了这项工作。在编者、作者和有关各方的通力合作下，包括《一本书读懂肝病》、《一本书读懂胃病》、《一本书读懂皮肤病》、《一本书读懂高血压》、《一本书读懂糖尿病》、《一本书读懂男人健康》、《一本书读懂孩子健康》、《一本书读懂肾病》、《一本书读懂心脏病》、《一本书读懂女人健康》、《一本书读懂颈肩腰腿痛》和《生儿育女我做主》等 12 本书稿脱颖而出，在辞旧迎新的兔尾龙首之际送到了读者面前，这的确是一件不同寻常的新年礼物！接下来，还会有第二批、第三批书稿陆续推出，以满足人民健康的更多需求。

在反映疾病的防治方法上，如何处理好中西医学的关系问题，既是个比较敏感的话题，又是个不容回避的问题。我们的态度是，要面对适应健康基本目的和读者实际需求的大前提，在尊重中西医学科各自理念的基础上，实现二者的结合性表述：认知理念上，或是中医的或是西医的；检查手段上，多是西医的；防治方法上，因缓急而分别选用中医的或西医的。作为这套书的基本表述原则，想来不必羞羞答答，还是说明白了好。毋容遮掩，这种表述肯定会存在有这样或那样的不融洽、不确切、不圆满等不尽如人意处，还需要长期的探索和艰苦的磨合。

东方科学与西方科学、中医与西医，从不同的历史背景之中走来，这是历史的自然。尽管中医与西医在疾病的认识上道殊法异，但殊途同归，从本质上看，中西医之间是可以互补的协作者。中西医之间要解决的不是谁主谁次、谁能淘汰谁的问题，而是如何互相理解、互相学习、互相取长补短、互相支持、互相配合的问题。这种"互相"关系，就是建立和诠释"中西医结合"基本涵义的出发点与归宿点。人的健康和疾病的无限性与医学认识活动的有限性，决定了医学的多元性。如果说全球化的文化样态必然是不同文化传统的沟通与对话，那么，全球时代的医疗保健体系，必然也是不同医疗文化体系的对话与互补。当代中国医疗保健体系的建立，必然是中西医两大医学体系优势互补、通力合作的成果，中西医长期并存、共同发展，是国情决定、国策确立、国计需求、民生选择的基本方针。从实现中华民族复兴、提高国民健康素质和人类发展进步的共同目标出发，中西医都需要有更多的大度、包容、团结精神，扬长避短，海纳百川，携手完成时代赋予的共同使命。医学科普，是实现中西医学结合和多学科知识沟通的最佳窗口和试验田。不管这一认识能不能被广泛认可，大量的医学科普著作、养生保健讲座实际上都是这样心照不宣地进行着的，无论是中医的还是西医的。

世界卫生组织称，个人的健康和寿命 60% 取决于自己，15% 取决于遗传，10% 取决于社会因素，8% 取决于医疗条件，7% 取决于气候的影响。这就明确告诉我们，个人的健康和寿命，很大程度上取决于自己。"取决"的资本是什么？是对健康的认知程度和对健康正负因素的主动把握，其中最主要的就是对疾病预防问题的科学认识。各种疾病不仅直接影响到人的健康和生活质量，而且严重影响到人的生存状况和寿命。我国人均寿命从新中国成立之始的 35 岁升高到 2005年的 73 岁，重要原因之一就是疾病防治手段不断得到改善和提高。如果能够把疾病防控的效果再提高一些，这个数字还有上升的余地。有资料表明：脑卒中把我国的人均期望寿命拉低了 2.4 岁、心脏病拉低了 1.56 岁、老慢支拉低了 1.3 岁、肝癌拉低了 0.53 岁、肺癌拉低了 0.5 岁、糖尿病拉低了 0.16 岁，加起来就是 13.2 岁啊！摆在读者面前的这套《常见病防治系列》医药科普丛书，就是基于这种初衷而完成的，希望读者能够喜欢它、呵护它、帮助它，让它能为大家的健康给力！

（本文是为《医药科普丛书·常见病防治系列》撰写的序言，《医药科普丛书·常见病防治系列》由笔者担任总主编，首批 12 册，中原农民出版社 2012 年 5 月出版；第二批 4 册，于 2012 年年底出版；第三批 7 册，于 2013 年上半年出版）

且歌且咏说中药

——《实用中药歌诀》第三版前言

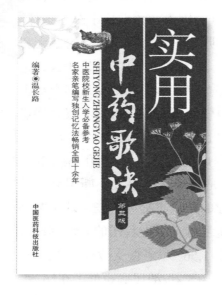

编著◎温长路

中医药是人民群众长期同疾病作斗争过程中成功经验的积淀和升华，为中华民族的繁衍昌盛做出了不可磨灭的贡献。数千年来，中医药积累了宝贵的经验，其中有相当一部分具有自主知识产权的价值。在社会不断发展、生活要求和质量不断提高的今天，人们越来越寄希望于以天然药物为健康保障手段的、具有民族特色优势的中医药，以更好地解决预防、保健、治疗、康复中的难题。"中医药临床疗效确切、预防保健作用独特、治疗方式灵活、费用比较低廉，特别是随着健康观念变化和医学模式转变，中医药越来越显示出独特优势。中医药作为中华民族的瑰宝，蕴含着丰富的哲学思想和人文精神，是我国文化软实力的重要体现。"（中华人民共和国国务院《关于扶植和促进中医药事业发展的若干意见》）很明显，在中医药学的这份功劳簿上，既标示着医的伟大，也标示出药的辉煌。医中有药，药中有医；

医以药显，药因医神，医药一体，是中医药学最基本、最典型的要素。

鉴于此，系统研究和掌握中药学的理论和知识，不仅是中药学家的事，而且是所有中医学家的事，是中医临床的基本功。我国现有中药 12800 余种，其中药用植物 11000 余种，药用动物 1581 种，药用矿物 80 余种，临床常用的药物也有千种左右。要熟悉并掌握如此庞大的知识体系，的确不是一件容易的事。因此，自古就有不少学者都在研究学习方法的问题，其中为中药写歌作赋不失为一种公认的、有效的手段，历代都有不少朗朗上口的优秀中药歌诀传世。初生牛犊不怕虎，30 多年前，笔者就斗胆开始运作这本《实用中药歌诀》了，也算是众多中药歌诀作者队伍中的滥竽充数者吧！从刻印本、一版、二版到今天，这本小册子十易其稿，在不知不觉中把我从青年带到了老年，不能不感叹时光之快！1998年此书再版时，我虽然在"前言"中写过"只要是读者朋友和人民健康需要，我愿意将这本书再修改一百次、一千次"的话，其实后来就放下了。这不是我有意食言，而是由于医药科技书籍市场卖点有限，科技类书再版较难的缘故，何况此书已有过再版和重印的记录了。再次把这本书的修订和再版提上议事日程，并唤起我动笔激情的，是中国医药科技出版社总编室许东雷主任的功劳，他不仅在新浪微博上留言约我，而且还千方百计联系我，最终通过本书的老编辑彭泽邦先生与我开始了交往。如此盛情，让我不能不积极对待和投入了。

这次修改，仍立足于原书的特色，在坚持构架上以最新版的"全国高等院校规划教材"为基础、在服务对象上以在校就读的学生和普通中医药工作者为主导外，在指导思想和表现内容上也做了如下三个方面的调整：一是在原作每味药物词条的诠释中增大了中医药文化元素的植入，以扩大读者对中医药作为中华优秀文化重要组成内涵的深层次了解和认识，力图表现中医药在建设文化强国战略中的地位和作用；二是加强了中药在养生保健领域内功能的表述，以表达中医药在保障人类健康、预防疾病方面的长处，比较全面地揭示中医药治疗疾病和预防疾病两大体系的精华，力图扩大中医药的普及和应用；三是将服务对象由专业性读者向普通性读者的延伸，在表现内容、手法、语言上更着重于通俗性、实用性、可读性的尝试，力图使它成为能被中医药专业之外的普通读者接受的中医药科普读物。在编排、版式、装帧方面，也在保持原作特色的基础上，按照与时俱进的观点，力图体现出三版新书的新特点、新面貌、新品位来。

对于中药学中至今尚未定论的、一时还说不清楚的，甚至是时有争议的问题，本书仍然采取"冷处理"的态度，不妄加删改，也不妄加评议，把它们留待今后的研究去探讨、去证实，或许结论的产生是艰苦的和漫长的。作者处理这一问题的原则，是本着"信而好古"（孔子《论语·述而》）这一理论的。在这里，"好古"的实质，不是对古之实存性上的仰慕，而是出于对古今一道的领悟和文化生命连续性的契会。对古人观点的评定、对古籍主旨的判定、对历史问题的否定，一定要慎之又慎。清代学者章学诚"临文必敬，论古必恕"（《文史通义》）的话，值得借鉴。譬如中药的十八反、十九畏、妊娠禁忌、食物相克和一些药物的归经问题等，都应属于这一范畴。

　　"古人命名立言，虽极微一物，亦有至理存焉。"（明·卢子颐《本草乘雅半偈》）每一味中药，都有许多故事、许多道理、许多问号，需要我们认真去寻觅、去阐释、去探究。但愿这本经过三版的小册子能够对中医药文化和知识的传播尽到点滴之效、给读者的健康生活带来些须温情。

　　（本文是为《实用中药歌诀》一书第三版撰写的前言，《实用中药歌诀》由中国医药科技出版社1990年7月出版、1998年10月再版、次年重印、2012年9月第三版）

把养生知识送到老百姓身边

——《四季养生面对面》导言

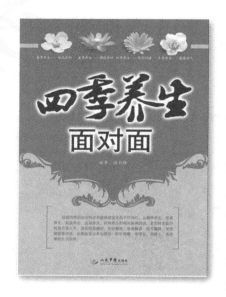

保健养生，是中医的强项。中华民族几千年的实践和经验，创造了许多具有东方民族特色，适合东方民族生活习惯的行之有效的养生理念和方法，深植于人民群众之中，并经过不断丰富、完善、修正，世代传播，指导民众的生活，受到大众的喜爱。随着社会发展、科技进步带来的人们对养生保健知识需求的不断增加，围绕以养生保健为中心的各种讲座愈来愈受到人们的关注。其中，对中医药知识的应用，成为所有讲座者普遍青睐的内容。可以毫不夸张地说，无论是中医学者、西医学者，还是中西医结合学者，都无法离开中医去讲养生。越来越多的中医药学者走到了养生科普讲座的前台，通过各类媒体、各种讲堂和多种形式的科普读物、展览把关乎人类健康的科学知识送到了人民群众中间，为国民健康素质的增强和提高、为中医药文化与科学知识的传播和普及，起到了重要的催化、指导作用。政府支持、专家参与、民众拥戴的中医药文化与科学知识普及，成为当前养生科普市场的主导、主流和主旋律，也是当前中医药养生科普讲座表现出的基本特点。

同任何事物都具有的两面性特征一样，伴随着养生热的兴起，出现一些养生乱象的问题也是很难避免的。谁都在说养生、谁都能说养生的现象，把中医说滥了、市场说乱了、老百姓说得无所适从了。对于这种现象，我一贯持反对态度，并在不少公开场合发表过批评意见，尤其对一些讲座不顾客观现实，完全按照某些媒体的兴趣把道理说玄、迎合部分受众的心理把正理说偏、适应个别企业的要求把医理说歪的行为表示深恶痛绝。鉴于此，既不敢轻率接受那些不了解情况单位的邀请四处开讲，也不能放弃作为科普工作者应当承担的职责一味拒绝应该参与的健康养生知识的传播活动。近年来，除承担国家及全国各地的专家培训外，也陆续通过各种形式的讲堂和各级媒体的节目为民众送上过一些健康知识，几乎走遍了除西藏自治区以外的所有省份，在城市、乡村、军营等许多角落里都留下过声音。俗话说"众人心中一杆秤"，尽管每次的讲座内容都在事前经过我和周围许多朋友的若干次细心推敲和修改，在演讲过程中又与观众进行过反复的现场锤炼和磨合，但还不免时时担心，真有点"战战兢兢，如履薄冰"（《诗经·小雅·小旻》）的感觉，唯恐因为自己掌握的文化、科学知识和表达能力薄弱的过失，给民众的健康生活带来误导。每次讲座后，我都会迅速通过各种形式了解受众的反响和意见，在得知被他们基本认同的消息后，才能稍有心安。

　　这些讲座，立足于老百姓生活的实际需求，按照四季的时令特点和疾病谱变化的不同特征，从精神养生、饮食养生、起居养生、运动养生、药物养生和相关疾病防治、老百姓求医问药等方面入手，涉及经典解析、民俗解密、食谱解读、验方解释、讹传解套等内容，企图给受众的养生提供一些听得懂、学得会、用得上、有效果的生活指导。在讲座的内容和形式上，也努力向科学性、文化性、实用性、通俗性、趣味性、普及性一体的目标追求，尽量满足受众和社会的实际需求。或许因头上的几个虚名，我的这些讲座也同时得到社会多方面的关注，特别是一些出版部门的错爱，希望能将它们以出版物的形式再现给更广大的人群，也满足部分听过讲座的朋友们的系统阅读和收藏需求。人民军医出版社的王久红编辑捷足先登，实时搜集着有关这些讲座的相关资料和信息，并着手用科普读物的方式从我近几年的讲座中选取 50 期进行加工整理，取名为《四季养生面对面》，试图用一种全新的视角把立体视野下表现的内容转换为平面视野下再现的新形式。这个转变中，既要保持原有讲座的基本形式和主要精华，又要把讲座时的不少口头语恰当地转换为阅读中的书面语，还要配上一些活泼的画图增加作品的动态效果，这无疑是一种带有创造性的、多方位的表现科普创作形式的有益探索，值得提倡。

　　需要说明的是，本人虽然作为讲座的主创、主讲人和本书的主编，在相应的场合都占据了显眼的位置，而实际上为这些讲座做出努力和贡献的不仅仅属于个人，其中包含着周围一批朋友的智慧、心血和汗水，我从内心深处感激他们！

譬如一部舞台剧的成功演出，在淹没演员的掌声中，有相当大的部分是应该分解给托戏的操琴师、制景的舞美师、增光的灯光师和其他看不见的那些幕后英雄们的。当然，还有运筹帷幄的导演们，他们正确决策、科学领导、全力支持的作用，在这些讲座的成功举办和本书的出版过程中是必不可缺和功不可没的。准确地说，《四季养生面对面》一书的顺利出版，是多方合力作用下集体智慧的结晶。但愿它能与那些曾经的讲座，共同形成多角度的科学普及链条，形成多元文化背景下的良性互动和互补，以为日益兴盛的养生市场增添一点新品、为大众健康送上一份礼物，也希望它能继续受到朋友们的关注和喜爱！

（本文是为《四季养生面对面》一书撰写的导言，《四季养生面对面》将由人民军医出版社2013年6月出版）

回眸历史看国医

——大型中医药文化丛书《话说国医》总序

国医，是人们对传统中国医学的一种称谓，包括在汉民族文化圈内为主体传播的中医学和在其他各不同民族区域内为主体传播的民族医学，与现代习惯上的"中医学"称谓具有相同的意义。她伴随着数千年来人们生存、生活、生命的全过程，在实践中历练、积累，在丰富中沉淀、完善，逐渐形成了具有中国哲学理念、文化元素、科学内涵的，在世界传统医学领域内独树一帜的理论体系，为中华民族乃至世界人民的健康做出了重大贡献。

中医学具有鲜明的民族特征和地域特色，以其独特的方

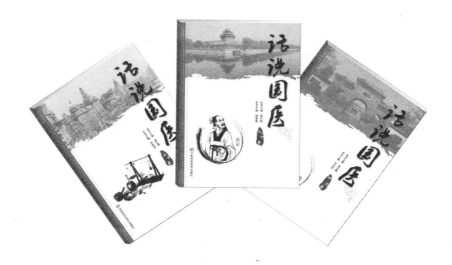

式生动展示着以中国为代表的、包含周边一些地区在内的东方文化的历史变迁、风土人情、生活方式、行为规范、思维艺术和价值观念等，成为中国优秀传统文化的有机组成部分和杰出代表，从一个侧面构建和传承了悠久、厚重的中国传统文化。自岐黄论道、神农尝百草、伏羲制九针开始，她一路走来，"如切如磋，如琢如磨"（《诗经·国风·卫风》），经过千锤百炼，逐渐形成了包括养生文化、诊疗文化、本草文化等在内的完整生命科学体系，也是迄今世界上唯一能够存续数千年而不竭的生生不息的医学宝藏。

中国幅员辽阔，在不同的区域内，无论地貌、气候还是人文、风情都存在着较大差异。因此，在长期发展过程中也形成了具有相同主旨而又具不同特质的中医药文化。其方法的多样性、内容的复杂性、操作的灵活性，都是其他学科无可比拟也不能替代的。在世界人逐渐把目光聚焦于中国文化的今天，国学之风热遍全球。国学的核心理念，不仅存在于经典的字句之中，重要的是蕴结于中国人铮铮向上的精神之上。这种"向上之气来自信仰，对文化的信仰，对人性的信赖"，对文化传统的认知和共鸣（庄世焘《坐在人生的边上——杨绛先生百岁问答》）。"文化传统，可分为大传统和小传统。所谓大传统，是指那些与国家的政治发展有关的文化内容，比如中国汉代以后的五行学说，就属于大传统。"（李河《黄帝文化莫成村办旅游》）无疑，中医是属于大传统范畴的。中国文化要全面复兴，就不能不问道于中医，不能失却对中医的信仰。要准确地把握中医药文化的罗盘，有必要对中医学孕育、形成、发展的全过程进行一次系统的梳理和总结，以从不同的地域、不同的视角、不同的画面全方位地展示中医学的深邃内涵和学术精华，为中医学的可持续发展，特别是众多学术流派的研究提供更多可信、可靠、可用的证据，为促进世界各国人民对中医更深层次的了解、认同和接受，为文化强国、富国建设战略的实施和中医走向世界做出更大的贡献。如此，就有了这个组织编撰大型中医药文化丛书《话说国医》的想法和策划，有了牵动全国中医学术界众多学者参与和未来可能影响全国众多读者眼球的举动。它的决策者，是河南科学技术出版社的领导层，是他们的远见和魄力促成了这次壮举，促成了这套带着该社"重点书目"光环丛书的出版规划得以顺利、稳妥、有序的实施。

《话说国医》丛书，以省（直辖市、自治区）为单位，每省（直辖市、自治区）自成一卷，分批、分期，陆续推出。全书分则可审视多区域内的中医步履，合则能鸟瞰全国中医学之概观。按照几经论证、修改、完善过的统一范式组织编写。丛书的每卷，均分为以下四个部分：

第一部分——长河掠影。中医从数千年的历史中走来，如何顺利穿越历史的隧道，贯通历史与现实连接的链条，是本书的开山之篇。本篇从大中医概念入手，着眼于对各省（直辖市、自治区）与中医药发展重大历史事件关系的描述，既要浓彩重笔集中刻画出中医药在各地的发展状况和沧桑变迁的事实，还要画龙点睛重点勾勒出中医学发展与各地政治、经济、文化的多重联系。在强调突出鲜明思想性的原则下，抓住要领、理出线条、总结规律、突出特色，纵横历史长河，概说中医源流，彰显中医药文化布散于各地的亮点。

　　第二部分——星光璀璨。是对各地有代表性的中医药历史人物的褒奖之篇。除简要介绍他们的生卒时代、学术履历、社会交往等一般项目外，重点描述他们的学术思想、学术成就和社会影响。站在历史发展与时俱进的高度上，坚持用史学家的原则，实事求是，秉笔直书，不盲目夸大，也不妄自菲薄，同时跳出史学家的叙述方式，用文学的手法将人物写活，把故事讲生动。其中，也收入了一些有根据的逸闻趣事，并配合相关图片，以增加作品的趣味性和可读性，拉近古代医家与现代读者的距离。

　　第三部分——往事如碑。要表现的主题是在中国医学史上值得记上一笔的重大事件：第一要突出表现自然灾害、战争、突发疫病等与中医药的关系及其对医学发展的客观作用；第二要重点反映中医地域特色、不同时期的学术流派、药材种植技术与道地药材的形成等对中医药理论与实践传承的影响；第三要认真总结中医药在各个历史时期对政治、经济、文化生活等产生的积极作用。以充分的史料为依据，把中医药放到自然的大环境、社会的大背景下去考量，以充分显示她的普适性和人民性。

　　第四部分——百年沉浮。即对 1840 年以来中医药发展概况的回顾和陈述，特别要关注在医学史上研究相对比较薄弱的民国时期的内容，包括中医的存废之争、西学东渐对中医的挑战和影响，及新中国成立、中医春天到来后中医药快速发展的情况和学术成就等。梁启超氏说："凡在社会秩序安定、物力丰盛的时候，学问都从分析整理一路发展。"（《中国近三百年学术史》）通过对不同阶段主要历史事实的综合和比对，借镜鉴、辨是非、放视野、明目标，以利于中医未来美好篇章的谱写。

作为中医药文化丛书，《话说国医》致力于处理好指导思想一元化与文化形式多样性的关系，"靠思想的力量、艺术的魅力打动人心，靠喜闻乐见、雅俗共赏赢得受众。"（刘云山《要正确处理思想性艺术性观赏性关系》）在写作风格上，坚持以中医科学性、思想性、知识性为导向，同时注重在文化性、趣味性、可读性上下功夫，以深入浅出的解读、趣味横生的故事、清晰流畅的阐释，文图并举，文表相间，全方位勾画出一幅中医学伟大、宏观、细腻、实用的全景式长卷。参加本书的编纂人员，都是在全国各地遴选出的中医药文化研究领域内的中青年中医药学者，他们头脑清、思维新、学识广、笔头快，在业内和社会上有较大影响和较高声誉，相信由他们组成的这支队伍共同驾驭下的这艘中医药文化航母，一定会破浪远航，受到广大读者的支持和欢迎的！

丛书在全国大部分省、市、自治区全面开始运作之际，写上这些话，也算与编者、作者的一种交流，以期在编写过程中能对明晰主旨、统一认识、规范程序起到些须作用；待付梓之时，就权作为序吧！

（本文是为《话说国医》丛书撰写的序言，《话说国医》丛书由笔者担任总主编，每省（自治区、直辖市）一卷，将由河南科学技术出版社 2013 年 6 月起陆续出版）

人说吾书

（附　篇）

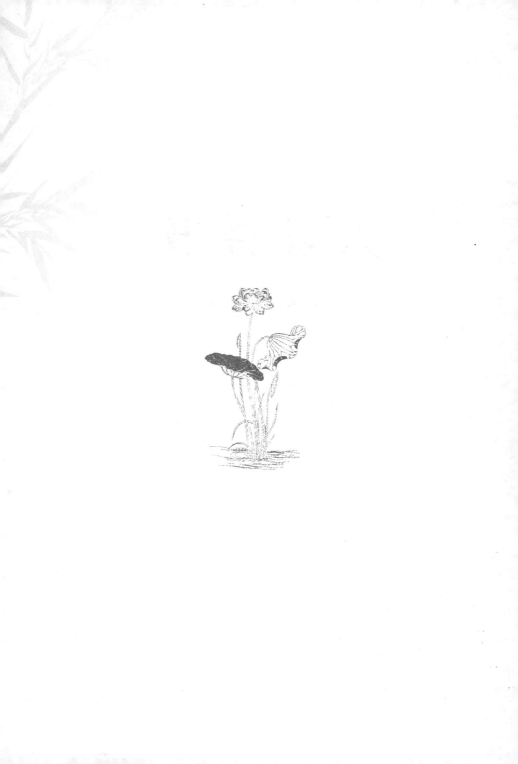

继承创新　发展中医

——《王清任研究集成》序

　　王清任先生是我国清代著名的医学科学家，他具有实践和创新精神，研究中医理论并注重实践，强调"业医诊病，当先明脏腑"，亲自观察尸体，并做动物解剖，不断探索钻研，历经42年，终将了解到的人体内脏绘成图形，连同其他论述一并写成《医林改错》一书，到目前已公开出版的版本有70多种。

　　王清任在医学理论和临床方面的特点是，强调重视气血，依据气有虚实、血有亏瘀的理论，结合临证经验总结出60

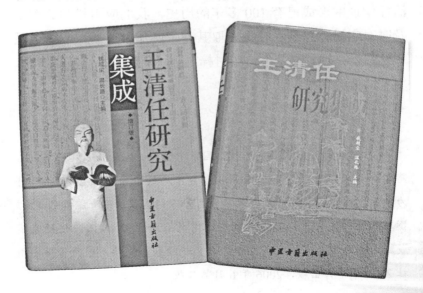

种气虚证、50 种血瘀证，在治疗方面主张补气与活血逐瘀相结合，自创了很多补气逐瘀方，为后世医家所广泛应用。王清任先生是中国医学史上有影响的医家，研究总结王清任学说有重要的历史意义和现实意义。

由钱超尘、温长路二位教授担纲主编的大型中医文献著作《王清任研究集成》，汇集国内外学者运用和研究王清任学说之大成，提纲撮要，把王清任生平、家世、学说、成就介绍给世人。这对王清任学说的继承和发展、对后世运用和研究王清任学说的促进和推动，将起到重要的承前启后作用，值得一读。

人类社会是在总结历史的前提下前进的，自然科学是在继承前人的基础上发展的，祖国医学的发展史所经历的也正是这样一条路。发展是进步的记录，总结是发展的镜子，王清任学说的形成已有 100 多年的历史，我们应用科学的态度及时对它进行总结、挖掘，取其精华，加以发扬。应钱、温二位教授之邀，在是书结集付梓之际，撰此文字，以与作者、编者、读者共勉。

（国家中医药管理局　佘　靖）

（本文是时任卫生部副部长、国家中医药管理局局长、中华中医药学会会长，现任世界中医药联合会主席的佘靖先生 2002 年 2 月为系列文献学丛书《中华古代名医名著研究集成·王清任研究集成》撰写的序言，文章标题是收录时本书作者加上的；《王清任研究集成》由笔者与北京中医药大学钱超尘教授联合主编，中医古籍出版社 2002 年 7 月出版，2006 年 6 月第二版）

本草传世　精神照人

——《李时珍研究集成》序

李时珍是我国明代的一位伟大的医药学家、博物学家。他一生勤奋学习，精读经史子集各部各类著作，在史学、哲学、文字学、训诂学等方面造诣甚深。他躬身实践，足迹遍及祖国山川、林区、矿井。他具有认识自然、改造自然的唯物主义思想和勇于创新、不断探索的科学精神。400多年前，他的代表作《本草纲目》对中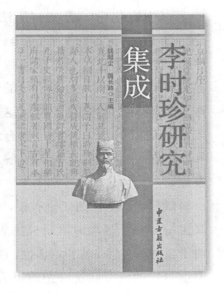国乃至世界医药学的发展史都产生了巨大的影响，被达尔文称为"中国古代的百科全书"。迄今，它的版本已多达百余种，有中文、英文、日文、法文、德文、俄文、拉丁文、朝鲜文等多个语种，成为有史以来中医药典籍中被译成外文最多的著作之一。

《本草纲目》全书52卷，载药物1892种，其中植物药1094种，其余为矿物及其他药，总结了明以前历代本草的经验，纠正了传统本草中的一些讹误，增入药物374

种。书中附有药物图 1109 幅，方剂 11096 首，约 8000
多首是李时珍自己收集和拟定的。该书对本草学的贡献是
不可磨灭的，书中对药物学的分类尤其是生物的分类是划
时代的。书中记载了大量宝贵的医学资料，包括精彩的治
病验案，首次记录的病证和治疗技术等都是很有启发性
的。书中有化学、天文、历法、地质、气象知识的记录，
是一部内容丰富的科学巨著。几百年来，特别是近百年
来，国内外学者对《本草纲目》的研究方兴未艾、硕果累
累，涌现出了一大批高质量的专著、论文和成果，成为中
医药发展史上的亮点。总结这段历史，不仅对李时珍这位
先哲是最好的纪念，而且也有助于后学者对祖国医学理论
和实践的进步有更全面的了解，以推进中医药学的创新和
发展。

　　钱超尘、温长路二位教授，继《王清任研究集成》之后，
又主持编纂了《李时珍研究集成》这部大型文献学著作，这
对于李时珍生平、家世、学说、成就和后世对李时珍及其《本
草纲目》的研究状况介绍给世人，是很有意义的工作，将有
利于推动李时珍学说的继承和发展，弘扬中华民族的优秀文
化，丰富我国医学科学宝库。该书付梓之际，二位教授约我
作序，我欣然应允。

　　让我们学习弘扬先贤的伟大民族精神和治学思想，在新
的历史时期认真贯彻"三个代表"的重要思想，坚持与时俱
进，深化改革，正确处理继承、创新、发展的关系，认真继
承中医药的优势和特色，使其在新时代发扬光大。要勇于创
新，利用现代科学技术实现中医药现代化，推动中医药理论

与实践在新世纪的新发展。

（国家中医药管理局　佘　靖）

（本文是时任卫生部副部长、国家中医药管理局局长、中华中医药学会会长，现任世界中医药联合会主席的佘靖教授 2003 年 2 月为系列文献学丛书《中华古代名医名著研究集成·李时珍研究集成》撰写的序言，文章标题是收录时本书作者加上的；《李时珍研究集成》由笔者与北京中医药大学钱超尘教授联合主编，中医古籍出版社 2003 年 8 月出版）

中医之圣　医学之光

——《张仲景研究集成》序

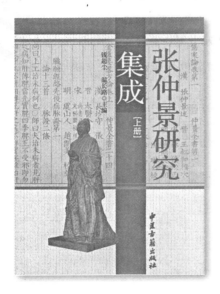

　　张仲景是我国东汉末年的一位杰出医学家。他关心民众疾苦、热爱医学，并将自己的一生献给了这一伟大的事业。他根据祖国医学理论的基本原则和精神，"勤求古训，博采众方，撰用《素问》、《九卷》、《八十一难》、《阴阳大论》、《胎胪药录》，并平脉辨证"，结合自己的临床实践，创造性地总结出了中医对急性热病和部分疑难杂症的诊治经验，写出了千古不朽之作《伤寒杂病论》，完善、发展了中医辨证施治的理论，开创了祖国医学六经辨证的先河。他对祖国医学的贡献之大，是后世公认的，诸多赞语之中，以著名学者徐衡之先生所论最切："仲景实验派医学，万民于今受赐，其有光中国文化，实不在孔墨庄老之下。中国文化史，苟无仲景其人，则岂止医学一门黯淡无色，中华民族恐已成无医之国矣"。

近两千年来，仲景学说已经逐渐发展成为一种重要的学术流派，直接关系和影响着我国传统医学的发展和进步。在全国乃至世界范围内，研究仲景学说的人数颇多，研究成果也颇显丰硕。据有关资料表明，迄今《伤寒杂病论》的各种版本已达到600多种，刊印次数超过千次；研究仲景学说的专著达到1000余种，涉及中医理法方药的各个领域；公开发表的各类论文约2万来篇，几乎遍布于国内出版的所有中医药学刊物中，文章作者来自内地各省、香港、澳门特区及台湾省。

全面总结历代对仲景学说研究的成果，并介绍给广大的读者群，这不仅关系着仲景学说研究工作的质量，也是关系到如何进一步搞好中医学术继承和发展，推动其走向世界的重要工作。钱超尘、温长路两位教授，以高度的责任感和事业心，带领全国40多位有志于仲景学说研究的中医界同仁，继《王清任研究集成》、《李时珍研究集成》出版后，又经两年多的墨耕笔耘，完成了《张仲景研究集成》这部500万字的大型文献学著作。

《张仲景研究集成》，提纲挈领式地把包括张仲景家世、学说起源、学术精华、研究应用、传承发展等浩繁博大的内容汇于一书，把一千多年来，特别是近百年来国内外专家、学者研究仲景学说的成果溶为一炉，大跨度地表现了张仲景不平凡的一生和仲景学说在祖国医学史上的崇高地位及巨大影响。该书具有文献和工具书的性质，为读者提供了一部系统的研究参考书，这对于继承和发展仲景学说，促进中医学术发展，将起到积极的推动作用。值此成书付梓之际，应钱、温两位教授之约，我欣然写了这段话，以为之序。

（国家中医药管理局　佘　靖）

（本文是时任卫生部副部长、国家中医药管理局局长、中华中医药学会会长，现任世界中医药联合会主席的佘靖先生2004年6月为系列文献学丛书《中华古代名医名著研究集成·张仲景研究集成》撰写的序言，文章标题是收录时本书作者加上的；《张仲景研究集成》由笔者与北京中医药大学钱超尘教授联合主编，中医古籍出版社2004年9月出版）

医为妙手　方称千金

—— 《孙思邈研究集成》序

孙思邈是我国隋唐时期的著名医学家。他"通百家说，善言老子、庄周"，且"于阴阳、推步、医药无不善"，一生奋发，是历史上成就卓著的一代名医，被后世尊称为"药王"。

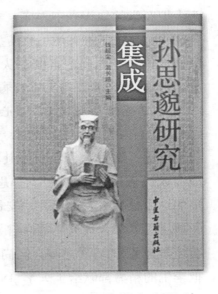

《千金要方》和《千金翼方》是其心血之作。它以方剂和方论为主要形式，收载方剂6500余首，范围不仅囊括内科、外科、妇科、儿科、五官、皮肤、急救、食疗、养生、按摩等众多学科，而且包含着植物学、动物学、化学、天文学、史学、哲学、伦理学等丰富的多学科内容。《千金》两方具有承前启后的作用，既是对唐以前我国医学成就的系统总结，又开创了自唐开始的中国医学研究的新局面，堪称中国医学的"百科全书"，在中国和世界医学史上都留下了浓重的一笔。

关于孙思邈对我国和世界医药学的巨大贡献，我认为以下两点值得引起重视：

其一，是他倡导的大医精诚。他认为，判断一个医者水平高低的尺度虽然有千条万条，最要紧的就是"精"、"诚"两条。"精"，就是医术要精湛。要通过"妙解阴阳"（分析客观事物的矛盾规律，并科学地运用它）、"审谛覃思"（认真分析、深入思考，并灵活地掌握它）、"博极医源"（从源头上把医学的知识真正弄懂、弄通，并不断去发展它）的艰苦努力，熟练掌握并运用预防疾病的各种手段。"诚"，就是医德要纯洁、高尚，态度要认真、负责。"人命至重，贵若千金"，医者必须要树立"以病人为中心"的思想；"医乃仁术"，医者必须体贴病人、关心患者的疾苦，"见彼苦恼，若己有之"；为患者服务要一心一意，"深心凄苍，勿避险巇，昼夜寒暑，饥渴疲劳，一心赴救"。具备了这两条，就可以成为人民信任的"大医"。孙思邈一生都在为实现他自己提出的这个目标奋发不已，他安贫乐道，淡泊致远，不为"国子博士"、"谏议大夫"等高官显爵的名分所动，唯以精研岐黄之学为务。"青衿之岁，高尚兹典；白首之年，未尝释卷"，把毕生的精力都献给了医学事业。

其二，是他博大的胸怀和广收并蓄的精神。他的《千金》两方，广泛引入了各少数民族医学中的精华。从其引文所涉及的民族和地域看，有匈奴、蛮夷、北地、西州、吐蕃等，几乎涵盖了我国古代各主要少数民族；从其收录的内容看，有把少数民族医方原方不变录入的，也有经过他加工、改进后刊载的，更多的则是融合了汉族医药知识后又为少数民族所习用的。这类处方颇多，如北地太守八味丸、西州续命汤、蛮夷酒、匈奴露宿丸等。这些记载为研究民族医药本草史、开发民族医药具有重要价值，丰富了我国传统药物学的内容，促进了我国各民族传统医学的相互融合、渗透和进步。孙思邈还把国外的许多医药知识吸收过来并加以利用和改造，使他们成为中医药学的有机内容。在《千金》两方中，仅古天竺名医"耆婆"的医方就达十余首之多。在《千金翼方》中还引进了古印度呋陀医学中与地、水、火、风的相关内容，并试图将其与中医的五脏、五行学说加以结合，努力促进中外医学交流。也正由于此，孙思邈的学术思想在世界上产生了积极的影响，成为人类健康事业的共同财富。

在新的历史时期，研究、发展孙思邈学术是中医传承工作中的重要任务。《千两》两方的现代应用研究、开发问题，也是摆在我们面前的重要课题。钱超尘、温长路二位教授，出于对中医药事业的高度事业心和使命感，继完成《王清任研究集成》、《李时珍研究集成》和《张仲景研究集成》三部大型中医药文献的编纂、出版工作之后，又不失时机地推出了他们《中华古代名医名著研究集成》系列中的第四部著作《孙思邈研究集成》，这对深入研究、弘扬孙思邈学术，振兴中医药事业具有重要意义，是坚持"继承不泥古，发展不离宗"方针的具体实践，值得大家学习。

是书付梓之际，二位教授约我作序，我欣然应之。上述所言，与他们及中医药界的广大同仁们共勉。

（国家中医药管理局　佘　靖）

（本文是时任卫生部副部长、国家中医药管理局局长、中华中医药学会会长，现任世界中医药联合会主席的佘靖教授 2005 年 10 月为系列文献学丛书《中华古代名医名著研究集成·孙思邈研究集成》撰写的序言，文章标题是收录时本书作者加上的；《孙思邈研究集成》由笔者与北京中医药大学钱超尘教授联合主编，中医古籍出版社 2006 年 1 月出版）

勇于实践　敢于创新

——《张子和研究集成》序

张子和是我国金元时期著名的医家，与刘完素、李东垣、朱丹溪一道被后人称为"金元四大家"。《儒门事亲》是张子和的传世之作，全书共十五卷，约20余万字，是记录和反映张子和学术思想的主要蓝本。

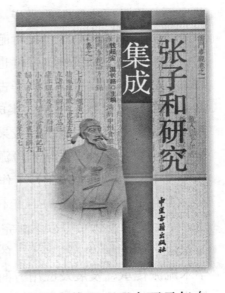

张子和一生勤于读经，精于研典，深得为医之道，潜心服务于民众。张子和治病主攻邪，世人称"攻下派"。他认为病由邪生，攻邪已病，"先论攻其邪，邪去而元气自复也。"其攻邪论依据源于《素问》，他善用汗、吐、下三法攻去病邪，并从六气分证，又倡"三消当从火断"之说，在临床中积累了丰富经验，扩充了张仲景在《伤寒论》中三法的应用范围，对祖国医学治则理论的发展做出了贡献。攻邪同时，张子和并不疏于补，《儒门事亲》卷十二的171首处方中，具有进补功能的处方有51首；卷十五的273首处方中，进补功能的处方计58首。张子和特别强调食补，反对过分依赖药物，指出"善用药者，使病者而进五谷者，真得补之道也。""凡药有毒也，非止大毒小毒谓之毒，虽甘草、苦参，不可不谓之毒，久服必有偏胜。"他把因用药不当引起的疾病称为"药邪"，对药源性疾病的论述早于现代认识几百年。

金元时期出现的中医学术流派百花齐放、百家争鸣的繁荣局面，推动了中医学的进步，张子和创立的攻邪学派，是中医药学术百草园中的一枝奇葩。但目前对张子和学术思想的研究，尚缺乏系统性，深度也不够。最近，钱超尘、温长路二位教授组织编纂了《中华古代名医名著研究集成》丛书的第五部——《张子和研究集成》，该书通过展示历代学者对张子和学术研究的概况和成果，力图从宏观上再现张子和学术的全貌。这是中医学术流派研究工作的一部分，是传承和发展中医学的重要基础性工作。

在几千年的历史长河中，不同学术流派的争鸣和相互渗透，使中医理论体系得以不断完善，临床疗效得以不断提高，并形成了中医学"一源多流"的学术特色。当前加强对中医学术流派传承、发展及应用方面的研究，深入了解其发展的历史与现状，揭示中医学术发展的内在规律，对促进中医药特色优势的发挥、加快中医药继承创新的步伐，为保障人民群众的健康，具有重要意义。

该书付梓之际，应约是为序。

（国家中医药管理局　佘　靖）

（本文是时任卫生部副部长、国家中医药管理局局长、中华中医药学会会长，现任世界中医药联合会主席的佘靖先生2006年8月为系列文献学丛书《中华古代名医名著研究集成·张子和研究集成》撰写的序言，文章标题是收录时本书作者加上的；《张子和研究集成》由笔者与北京中医药大学钱超尘教授联合主编，中医古籍出版社 2006 年 11 月出版）

斯人虽逝　风范永存

——《华佗研究集成》序

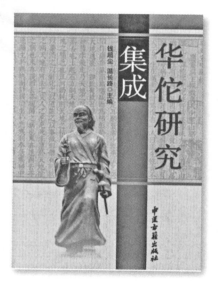

华佗是我国东汉时期的著名医学家。他医德高尚，据史料记载，他尚仁贵德，不慕权势；济世救厄，服务民众；刻苦进取，谦虚好学；钻研技艺，创新学术；坦诚待患，方便病人，为后人树立了榜样。

华佗医术高明，兼通各科，尤以外科最负盛名。他坚持辨证论治，四诊合参诊治病人；他精于方药，擅长针灸，并用麻沸散对病人麻醉后行腹部手术，麻沸散虽已失传，但在麻醉史上是一个成功的先例；他重视养生保健，并身体力行，指出"人体欲得劳动，但不当使极耳。动摇则谷气得消，血脉流通，病不得生，譬如户枢终不朽也。"他总结并创造了"五禽戏"，对医疗保健有特效。

华佗一生著述颇丰，见于历史文献记载的就有《观形察色并三部脉经》一卷、《华佗内事》五卷、《枕中灸刺经》一卷、《华佗方》十卷、《华佗老子五禽六气诀》一卷、《华氏中藏经》

一卷、《华佗玄门脉诀内照图》一卷、《华氏佗外科方》一卷、《济急仙方》一卷、《华佗书》一卷、《青囊书》一卷、《急救仙方》六十卷等。遗憾的是，当时的战乱使"文籍焚靡，千不遗一"，后华佗本人被害，也是所著失传的一个原因。后世所见华佗之著，百无一全。或散见于他人著作之中，幸为传播，而不能见其全貌；或虽不能肯定是其原著却可以确定存有其意，并被后世大多数学者认可且应用有效；或虽冠以"华佗"之名却实非华佗之作，被后世普遍公认为是伪托的。

华佗在中国医学史上影响很大，但其著作大部失传，对其学术思想的研究远远不够。钱超尘、温长路二位教授主编的《中华古代名医名著研究集成》第六集《华佗研究集成》，对于继承研究华佗的学术思想和临床经验具有重要意义，同时对中医学史的研究和中医学术的传承发扬也有积极的影响。应作者之约，在成书之际写上这些话，以为序。

（国家中医药管理局 佘 靖）

（本文是时任卫生部副部长、国家中医药管理局局长、中华中医药学会会长，现任世界中医药联合会主席的佘靖教授 2007 年 5 月为系列文献学丛书《中华古代名医名著研究集成·华佗研究集成》撰写的序言，文章标题是收录时本书作者加上的；《华佗研究集成》由笔者与北京中医药大学钱超尘教授联合主编，中医古籍出版社 2007 年 8 月出版）

京城又见才子书

——读长路教授新作《医海泛舟》

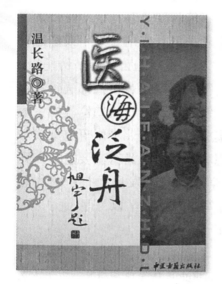

医乃苦海人如舟，
君在其中穿梭游，
洛阳纸贵显才子，
学富九车文采秀。
京华再续新篇章，
学验俱丰占鳌头，
相识是缘友情结，
携手并肩上层楼。
（中国中西医结合学会　陈世奎）

（本文见《中国中医药现代远程教育杂志》2012，10（21）：封底，《医海泛舟》由中医古籍出版社2006年11月出版）

喜读学兄新诗章

——《诗苑趋步》读后即赋

2007年5月5日收到学兄温长路自北京寄来新著两册，读其《诗苑趋步》，浮想联翩，试作七绝两首，谨呈学兄。

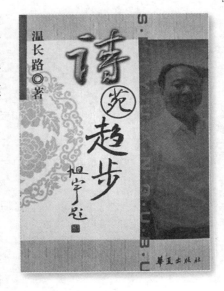

其一

四十二年心路清，

亚欧北美齐纵横，

五百余首聚诗苑，

名曰趋步本谦称。

其二

宝丰才子不虚传，

华夏新书换新颜，

医文哲史一身汇，

再铸辉煌待来年。

（河南平顶山市党史办公室　杨建业）

（本文见《中国中医药现代远程教育杂志》2012, 10（21）：封底，《诗苑趋步》由华夏出版社2006年11月出版）

大医泉下定开颜

——敬瞻金陵本《本草纲目》新校正

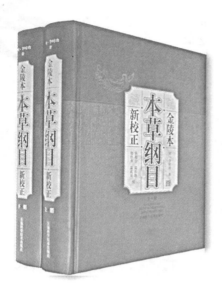

在群星璀璨的中国医学史上，明代李时珍以《本草纲目》之"博"和汉代张仲景之"圣"、唐代孙思邈之"寿"并称三大名医。李时珍从 35 岁起，经三次改动，以 30 年之心力，于 1578 年，完成了这部被英国达尔文称"中国古代百科全书"的世界名著。从 18 世纪到 20 世纪期间，《本草纲目》被全译或节译成英、法、德、俄、拉丁、日、韩等多种语言文字，再版 100 余次，在世界广泛流传，是中国宝贵的文化遗产，也成为西方许多领域学者的研究对象。是书也以其文献价值，于 2010 年 3 月入选《世界记忆亚太地区名录》。

《本草纲目》初刻于 1593 年的金陵版，是迄今中外一切版本的祖本。此次入选，正是凭仗"金陵版"的文献学价值和对它的保护传承得以实现的。金陵版是国之重宝，举世罕匹。

　　《本草纲目》问世以来，在现存的 70 余种版本中有"一祖三系"之称，继"金陵版"之后，有夏良心、张思鼎刻于江西南昌的"江西本"，钱蔚起刻于杭州的"钱本"和张绍棠刻于南京的"张本"等三大版本系统。由于历史条件和当时科学水平的限制，翻刻校勘不精，常有讹误和不确切之处。此三个系列版本易见，惟独祖本难得。国内中国中医科学院、上海图书馆各藏一部，国外日本国立国会图书馆本内阁文库、狩野文库、伊藤笃太郎藏本外，另有三部残本，美国国会图书馆亦有收藏。旧载德国柏林国立图书馆藏有一部，后毁于战火。

　　　上海图书馆得以保存金陵版善本，体现了我国老一代科学家对文化遗产的重视和关怀。中国科学社于 1915 年 10 月 25 日在美国成立，是我国最早成立的自然科学团体，社员有蔡元培、竺可桢、茅以升、严济慈等人。该社十分重视我国图书馆事业的发展，于 1929 年 1 月在上海置地建立了中国科学社"明复图书馆"，于 1931 年元旦正式开放。蔡元培在开幕典礼致辞中说："此馆纪念胡明复先生，因为他是本社重要发起人，为本社牺牲极大，直至逝世日，尚勤于社务。故本社第一伟大建筑物即以纪念明复先生。"1954 年，中国科学社决定将"明复图书馆"捐献给国家；1956 年 2 月，馆名改称"上海市科学技术图书馆"；1958 年 4 月，并入上海图书馆。善本金陵版《本草纲目》即是当年"明复图书馆"的珍藏，此书被简称为"上图本"；中国中医科学院图书馆藏本，是耿鉴庭先生 70 年代联系藏书家，征让后补足序文而成全帙者。此书被简称为"中图本"。"上图本"曾于 1998

年由上海科技出版社影印成 16 开本，特经线装成 10 册出版，为读者提供了阅读之便。

当年，李时珍在撰著《本草纲目》时，主要依指导宋代唐慎微所著的《证类本草》（全称为《经史证类大观本草》）为蓝本，但他援用的是明代梓刻的版本，未曾见到宋代和元代的刻本；也没见到《证类本草》刊行 34 年后第 2 次修改校定的《政和本草》（全称为《政和新修经史证类备用本草》）等，以致《本草纲目》原书中就有一些错误，加之他在引用它书时经常习惯性地化裁原文，这也难免出现有失原意之处。如此看来金陵版《本草纲目》除断句标点之外，也需要予以校勘补正。

从 20 世纪 70 年代起，国内学者们对《本草纲目》一书，展开了从形式到内容具时代气息的整理。从 1977 年到 1999 年，文献学家刘衡如、刘山永父子，先后两次整理。第一次以张本为底本，第二次以金陵版为底本，参阅群书进行校注，以书证详细、标点准确、严谨精炼称著，其书称为"新校注本"，分别由人民卫生出版社和华夏出版社刊行。又有本草学家尚志钧先生同任何先生以"金陵版"为底本，积数十年之资料，空山独处，对金陵初本校勘歧义，注释疑难，以学蕴有素、品藻得当、神解独到见优，书在 2001 年由安徽科技出版社出版，学术界称此书为"初校注"本。

对《本草纲目》最近最大规模的校勘工程，是由医史文献学家钱超尘先生领衔，由温长路、赵怀舟、温武兵等四位学者共同完成的《金陵本＜本草钢目＞新校正》。学者们通过对金陵版《本草纲目》影印本的校注、勘误、补正、标点、索引等古文献整理工作，以 5 年多的时日、参阅古今文献 61 种校勘了 270 余万字，注释 10812 条。书由上海科学技术出版社于 2008 年出版，学术界称此书为《本草纲目》"新校正"本。

　　校勘之事，其不自言科学，但处处体现科学精神。这种精神就是考信求真，严谨务实，明辨博观，纠误证讹，力避无征，存疑补阙。"斫梓染丝，功在初化"，新校正工程之先，钱超尘教授就选定了以最早传入日本的"内阁文库本"和"上图本"的两个金陵本为底本。工作程序是先对两个底本互相校读，然后再以"江西本"、"钱本"、"张本"三个系列的优本为校本，逐字校读，以证传本之讹，惟务细密准确。校勘以识为先。参与者是医家、药家、文献学家合作，专才而博学之士。钱超尘先生是文字学家陆宗达的高足，以音韵与训诂之学称著，靠此学养，解决了许多文字上讹、夺、衍、倒的错误。当年胡适先生曾说："校勘学的任务是要改正这些传写的错误，恢复一个文件的本来面目，或使他和原本相差最微。校勘学的工作有三个主要成分，一是发现错误，二是改正，三是证明所改不误。"以此标准品量"新校正"，不仅合格称优，而且还以李时珍当年所未见的内容，补正了其书的许多含混之处，使注文在原本之真的基础上，有原义之真。

　　当年，李时珍著《本草纲目》后，未曾得见书的梓行就驾鹤西去。他死后三年，是书才在金陵刊刻面世。其子李建元曾将此书献给朝廷。但是，朝廷批了"书留览，礼部知道"七个字，就把宏篇巨构搁置一边。这些事，对于这位披榛采兰、开物成务的大医，可谓遗憾。如今，不仅巨帙远传海内外，成为世界的文化遗产，又有多位逊志时敏的医药家文献家们为之校注、校正，心冥契焉！大医在九泉下得知，定会喜悦开颜。缘心者不朽！

（中国中医科学院　孟庆云）

（本文见《中国中医药报》2010 年 5 月 26 日，《〈本草纲目〉新校正》由笔者和北京中医药大学钱超尘教授、山西中医药研究院赵怀舟研究员、北京公安医院温武兵博士联合主编，上海科学技术出版社 2008 年 5 月出版、2011 年 9 月重印。《〈本草纲目〉新校正》2009 年 7 月获第 22 届华东地区科技出版社优秀科技图书二等奖、2010 年 12 月获中华中医药学会第五届优秀学术著作一等奖）

中医养生——国学中的精粹

——《国学养生丛书》出版说明

　　中华民族有着五千年悠久灿烂的文明史，国学是我们民族的生命源泉，记录着我们民族的生命密码。从经史子集到琴棋书画，从中国功夫到民间嬉戏，它们无不打上国学的烙印。中医中药，是根植于中国传统文化之中的一朵奇葩，芳菲可人，幽香传世。医与文人武士，自古结缘，他们以哲学、艺术、武术的慧眼看医，又从医中汲取治国齐家的智慧。这种多学科的融合，铸就了中医学独特的生命基因——国学，成为贯通于它机体的命脉。

　　近年来日益兴盛的"国学热"、"中医热"，使世人对东方文化、对中医刮目相看。如何认识国学与养生的意义、还原二者间本来存在着的那种血肉胶结的联系，是需要在它们的结合部上要做的大文章、巧文章，是文化软实力服务于民

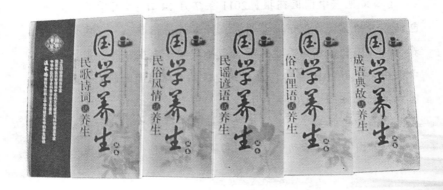

众生活的最好体现。我们策划出版这套《国学养生丛书》的目的，就是要站在国学的高度，荟萃我国优秀传统文化中的养生知识，用活泼而又通俗的方式把内容极其丰富的中国传统文化与养生保健技能、技巧结合起来，使广大读者轻松获得简便实用的养生保健、防病治病知识，为各阶层读者的健康提供有益的参考。

本套丛书的作者是在国学和中医养生保健领域深有研究的专家，他的大量作品都曾在读者中引起过较大的影响。希望这套体现他智慧和才华的丛书，能像《孟子·原泉章》所说的混混原泉，一朝掬饮，终身受用一样，使读者在获得养生保健快乐的同时，又能获得艺术美的享受。

衷心希望各界有志于国学养生的专家学者和广大读者积极参与本丛书的运作，并能为本丛书提出宝贵的意见和建议，以期携手为弘扬中华优秀传统文化和中国百姓的健康贡献绵薄之力。

（中国中医药出版社　张立军）

（本文见《中国医药报》2011 年 7 月 14 日；《国学养生》丛书包括笔者的《俗言俚语话养生》、《民谣谚语话养生》、《民俗风情话养生》、《民歌诗词话养生》和《成语典故话养生》等 5 册，为国家中医药管理局 2010 年专门立项的中医药文化课题的研究成果，由中国中医药出版社 2010 年 3 月至 10 月陆续完成出版。2012 年 6 月，在国家新闻出版署、国家中医药管理局组织的首届全国优秀中医药文化科普图书推荐活动中，这套书被评为 15 种优秀书目之一）

研读经典　普及科学

——《黄帝内经研究集成》序

中医药古籍作为保存和传播中医药宝贵遗产的知识载体，是中医药学继承、发展、创新的源泉，具有重要的历史、文化和科学价值。加强中医药古籍的整理、出版、研究和利用，是推进中医药继承与创新的内在要求，是弘扬中医药文化的重要内容。

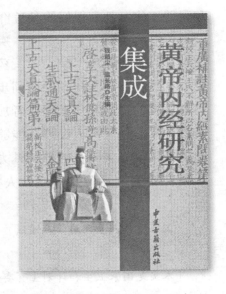

《黄帝内经》是先秦时期防治疾病经验总结和理论升华的典籍，代表了这一时期医学的最高水平。它作为中医药学的第一部典籍，构建了中医药学的理论体系，全面系统地介绍了养生保健知识，是医家的临证之书，更是古代的百科全书与中华传统文化的瑰宝。因此，《黄帝内经》被尊为"医家之宗"，不仅为中华民族的繁衍昌盛做出了积极贡献，至今仍然对东方医学乃至世界医学有着广泛而深远的影响。

鉴于《黄帝内经》在中医药学历史上的重要地位，这部伟大著作从专家学者的书斋里走出来，让广大人民群众读懂它、理解它、接受它，在医疗保健上运用它，是一项很有意义的课题。由钱超尘、温长路等十余位专家学者编纂的《黄帝内经研究集成》，是《中华古代名医名著集成》系列文献学丛书之一。它系统梳理了近现代《黄帝内经》的研究成果，不仅是一部学术著作，也是一部科普读物，对于中医药研究和科普工作，都有很好的参考价值。

随着人类对自然、健康、疾病认知的深化，中医药文化为越来越多的人所了解，中医药服务也为越来越多的人所接受。在这样一个文化与健康同步发展的新时期，衷心希望能够有更多的理论和实践工作者加入到中医药文化研究和推广工作中来，使广大人民群众能够更加认识中医药的学术和文化价值，分享中医药的独特魅力和改革发展的成果，为进一步发挥中医药文化与实践在人类健康保健中的作用贡献力量。

（国家中医药管理局　王国强）

[本文是国家卫生和计划生育委员会副主任、国家中医药管理局局长、中华中医药学会会长王国强先生 2010 年 8 月为系列文献学丛书《中华古代名医名著研究集成·黄帝内经研究集成》撰写的序言，文章标题是收录时本书作者加上的；《黄帝内经研究集成》由笔者与北京中医药大学钱超尘教授联合主编，是国家中医药管理局的专项资助项目，由中医古籍出版社 2010 年 7 月出版]

小针灸　大世界

——《皇甫谧研究集成》序

皇甫谧是我国晋代著名
的医学家、史学家、文学家
和教育家，他生于东汉、长
于曹魏、没于西晋那个"最
苦痛的时代里"（宗白华语）。
皇甫谧以安贫乐道的人生观
和全生存志的坚忍精神专心
著述，给后人留下了许多宝
贵的文化遗产。传于后世的
除医学著作《针灸甲乙经》
外，还有文史类著作《帝王
世纪》、《年历》、《高士传》、

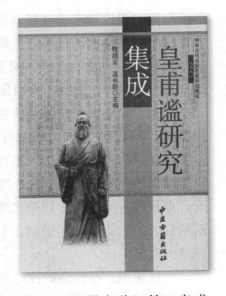

《逸士传》、《列女传》、《皇甫谧集》、《玄晏春秋》等。皇甫
谧中年时患下风痹之疾，半身不遂，他用顽强的精神战胜了
心理和肉体上的痛苦，悉心研究医学理论，尤重于针灸之术。
他以身试针，用个人的不幸成就了中国医学的大幸，为人类
留下了《针灸甲乙经》这样一部珍贵的医学典籍。

《针灸甲乙经》是我国现存最早的一部针灸学专著，也
是最早将针灸学理论与腧穴学结合在一起的著作，距今已经
有 1700 多年的历史。它以《素问》、《灵枢》、《明堂孔穴针

灸治要》等内容为基础，结合历代医学名家的有关论述和作者的实践经验，经过认真细致的整理而汇集成书，为后人提供了以归类汇集的方法整理编撰类书的良好开端和典范。它的贡献不仅是在文献上弘扬了《内经》的学术、保留了古《明堂》的基本内容，而且体现出把以经脉学说为主体的针灸学理论与腧穴理论紧密结合起来的重大价值，极大地推进了针灸治疗理论和技术的提高，奠定了针灸学在中国医学史上的重要地位。后世言针灸者，必称《甲乙》，《四库全书提要》谓其"与《内经》并行，不可偏废。"

针灸学是中医学中最具特色的部分，以方法简便、见效快捷、疗效显著受到广泛的认可和欢迎。除我国普遍应用外，目前已在世界上140多个国家得到传播和推广，成为中医学走向世界的重要窗口和平台。2010年，针灸作为中医学的代表，申报世界非物质文化遗产成功，作为自然疗法、绿色疗法的代表，它正越来越受到人们的推崇，成为人类同疾病作斗争的重要手段之一。

由钱超尘、温长路教授担纲主编，甘肃及全国中医药界诸多同志协力编纂而成的《皇甫谧研究集成》，作为《中华古代名医名著研究集成》的组成，是对中医药文化传播和普及的具体体现，是对针灸学术传承、发展与创新的有效途径，对中医药特色优势的发挥、针灸临床应用和科学研究的促进，无疑是具有积极意义的。希望中医药界的同仁能够抓住当前中医面临的最佳机遇期，把这种研究、普及中医学术之举蔚成风气，通过大家的不懈努力，不断提升中医学的学术品位、社会定位和历史地位，以为人类的健康事业做出新的、更大的贡献。

应该书编者之邀，在是书付梓之际，写上这些话，以与朋友们共勉。

（国家中医药管理局　王国强）

[本文是国家卫生和计划生育委员会副主任、国家中医药管理局局长、中华中医药学会会长王国强先生2011年5月为系列文献学丛书《中华古代名医名著研究集成·皇甫谧研究集成》撰写的序言，文章标题是收录时本书作者加上的；《皇甫谧研究集成》由笔者与北京中医药大学钱超尘教授联合主编、甘肃省中医药研究院和甘肃省中医院承编，中医古籍出版社2011年8月出版]

与书结缘　指点群书

—— 读温长路教授《书之悟》

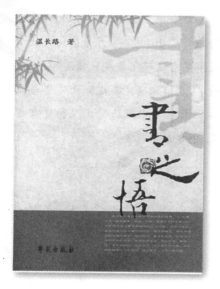

书，对于爱书之人有着非凡的意义，这在旁人往往是无法理解的。常听书痴们说，如果一天不读书，连饭都吃不香、觉都睡不踏实。读书、藏书、向知音推介好书、与同道共议读书心得，以致自己亲自操刀写书——爱书之人，与书结下了深深的不解之缘。温长路教授就是这样的一个爱书之人。

温教授勤于笔耕在学界是出了名的，大大小小已有 50 多部著作问世。最近，书架上又添了一本新书——《书之悟》，由学苑出版社 2010 年元月出版。本书是温教授近年来书评和书序的选集。全书共分三个部分，第一部分"吾说人书"，是作者为他人写的序言和书评，凡 40 篇，是全书的主体；第二部分"吾说吾书"，是作者为自己的著作撰写的序、跋，凡 21 篇；第三部分"人说吾书"，是部分学者为温教授之著作撰写的序、评，共 19 篇。

阅读别人的著作是一件惬意的事情。好看的书引人入胜，可以使人废寝忘食；艰深的书使人睿智，常可反复阅读、不时玩味；不好看的书可以随手扔掉。但是写序、评，就不是一件舒服的事情了；如果写出的序、评有失公允或毫无创建，不是埋没了作者的才华，就是欺瞒了读者的智慧。好的书序、书评，非博览卓识者难以为之；而且往往需要评论之人反复阅读，既要统揽全局，还要抓住要点、写出独到之处，并通过对一本书、一个观点的剖析把自己的思想表现出来，以发挥书评、书序应有的启发、导向作用。这样写出的书序、书评，才能让人未读此书而先闻书香，意兴盎然而跃跃欲览；甚者还能令已读之人从新的角度感受新的见解，平添新的情怀。

作为爱书之人，品评他人著作可谓温教授平生的一大乐事。温教授写序、评极为认真，他的原则是"不了解其人品不写、不读其书不写、读不出味道不写、没有自己的观点不写"，所以他只给熟悉的人所撰写的好书写书序、书评。《书之悟》一书中，"吾说人书"中涉及的著作颇为广泛，上有中医耆硕干祖望的《干祖望医书三种》，下有青年才俊张效霞的《回归中医》、《无知与偏见》，每篇序、评都是温教授在反复阅读后认真推敲、精心撰写的。不长的篇幅之中，言简意赅、提纲挈领，常常能敏锐地抓住书中的闪光点，并能将原书置于学术大背景之中对其做出整体评价。我们大可将这些书序、书评当做该书的导读，因为看过书序、书评之后，就可以知道该书的内容概貌、创新见解、写作特点、学术地位等重要信息。同时，由于温教授学养深厚，文章极具文采，读起来既增长了学识，又是一种享受。

温教授与原书作者都很相熟，在评价上常由书及人；我们读完书序、书评之后，常自觉不自觉地对原书作者拥有了亲切之感，如见其人。如山东中医药大学博士张效霞，年轻而多有见识，气盛而颇具智慧，有真性情，有新见解；其所著《无知与偏见》一书直人快语，往往击中肯綮。温教授的书评《对中医存废百年之争的冷思考》中评价作者，"采取了写实的手法，直言不讳地把历史事实一一陈列出来……进行了系统的梳理和分析，以广阔的视角、清晰的纲目、流畅的文笔深入浅出地把事件的前因后果、来龙去脉说个透彻明白。说到痛快处，'真高啊'、'太精彩了'等激动之语溢于言表，出语警策；说到愤怒处，'孺子不可教也'、'脑子里进了水'等慷慨之词脱口而出，振聋发聩……"，不但抓住了原书的特点，而且也令该书作者血气方刚的形象跃然纸上——看了这样的书评，怎不使爱书之人动心？

再如《〈黄帝内经太素〉新校正》一书，是北京中医药大学钱超尘教授、李云教授通力合作、经过5年时间三易其稿而完成的著作。温教授在书评《捕捉中医学深处的亮点》中恰当地评价该书是"一部耐人咀嚼的中医扛鼎之作"，该书"隐含着的许多亮点，使人有读之耳目一新之感"；指出该书就《太素》成书年代、传日年代的界定等方面提供了新的史料，有新突破的进展；尤其是在音韵学和俗字的研究方面卓有建树。俗字是研究《太素》的拦路虎，多达数百个，出现频率逾万次以上；目前国内既懂音韵学，又通中医者寥若晨星，而钱超尘教授在这两个领域都是顶级专家。书评中，温教授热情地赞扬钱教授"对音韵学的研究成果，为读者准确理解《黄帝内经》乃至中医基础理论具有不可估量的作用"，

"敢为人先，知难而上，不仅广泛收录《太素》中的俗字 489 个，并且列出规范的汉字对照附于书后，这对指导后人正确理解《太素》，深入研究《黄帝内经》的作用功莫大矣"。

凡此种种，本书各篇皆有味道、篇篇出彩，是部难得的中医书籍个人评论集锦。

如今，市面上的中医书籍琳琅满目、良莠不齐，能够评骘臧否的人实属凤毛麟角，优秀的书评更是难以寻觅。但愿《书之悟》的出版，能够带动好的书评源源不断地涌现出来，催生出像文学批评一样的中医著作评论学来，推动中医药书籍的健康发展，从而推动中医药事业的发展。

（中国中医科学院 张瑞贤 梁 飞）

（本文见《中国中医药报》2010 年 1 月 27 日，《书之悟》由学苑出版社 2010 年 1 月出版、5 月重印）

在读书中追求人生

—— 读温长路《书之悟》的感悟

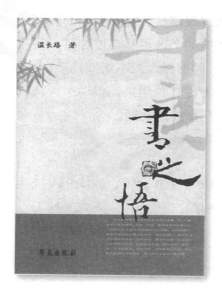

温长路同志曾任洛阳市第二中医院院长、洛阳卫生干部学校校长，后移师北京，担任中华中医药学会学术顾问。他系中医主任医师，是当时河南中医界为数不多的享受国务院特殊津贴较早的专家。他不仅医术精湛，而且有深厚的文字功底。我不懂医，然而特别喜欢看他的中医学著作。原因是他写的医书基本上改变了某些医学著作堆砌专业词汇、语言冷僻、生涩不畅，寓意很深，却难读难懂的状况。他的书，论述深入浅出，鞭辟入里，结构严谨，词语流利，让人耳目一新，像看文艺作品一样，不忍释手。

温长路酷爱读书，知识渊博，努力写作。几十年来，他以中医药文化、中医基础理论和卫生政策为方向，以中医内科脾胃病及部分疑难杂症研究为主题，发表学术、文化、政论与科普等各类文章千余篇，出版著作60多种。其中有的作品被收入国家编纂的相关著作大系，有的作品多次再版、重印，有的作品被译成外文出版，不愧是一位中医界多产又富有成就的专家。《书之悟》，选了温长路写的76篇评与书序。明显看出，是他细心阅读这些著作后对中医学的感悟。他秉笔直书，去伪存真，见解独特，许多观点、意见和建议对传承与发展我国中医药学有着非同寻常的意义。

《书之悟》，题名甚好。书确实给人感悟很多，阅后，不禁浮想联翩，思绪万千。同温长路一样，书给我以启迪，给我以以导向，给我以知识，潜移默化，对我的前进道路起着不可估量的影响。我曾痴迷于书，虽不像温长路在"卷首语"里引用《金石录·后序》中的"几案罗列，枕席枕籍"，但在20世纪五、六十年代，我的大部津贴费都购了书，装满了四、五个纸箱。有马克思、恩格斯、列宁、斯大林、毛泽东的著作，哲学家的政治理论书籍，有我喜欢看的小说、诗歌、曲艺等文艺作品，还有北大、武大、北师大、华东师大等不少知名大学们编纂的《文学概论》和《现代汉语语法修辞》等文艺理论与汉语知识方面的书籍。我那时笃志学习，孜孜不倦。如三国时董迁提出的"三余读书"，即"冬在岁之余，夜者日之余，阴雨天晴之余"。还像欧阳永叔在《归田录》中说的钱思公那样："坐读经史，卧读小说，上厕时还阅小词。"南宋诗人尤袤说："饥读之以当肉，寒读之以当裘，孤寂而读之以当朋友，愤而读之以当金石琴瑟也。"那时，我简直迷到书上手而不释卷的程度。遗憾的是，在那个史无前例的特殊年代里，"破四旧"时，除了留下马列和毛的著作外，其他书籍全部被焚烧或当破烂处理了。

书对人的影响非同小可，读什么样的书打下什么样的印记。我七岁进私塾学堂，从《三字经》开篇，"四书"读了《论语》（上、下）、《大学》、《中庸》、《孟子》（上、下），"五经"读了《诗经》，开讲《论语》。两年时间，还自学了《百家姓》、《千字文》、《弟子规》、《朱子格言》，并看了旧版本《西游记》、《三国志》、《封神演义》、《西厢记》等古典小说。"四书"、"五经"是宣扬和阐述儒家思想的名著，是从浩如烟海的中国古代典籍中筛选出来的，特别是汉朝以来"罢黜百家、独尊儒术"之后，儒学便渗透了我国思想文化领域。因此，我在私塾学习时间不能算长，封建主义却给我打下难以抹去的烙印。参加革命 60 余载，有些旧的东西现在还沉淀在我的深层意识之中。

如今，我已至杖朝之年。"我报路长嗟日暮"，"两眼欲读天下书"，但愿"春风不染白髭须"，"休将白发唱黄鸡"。离休后，我对看书又有了兴趣，决心终生同书作伴，活到老，学到老。"处物之味，久则可厌；读书之味，愈久愈深。"经常读书，持之以恒。虽"身居陋室，可晓天下大事；足不出户，能赏世间美景"。我定继续从书中汲取营养，武装自己，做到思想常新，跟上时代发展的步伐。

（河南洛阳市人民政府　祝习作）

（本文见《家庭中医药》2013，（1）：77，《书之悟》由学苑出版社 2010 年 1 月出版、5 月重印。）

书中悟出一片情

——读《书之悟》有感

书之悟中飘墨香，不由联翩起浮想。

把玩品味得甘饴，体裁新颖意境长。

捧书之悟悟之书，中医书林显辉煌。

不可多得一佳作，一气呵成作感想。

读书苦中自有乐，著书艰辛透荣光。

评书互动得双赢，人生价值写心上。

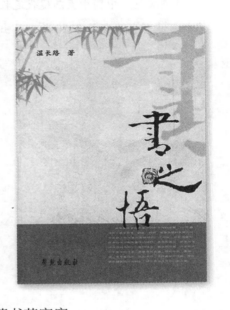

皆言读书寒窗苦，谁知著书苦寒窗。

字句捡拾皆汗水，点滴心血润纸张。

胸中装有书万卷，妙笔生花字煌煌。

灵犀一点惠来者，心血漫洒真文章。

水不辞盈终为海，山不让尘铸辉煌。

人到灯火阑珊处，真悟方可续华章。

古砚深凹终成卷，油灯常拨明八方。

画龙点睛参玄机，敢称书评第一强。

传世之作泽后代，先生功德无可量。

代表读者送祝福，长路先生路长长。

（河南洛阳市中心医院　马献军）

（本文见《中国中医药现代远程教育》2012，10（20）：封底，《书之悟》由学苑出版社 2010 年 1 月出版、5 月重印）

悟出中医道与法

——读温长路教授《书之悟》、《我说中医》有感

　　今年春节,《中国中医药现代远程教育》杨建宇主编(也是《光明中医》杂志主编)探望我,在当今中医药文化大繁荣、大发展之时, 我们聊起了温长路教授所著的《书之悟》、《我说中医》两书。在目前图书销售普遍下滑之大环境下, 却逆势而上十分畅销。我急忙从学苑出版社陈辉主任(责任编辑)处寻觅此书, 不料书已脱销, 正在加印, 需稍等时日。盼星星盼月亮, 终于得以看到这两本, 急急阅览, 细细读之, 慢慢品味。读温老之书可享久旱逢甘霖, 可拓知识视野之狭, 可启中医药发展思路之囿, 可升中医药临床疗效水平, 实乃

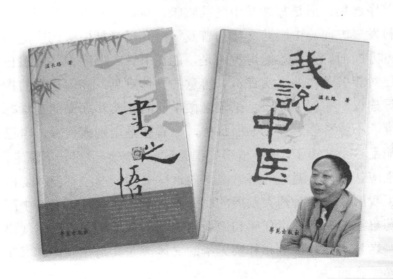

中医药界不可多见之上乘佳作。还真是酒香不怕巷子深，好书畅销乃成真！

　　温长路教授以其博学著称中医药界，讲学报告足迹几乎走遍了祖国大地，他知识渊博，风趣幽默、通俗易懂的演讲风格每每赢得广大听众的阵阵热烈掌声和如潮的好评，他虚怀若谷、为人低调的品德，严谨求实的治学态度，脚踏实地、孜孜不倦的治学精神赢得了中医药界领导和专家的普遍尊重、敬重与爱戴。至少有一点，许多人都无法与温长路教授可比，温老的书、文章，几乎都是原创，都是温老自己用心血写出来，自己在键盘上一字一字敲出来的，而不是学生或别人捉刀带笔。所以，读温老的书文，有人情味，好读，犹如在听一位面带微笑的智者在娓娓道来，深入浅出地讲课，岂不快哉！岂不爽哉！

　　细读温老《书之悟》，虽然仅是 76 篇温老近几年的书评、书序选集，但是却涉及中医药临床、科研、教育、管理及学科发展方向、中医药文化与普及等，几乎囊括中医药广泛的方方面面。尤其难能可贵的是，能在书评、书序中，写出自己对相关著作的真实评价、善意的具体意见、高屋建瓴的指导建议，实属不易，足见温老做学问的扎实和严谨的治学态度，不像有些书评、书序那样，一看就是由别人代写，自己胡乱签个名罢了，很不值得提倡。这些专家应学习一下温老，也应认真读读温老的书。温老的这些书评、书序不但体现出了我国今天中医药大发展的时代感，而且体现了温老对中医药事业的高度的责任感和敬业精神，从字里行间还可体现出温老鲜明个性特色和朴实无华的文风，尤其是在书评、书序中能准确地写出对各个领域（事业）所存在的问题并提出个人的见解和评价，乃至解决问题的思考，这对中医药学的传承、创新、发展起到了启迪和导向的作用，深受业界人士的欢迎和赞扬是为必然。温老写王国强副部长主编的《国医大师》读后感，以《玉管麝媒颂长桑》为题，足见文学功底之深厚，真有"嚼之若唊蔗饴，品之像饮风篁，欢之似临玉鉴，思之如面冰壶。确有'如入金谷之国，种色夺目，如登龙君之宫，宝藏悉陈'之感"（明·王世充《本草纲目序》）。这段文字，让人会有情不自禁、急不可耐地马上急于看到《国医大师》这本书的冲动和激动。再看温老对《国医大师》凝重感、厚重感、沉重感的高屋建瓴的概述，对国医大师们成才基本元素厚文化、学经典、修仁德、拜名师、重实践、勤思考、长悟性、练绝技、善总结、乐传播十大共同点的总结，再把读者的胃口高调一层。文末再次强调："凝重中折射出的希望之光，是《国医大师》一书带给读者的兴奋、启迪、思考点，值得中医人仔细咀嚼、品味、感受。"真乃引人入胜，不读此书不快！今天再读温老此文，建议本文应收录在《大学语文》教材中供大学生们评讨。

　　温老的《我说中医》一书遴选 39 篇文稿，涉及中医药政策研究和解读、中医药文化的研究和提升、中医药学术的研究和创新、中医药科普的研究和推广四个方面内容，方法表述生动，内容翔实丰富，文字语言朴素，观点鲜明系统，折射出温老的中医情结博深、真知灼见。创新、说理，剖析真切。这些都是温老近十年来在全国各地的专题讲座或学术会议上的讲稿，对中医学的传承发展不无思想鼓动、认识启发、学术引导和知识传播作用，在中医药界乃至社会多层面引起较大反响，值得中医药管理、教育、临床、科研工作者和关心热爱中医的各界人士阅读。因此，我建议凡是没有机会聆听温老讲学的中医人，大家都应认真读读此书，绝对"开卷有益"，"受益终身"。前一段，有一套书的书名好像叫《我在北大听讲座》，建议在修订《我说中医》此书时加一副题《我在案前听温老讲座》，岂不更好！

　　虽然温老与我的年纪相仿，但是，温老严谨的治学精神、与人为善的品行、多采博学的学问、通俗幽默的演讲风格，真是我学习的榜样！我建议中医界的广大朋友们，认真地读读温老的书，认真地向温老学习，大家肯定会大有收益的。

　　最后，祝温老身体健康，给我们写更好的书、更美的文章，祝我们的中医专业再创新的辉煌！

　　（中国保健协会　吴大真）

　　（本文见《中国中医药远程教育杂志》2012，10（5）：封三、《光明中医》2012，27（8）：1717，《书之悟》由学苑出版社2010年1月出版、5月重印；《我说中医》由学苑出版社2011年2月出版，5月重印、2012年1月更换新封面，并再次印刷）

一片丹心在中医

——我说《我说中医》

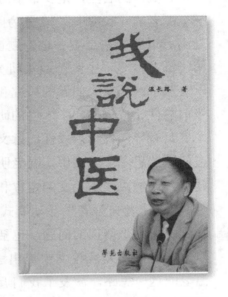

　　春节前夕，吉林省中医药学会朱桂贞秘书长打来电话，请我帮忙询问一下她订购的温长路教授编著的《我说中医》一书迟迟不到的原因。我随即致电本书责任编辑、学苑出版社的陈辉主任，问他为什么会拖延老、大客户订单。陈辉主任连说"实在对不起，实在没有货"。没想到温老的书这么火，首次印刷有点保守，只好委屈一下老客户、老朋友了。印刷厂正在加班加点加印，一旦印装完毕就立即发货，力争让大家过节不但有好吃的年夜饭，而且还有好读的书。我立即给吉林回电说明情况，让他们在白皑皑的雪原中稍安勿躁，再等几天。

　　温长路教授是中华中医药学会学术顾问，《中国中医药现代远程教育》杂志首席学术顾问，《光明中医》杂志高级学术顾问、终身委员；同时担任中华中医药学会理事、科普分会名誉主任委员和医史文献、医古文、编辑出版、中医药文化等分会的常委、副主委等职。是作者、教授、主任中医师、享受国务院特殊津贴专家，还是国家中医药管理局中医药文化建设与科学普及专家委员会委员、中华中医药学会首席健康科普专家和全国多家中医药院校的客座教授，是中医行业中十分低调的名流，是我辈学习的榜样。

温老的《我说中医》，分为四大部分，有39篇文章组成，是温老近年来在全国各地专题讲座或会议讲话内容的集萃。第一部分，是"中医药政策研究"。我的理解是，这部分文章是对中医药重大问题的研究和解读性文章，是对中医药政策前瞻性、咨询性、学术性的研究和解读，对中医药行业的发展具有导向性、启发性的意义。如在《中医药科技论文存在问题的思考》一文中，温老明确提出了解决问题的想法和建议，如解决学术论文的定位和论文的地位问题、期刊采取"编者—作者—读者"互动模式办刊的问题等，尤其提出要加强相关知识培训的问题，包括作者和编者。这是我做期刊以来，看到的发表论文中提出这个行业改革观点的第一人。温老的这一思路，激发了我们近几年连续举办国家级继续教育写作培训班和在我刊连载论文写作知识的热情，也正是在温老的启发下，我刊将于今年举办专门的中医药编辑培训班和中医药写作知识培训班。在这些文章中，温老提出的许多学术观点都是在国内首次见到的，很值得细细阅读！

第二部分是"中医药文化研究"，是温老数十年来对中医药文化研究的基本体现。这些文章，涉及到中医的中和观、民俗风情、俗语谣谚、成语典故、民歌诗词、节日文化等与中医药文化的关联等，从文化的高度拓展了中医药与国学在更深层次的融汇和认识。尤其是文中对《黄帝内经》中医德学思想的系统梳理对休闲文化在日常生活中体现的阐释，对提高民众认识生活与休闲养生的意义、改变"养生是高端、高贵、高消费"的误区，帮助民众树立科学的养生意识、掌握科学的养生方法都是颇具意义的。这些从文化意义上的启迪，让人们能在潜移默化、润物细无声中去认知中医、普及中医的论述，不但我们中医业内的人士需要读，而且也是广大民众喜欢读的。走进中医，贴近百姓，这或许正是温老的书紧俏脱销的原因，也是我们广大中医药文化人应该从中学习的精神。

第三部分是"中医药学术研究"，是温老从事中医药临床和管理工作数十年来的缩影。无论工作有多忙多累，几十年如一日，温老都始终坚持对中医药学术研究的投入。除了擅长中医药临床和科技开发研究外，他尤其重视对中医药学经典的研究。本部分所选的文章中，涉及《黄帝内经》研究的有2篇、《伤寒论》研究的2篇、华佗研究的1篇、金元四大家研究的3篇、《本草纲目》研究的2篇、《医林改错》研究的2篇。除个性特点外，这些文章的共性是把对中医传承和临床实践的重视放在第一位。如探讨《本草纲目》药酒应用和《医林改错》药法特点、探讨王清任对《内经》继承与创新的意义等，都突出表现了这一主题。值得说明的是，这些研究既不是管理层面上的高调论述，也不是就经解经方法的理论综述，而是温老融化贯通经典之后从心底凝炼出的新知、新说，是温老发皇古义的继承和创新。如在《对张子和及其〈儒门事亲〉的考辨》一文中，温老提出的"张子和的汗吐下攻邪三法，是中医执中和思想的重要体现"的观点，对纠偏近年来对"张子和攻邪太过"的错误认知有着重要意义。我本人从事张子和攻邪学派学术研究和弘扬已有十多年，对此深有体会，感同身受。温老的这一观点，是近年来张子和攻邪学派非常赞同并一直力推的，可说是对近千年来误解张子和学说者的振聋发聩的一击！在《华佗研究钩沉》一文中，温老对华佗学术思想的五个方面的概述和华佗医德的六个方面的总结，可谓华佗研究中近年来的第一人，是继我恩师孙光荣教授在《中藏经校注》中总结华佗学术思想之后，论述华佗学术思想最完备的学者。其他方面的问题，因我本人尚没有深入研究，不敢妄言，但我深信，书中必有更多的"新知"值得我辈去学习研究、继承弘扬。

第四部分是"中医药科普研究"，是温老一生追求的事业。他的科普文章、科普书籍著作等身，数以千百计，这是大家都知道的，但这部分仅选了9篇文章，实在是太少了。读过之后的感受，远远超出了这9篇文章的本身，让我们透过它的深度和广度领悟到了温老对科普研究的忘我投入和无限情结。其中，对孙思邈《养生铭》的注释，体现了温老对中医的传承不仅体现在中医药的传统学术研究领域，而且也体现在更广泛的生命科学的领域之中。把《论语》的食养思想归纳为"两不厌"、"十不食"、"三限食"、"食寝原则"、"食药原则"等五个方面，为我们全面、系统地研究孔子养生思想，提供了新的思路和捷径。还有对中医药科普创作文化要素、思路方法等的引导，对中医药科普人才、科普队伍建设的建议等，也都具有高屋建瓴的指导性作用。这些观点，不少是温老在中医药科普行业内较早提出的，对中医药科普事业的发展具有开拓和奠基的意义。

还要值得一提的是，本书中出现的温老的 40 张照片，都是温老在不同时期、不同地点讲课时留下的珍贵资料，是未加修饰的历史档案。这些照片，形体、神色、动作各异，从镜头定格的瞬间透发出温老讲课时的风趣、幽默、睿智和平易近人的风采，不可不阅，不可不看，不可不读啊！

转眼我也快到了"知天命"之年，屈指一算，与温老相识已有 20 多年了。多年来，温老对我关爱有加，在学术上不断给予引导、启发，在处世上不断给予帮助、教诲，在生活上不断给予关心、爱护，让我一路走来，受益无穷，对此我感激、感动、感恩。今天又读温老之书，不但开卷受益，而且愈读愈受益。读温老的书，就仿佛听到了温老在温文尔雅地给大家侃侃而谈……

谢谢，温老师！您的书真好！

（《中国中医药现代远程教育》杂志社、《光明中医》杂志社　杨建宇）

（本文见《中国中医药远程教育杂志》2012，10（6）：164，《光明中医》2012，27（8）：1718，《我说中医》由学苑出版社 2011 年 2 月出版、5 月重印；2012 年 1 月更换新封面，并再次印刷）

努力撷取中医药文化中的精华

——《中医药文化》丛书前言

中医药文化是中华民族优秀传统文化的重要组成部分，是开启中华文明之门的钥匙。近年来，随着社会经济的飞速发展、人民生活水平的快速提高，广大群众越来越重视养生与保健，对中医药的热情与需求也日益增长，党和政府适应中医药文化发展的新形势和群众的迫切需求，出台了一系列扶持政策。国家中医药管理局从人力、物力、制度等方面大力推进中医药文化建设和科学普及工作，专门设立了"中医

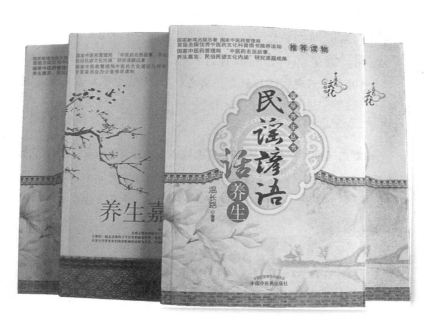

药文化建设与科学普及专家委员会"，指导全国中医药文化
建设与普及工作。

为了更好地传播中医药文化，让大众能够确切了解中医
药的内涵与精神，具备一定的中医药养生保健知识和中医药
文化知识，国家中医药管理局设立了"中医药名医故事、养
生嘉言、民俗民谚文化内涵"研究课题，聘请专家开展了专
项研究工作，编写出版"中医药文化丛书"，用通俗的语言
介绍中医药文化知识和养生保健知识。这套丛书从立项到完
成虽然只有两年时间，但却是编写专家长期挖掘与研究的成
果，有较高的学术价值、较强的可读性和较大的实用性。

"中医药文化丛书"，包括5类计12种著作。第一类是"中
国古代名医故事"系列，选取在中国医学史上具有重要地位、
成就卓著、影响巨大、言行足以为后世楷模的四位医家李时
珍、傅山、叶天士、薛雪，从成才之路、高尚医德、高超医术、
博学多才等方面对他们进行严谨而又通俗的介绍，撰成《医
中之圣李时珍》、《儒医傅山》、《叶天士与薛生白》三部中医
药文化读本。第二类是"国学养生"系列，从大量民俗、民谚、
民谣中选取中医药文化蕴涵丰富、思想健康的内容加以阐释
与介绍，揭示出中医药文化深入民心、影响群众生活的生动
事实，编成《民俗风情话养生》、《民谣谚语话养生》、《俗言
俚语话养生》、《民歌诗词话养生》和《成语典故话养生》五
部中医药文化读本。第三类是"医事掌故"类，从大量古代
医书及文史著作中选取其中思想深刻、内容健康的有关医学
资料，以通俗简练的语言加以注释语译，对有些史料加以凝
练概括，凝缩成医学成语，撰成《杏林掌故选粹》一书。第

　　四类是"养生嘉言"汇录，从大量医籍与文史著作中，甄选思想内容健康、影响深远、涉及养生保健方面的嘉言懿行加以分类编写，撰成《养生嘉言录》，用以指导养生保健。《杏林掌故选粹》与《养生嘉言录》两书，是作者潜心读书有所神会的研究成果，其中不少内容是过去未曾为人注意的，此次结集成书，对医史研究和中医文献研究亦有一定裨益。第五类是"民族医药"系列，包括蒙医、藏医的医学文化和养生保健知识。蒙医、藏医是我国医药体系的重要组成部分，在长期历史发展过程中，蒙、藏医学撰写了大量宝贵的医药文献，积累了丰富的医疗经验。本套丛书收录的《蒙医的故事》、《藏医的故事》两个读本，将蒙医和藏医名医故事、民间传说等呈现给读者，以加深民众对民族医药文化的了解与认识。上述 12 部著作，有的反映医家治疗特色、历史贡献、医术传承、社会影响等，有的阐释医学典故、养生嘉言、医药俗语，均能发人深思，启迪智慧，充满知识性和趣味性，既有教育意义，又能增加大众的中医药文化知识，加深对中医药和民族医药的了解与认识。

　　此套丛书，是中医药文化领域中内容较为丰富、语言通俗、文字规范的一套文化读本。在编写过程中，作者重视史料的真实性、学术观点的科学性、语言文字的通俗性，可读性较强。

　　中医药文化是历史悠久、博大精深的文化体系，"中医药文化丛书"只是从丰富的中医药文化体系和民族医药体系中摘取部分内容作些通俗的介绍，若对我国众多的著名医学家和医学名著进行系统研究和通俗介绍，还有许多工作要做，

冀此以抛砖引玉。由于时间较紧，难免存在不足之处，诚恳
希望读者予以指正。

（北京中医药大学　钱超尘）

（本文是国家中医药管理局"中医药名医故事、养生嘉言、民俗
民谚文化内涵"研究课题组负责人钱超尘教授为课题成果《中医药
文化》丛书撰写的前言，该课题包含的 12 册著作中有 5 册是笔者《国
学养生》丛书的内容，《中医药文化》丛书于 2010 起由中国中医药
出版社陆续出版）